院 士 寄 语

——贺上海市中西医结合学会成立 40 周年

2021 年，在上海市中西医结合学会成立 40 周年之际，一直以来对上海市的中西医结合工作倾情相助、悉心指导的两院院士们，充分肯定了学会所取得的成绩，表达了对上海市中西医结合学会再创辉煌的热情鼓励和殷切期盼。

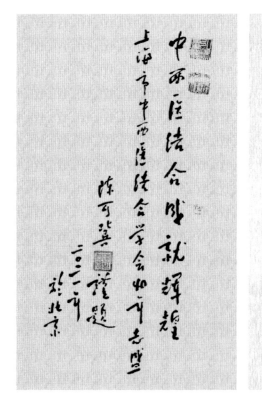

陈可冀　中国科学院院士

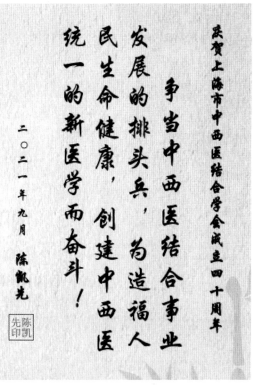

陈凯先　中国科学院院士

扬中华哲理

阴阳之在 中西之功

创中国新道 贡献于世界

贺上海市中西医结合学会成立四十周年

汤钊猷
二〇二一年六月

汤钊猷　中国工程院院士

中西互补
用中医的整体观、
认识人体、
用西医的还原论、
治疗病痛。

葛均波
二〇二一年十月

葛均波　中国科学院院士

为理想矢志不渝
为事业坚韧不拔.

廖万清 辛丑年九月

廖万清　中国工程院院士

困难与期望同在，挑战与机遇并存。中西医结合在生殖健康领域的精准化诊疗是未来的发展趋势，我们要把握时代赋予的新机遇，继续在临床和科研将学科发扬光大，再创佳绩！

二零二一年九月九日

黄荷凤　中国科学院院士

值此上海市中西医结合学会成立四十周年之际，我代表中国中西医结合学会和我个人向您们表示热烈的祝贺。四十年来，上海市中西医结合学会团结、带领和服务广大中西医结合工作者，传承精华，守正创新，在促进学术繁荣，建设人才队伍，开展科普教育，服务人民群众和承接政府职能等方面做了大量的卓有成效的工作，历经几代人的努力和奋斗，使上海成为了我国中西医结合医疗、教育和科研的重要基地，也为我们国家中西医结合医学的发展做出了重要的贡献。希望你们再接再厉，在已有成绩的基础上，不忘初心，牢记使命，把上海的工作做得更好、更出色，与全国同道团结一致、齐心协力，把我国的中西医结合事业推向更新更高的发展阶段！

二零二一年十月八日

陈香美　中国工程院院士

　　以上寄语图片来自：王文健主编、凌昌全副主编，上海市中西医结合学会成立四十周年纪念册(1981.9—2021.9)，2021。

上海中西医结合发展70年

主　编　施建蓉　王毅敏

主　审　王文健　刘　平

　　　　胡鸿毅　凌昌全

上海科学技术出版社

内 容 提 要

中西医结合医学是我国原创的医学学科,是中国传统医学与现代医学在理论与实践上的结合。中西医结合医学主要运用现代科学的理论和方法,研究中医中药的基本理论、临床实践,将中国传统医学同现代医学结合起来,丰富和发展医学科学,已经成为我国医疗卫生系统不可或缺的组成部分。

上海是我国中西医汇通思潮产生最早的地区之一。新中国成立后,在党和政府的卫生政策的指引下,上海一批优秀的医学、科研工作者积极投入到中西医结合的实践中,随着上海发展成为经济、文化交流频繁的国际化大都市,上海的中西医结合发展亦呈现蓬勃态势。本书从上海的中西医结合医院的建立健全、中西医结合教育的探索历程、中西医结合科研体系的创建发展等角度,系统梳理了近 70 年来上海中西医结合的形成、发展及取得的成果,对上海中西医结合今后的发展方向具有一定的参考价值和借鉴意义。

本书可供医学院校学生、中西医结合工作者、相关科研人员、医院行政管理以及卫生管理者参考使用。

图书在版编目(CIP)数据

上海中西医结合发展70年 / 施建蓉,王毅敏主编
. — 上海 : 上海科学技术出版社, 2022.7
ISBN 978-7-5478-5728-1

Ⅰ. ①上… Ⅱ. ①施… ②王… Ⅲ. ①中西医结合—医学史—上海 Ⅳ. ①R2-031

中国版本图书馆CIP数据核字(2022)第114497号

上海中西医结合发展 70 年

主编 施建蓉 王毅敏

上海世纪出版(集团)有限公司
上海科学技术出版社 出版、发行
(上海市闵行区号景路 159 弄 A 座 9F - 10F)
邮政编码 201101 www.sstp.cn
当纳利(上海)信息技术有限公司印刷
开本 787×1092 1/16 印张 16.75 插页 2
字数 300 千字
2022 年 7 月第 1 版 2022 年 7 月第 1 次印刷
ISBN 978 - 7 - 5478 - 5728 - 1/R·2512
定价:108.00 元

本书如有缺页、错装或坏损等严重质量问题,请向印刷厂联系调换

编委会名单

序

　　中医学是医学和生命科学的一个重要且富有特色的组成部分。中医药学是我国传统的科学和文化宝库,挖掘继承、创新发展这个宝库,对于当代医学乃至整个生命科学的发展都具有重要意义。

　　中西医结合医学是我国独创的一门新兴学科。国家高度重视中西医结合,为中西医结合学科发展提供了良好的政策环境,医学界对中西医结合医学学科发展广泛认同,中西医结合医疗模式越来越得到社会公众的认可和信任。中西医结合医学一方面充分应用现代科学技术,研究中医药学独特的理论体系和丰富的实践经验,阐明其科学内涵,用现代科学解读中医药学原理;另一方面,又继承和发扬了中医药学对生命现象和疾病防治规律的独到认识和富有成效的防病治病手段,提高临床疗效并推动医学理论的创新,同时也启迪我们的创新思路,充实、优化和开拓现代医药学乃至生命科学的认知体系。

　　上海作为中西方经济、文化交流频繁的国际大都市,历来是中、西医名家荟萃之地,有着发展中西医结合得天独厚的优势。长期以来,上海一直是我国中西医结合事业的重镇,特别是近年来随着经济的发展,上海拥有国内领先的医疗科研体系,有着覆盖全球的信息网络和管理平台,更是为中西医结合发展提供了良好的机遇。70多年来,在党和政府中西医结合方针的指引下,上海中西医工作者们团结合作,不断弘扬壮大中西医结合事业,在政策引领、科研活动、临床诊疗、新药开发、人才培养、研究平台、学术团体、学术交流等诸多领域,硕果累累。上海在积极吸收现代科技包括现代医学的先进理论、技术及方法,整理提高中医药学、走中西医结合道路方面,取得了卓著的成绩,已经发展成为全国中西结合医疗、科研、教学的高地,培养和造就了一支高水平的中西医结合专业队伍。有力地促进了上海医药事业的持续发展,同时也为传承和发扬中医药传统宝库,发挥了重大的推动作用。

　　健康中国建设,既需要发挥西医的长处和优势,也需要发挥中医的长处和优势。中医药学是我国最有可能,也最有优势率先形成中国特色、中国风格、中国气派学科体系、学术体系和话语体系的科学领域。本书着眼于新中国建立以来上海中西医结合学科的发展,总结半个多世纪以来上海中西医结合发展的成果及深远影响,这对于我们进一步了解中西医结合事业发展的历史,包括中西医结合医院的建立健全、中西医结合教育的探索成长、中西医结合科研体系的创建发展的历程,以及展望未来中西医结合的发展方向等,都具有重要的参考价值和借鉴意义。

　　本书在庆祝中国共产党成立100周年之际编撰出版,具有特别的意义。它生动展示了在党的领导下,我国中医药和中西医结合领域发生的巨大变化和取得的丰硕成果,构成了中华民族伟大复兴历史画卷的耀眼一页。让我们以此为契机,在上海中西医结合70年实践和探索的基础上,回顾历史,发扬成绩,总结经验,放眼未来,向着上海市中西医结合事业更高层次发展的目标,迈出新的历史步伐。

陈凯先

2021 年 12 月

前　言

　　中医药是中华优秀文化的杰出代表,在中医药发展千余年的历史中,我国和国外的医药学一直在互相渗透和交流,在每一个历史时期,中医药在传承前人的基础上不断得以创新发扬。1949年中华人民共和国成立后,党和政府确定了"中西医结合"的基本医疗方针,实行中西医结合是发展具有中国特色的医学卫生事业的重要组成部分。

　　上海是我国近代中西医汇通思想的起源地之一,早年的中西医汇通医家提出"发皇古义,融会新知"的共识,为中华人民共和国成立后的中西医结合事业奠定了基础。1949年以来,在党和政府中西医结合方针的指引下,上海中西医工作者们迅速响应,团结合作,投入到中西医结合临床和科研工作中,继承弘扬中西医结合事业,成绩卓著,涌现出很多享誉全国的中西医结合专家,他们科研创新的思想方法至今对中西医结合研究仍有重大影响。进入21世纪,上海的中西医结合事业持续发展壮大,处于国内领先水平。

　　经过一年多的努力,编委会完成了约30万字的《上海中西医结合发展70年》的撰写。全书分为6个章节。第一章上海中西医结合的历史溯源,概述近代上海中西医汇通兴起、发展和传承,分析海派文化、海派中医对上海中西医结合的影响;第二章新中国中西医结合的政策保障,记录上海在总体规划、经费保障、基地建设、科学研究、人才培养等方面为中西医结合的传承和发展所提供的强有力保障;第三章上海中西医结合研究单位及大学附属医院,介绍上海中西医结合研究机构建设、国家级重点学科建设及中西医结合医疗现状;第四章上海中西医结合科学研究的发展,主要介绍了上海中西医取得的研究成果;第五章上海中西医结合教育的发展,介绍了新中国上海"西学中"研究班的创办情况和中西医结合专业教育的发展情况;第六章介绍了上海中西医结合学会的发展和上海中西医结合学术期刊的出版。

　　本书的编撰得到了上海市卫生健康委员会、上海市中医药管理局的支持和指导,得到了复旦大学医学院及附属医院、上海交通大学医学院及附属医院、同济大学医学院及附属医院、上海中医药大学医学院及附属医院,以及上海市中西医结合学会、上海市科学技术奖励管理办公室等单位的帮助,他们提供了大量的第一手资料。本书编委会邀请王文健教授、刘平教授、胡鸿毅教授、凌昌全教授为主审,他们对本书的结构和内容进行了补充修改。在此,对本书撰写给予帮助的各位同仁表示感谢!

本书总结了 70 多年来上海中西医结合发展的成果,希冀对进一步了解中西医结合医院的建立健全、中西医结合教育的探索历程、中西医结合科研体系的创建发展,以及中西医结合今后的发展方向等,提供一定的参考和借鉴。

本书在编写过程中参考了大量文献,但鉴于本书描述的主题时间跨度大、范围广,加之编者的学识水平,涉及的早期史料可能不尽准确,涉及的代表性学术成果、人物介绍有所疏漏,定存在不足之处,恳望各位读者予以批评指正。

习近平总书记在十九大报告中提出,"坚持中西医并重,传承发展中医药事业"。2021 年,在庆祝中国共产党成立 100 周年之际,在迎来中国中西医结合学会、上海市中西医结合学会成立 40 周年之际推出本书,目的在于回顾历史,展示成绩,总结经验,放眼未来,努力促进上海市的中西医结合事业向更高层次发展,为健康中国建设做出贡献!

编者

2022 年 6 月

目　录

绪论 ··· 1

第一章　上海中西医结合的历史溯源 ······································· 3

第一节　上海中西医汇通的产生与发展 / 3

一、上海中西医汇通的兴起 / 4

二、上海中西医汇通的发展阶段 / 7

三、上海中西医汇通派的传承 / 11

第二节　上海中西医结合事业的开创与发展 / 17

一、海派文化——上海中西医结合形成的社会基础 / 17

二、海派中医——上海中西医结合发展的地域特色 / 17

三、传承创新——上海中西医结合源远流长 / 21

第二章　新中国中西医结合的政策保障 ···································· 25

第一节　新中国成立后党的卫生方针和中医政策 / 25

第二节　新中国成立后上海中西医结合的全面发展 / 31

一、上海中西医结合科研学术成果 / 31

二、上海中西医结合临床诊疗的研究 / 33

第三节　上海市政府坚持贯彻落实中西医结合方针 / 34

一、设立中医管理机构 / 34

二、建设中西医人才队伍 / 34

三、建设中西医医疗、科研机构 / 36

四、成立上海市中西医结合学会 / 38

五、坚持三医联动创新体制机制,切实落实中西医并重方针 / 38

第三章　上海中西医结合研究单位及大学附属医院 ·· 41

　　第一节　复旦大学 / 41

　　　　一、复旦大学中西医结合研究院针灸研究所 / 45

　　　　二、华山医院及中西医结合基础理论与应用研究所、运动与康复研究所、药物研究所 / 46

　　　　三、中山医院及中西医结合神经病学研究所 / 49

　　　　四、肿瘤医院及中西医结合肿瘤研究所 / 51

　　　　五、妇产科医院及中西医结合妇产科学研究所 / 53

　　　　六、儿科医院及中西医结合儿科学研究所 / 56

　　第二节　上海交通大学 / 57

　　　　一、瑞金医院及上海市伤骨科研究所、高血压研究所、内分泌与代谢病研究所、血液学研究所 / 58

　　　　二、仁济医院 / 67

　　　　三、第九人民医院 / 72

　　　　四、新华医院、上海儿童医学中心 / 73

　　　　五、上海市第一人民医院 / 75

　　　　六、上海市第六人民医院 / 76

　　　　七、上海市精神卫生中心 / 79

　　第三节　同济大学 / 80

　　　　一、上海市第十人民医院 / 81

　　　　二、上海市第四人民医院 / 83

　　　　三、上海市皮肤病医院 / 84

　　第四节　中国人民解放军海军军医大学 / 85

　　　　一、上海长海医院 / 86

　　　　二、上海长征医院 / 88

　　第五节　上海中医药大学/上海市中医药研究院 / 90

　　　　一、中药研究所 / 99

　　　　二、上海市气功研究所 / 101

　　　　三、上海市针灸经络研究所 / 101

　　　　四、上海市中医老年医学研究所 / 102

　　　　五、岳阳中西医结合医院 / 103

　　　　六、龙华医院 / 107

　　　　七、曙光医院 / 110

　　　　八、上海市中医医院 / 112

九、上海市中西医结合医院 / 113

十、上海市第七人民医院 / 115

十一、上海市长宁区光华中西医结合医院 / 116

十二、上海市宝山区中西医结合医院 / 116

第六节 中国科学院上海药物研究所 / 118

第四章 上海中西医结合科学研究的发展 ················· 121

第一节 中西医结合基础理论的研究 / 121

一、阴阳学说的中西医结合研究 / 121

二、藏象学说的中西医结合研究 / 123

三、中医四诊的中西医结合研究 / 129

四、活血化瘀的中西医结合研究 / 131

五、体质学说的中西医结合研究 / 133

六、病证结合的中西医结合研究 / 134

七、针刺镇痛机制的中西医结合研究 / 138

八、经络腧穴的中西医结合研究 / 140

第二节 中西医结合临床诊疗的研究 / 141

一、中西医结合针刺麻醉研究 / 143

二、中西医结合肿瘤研究 / 146

三、中西医结合内分泌与代谢病研究 / 151

四、中西医结合骨伤病研究 / 152

五、中西医结合血液病研究 / 156

六、中西医结合肾脏病研究 / 159

七、中西医结合心血管病研究 / 162

八、中西医结合肝病研究 / 166

九、中西医结合肺病研究 / 179

十、中西医结合风湿病研究 / 181

十一、中西医结合神经疾病研究 / 182

十二、中西医结合外科学研究 / 185

十三、中西医结合妇科学研究 / 188

十四、中西医结合儿科学研究 / 192

十五、中药方剂的中西医结合研究 / 194

十六、其他中西医结合临床研究 / 198

第五章　上海中西医结合教育的发展 202

第一节　"西学中"研究班的创办 / 203

一、对"中医科学化"政策修正 / 203

二、"西学中"班成立及相关方针确立 / 205

三、上海"西医离职学习中医研究班"的创办 / 205

四、上海"西学中"研究班的发展 / 207

五、西医学习中医政策对中西医结合的影响 / 209

第二节　专业教育的发展 / 209

一、中西医结合学位点的建设 / 210

二、研究生教育 / 214

三、本科生教育 / 217

第三节　师承教育 / 221

第六章　上海中西医结合学会的发展 223

一、搭建学术交流平台,扩大中西医结合医学的国际影响 / 225

二、承接政府职能转移、服务社会、科技惠民 / 228

三、服务科技工作者 / 230

四、办好科技期刊 / 230

附录 235

附录一　上海中西医结合科技成果部分获奖情况 / 235

附录二　上海市中西医结合学会历届理事会成员名单 / 248

主要参考文献 252

绪　论

　　中医和西医是在不同的历史、文化背景下发展起来的不同的医学体系,都为生命科学的进步和人类健康做出了重要贡献。中西医结合医学一方面充分应用现代科学技术,研究中医药学独特的理论体系和丰富的实践经验,阐明其科学内涵,推动中医药学与现代科学技术接轨;另一方面,又继承和发扬了中医药学对生命现象和疾病防治规律的独到认识和富有成效的防病治病手段,启迪我们的创新思路,充实和丰富现代医药学乃至生命科学的知识体系,提高临床疗效并推动医学理论的创新。2020年第七版《辞海》关于"中西医结合"的定义是:中国传统医学(中医)与现代医学(西医)在理论与实践上的结合,主要运用现代科学的理论和方法研究中医中药的基本理论、临床实践,将中国传统医学同现代医学结合起来,丰富和发展医学科学,并逐步形成具有中国特点的新医药学。

　　新中国建立以后,在党和政府的指导下,逐步确立了"中西医结合"的卫生方针。"中西医结合"学科从建立以来,至今经历了70多年的发展历程。在此期间,党和政府对中西医结合事业始终给予高度重视与大力支持,在医疗、科研、教育和国际交流等领域,都取得了显著的成果。如今的中西医结合已从早期"团结中西医"的最初层次,经历了中西医治疗方法在服务方面互相"取长补短,相互补充"的阶段,进入了目前中西医在理论上进行有机结合、医疗模式上"病证结合"的新阶段。中西医结合医学在理论研究、临床应用、包括在重大突发公共卫生事件的应对中,发挥了重要作用,产生了重大影响,明显提高了临床疗效,并在相应领域逐步形成了中西医结合的新学说、新理论,这些成就为中西医结合医学提供了强有力的支撑和创新的内涵。

　　自从西方医学传入中国,中国就出现中医、西医两种不同的医学并存,特别是中医药学,无论在西医传入中国之前还是之后,中医药学都是中华民族防治疾病、保障健康的重要医学。而且,中医药学具有独特的理论体系,对于诊疗疾病也有着独特而有效的方法,如辨证论治、针灸、中药、推拿等,使其成为世界上从古代到现代唯一没有中断传承和应用的传统医学。中西医并存、并用、共同发展,是在中国产生中西医结合研究的得天独厚的基础和前提。

中西医结合研究之所以在中国首先产生,本身就与中华文化对外来异国或异质文化采取"异狄入中国,则中国之""礼之、师之、纳之、化之、和合之"的态度密不可分。西方医学传入中国之时,恰恰是东西方文化更加广泛交流与交融高速发展的时代。中、西医药学作为东西方文化的组成部分,必然伴随着东西方文化的交流、交融发展而互相交流、交融。所以,中西医结合的产生是东西方文化交融发展的必然结果。中西医结合医学是东西方文化交流、碰撞产生的一个最和谐的音符,是中、西医学最美的和声。

1949年中华人民共和国成立时期,正处于全人类科学技术朝着交叉化、综合化发展的时期,最突出表现于学科的交叉、综合、融合发展,交叉学科(包括边缘学科、综合学科、横断学科等)不断兴起与发展。中西医结合医学研究,正是顺应现代科学技术这一发展趋势应运而生,是属于中医药学与现代医学的互相交叉、渗透、融合而产生的。因此,中西医结合符合当代科学技术的相互交叉、渗透、融合发展的客观规律。

上海作为中西方经济、文化交流频繁的国际大都市,有着发展中西医结合得天独厚的优势,特别是近年来随着经济的发展,上海拥有国内领先的医疗临床体系、科研体系、医学教育体系,有着覆盖全球的信息网络和管理平台,更是为中西医结合发展提供了良好的机遇。70年来,在党和政府中西医结合方针的指引下,上海中西医工作者们团结合作,继承弘扬中西医结合事业,在市政府政策制定、科研活动、临床诊疗、新药开发、人才培养、研究平台、学术团体、学术交流等诸多领域,成绩卓著,硕果累累。

本书着眼于新中国成立后上海中西医结合学科的发展,总结半个多世纪以来上海中西医结合发展的成果及深远影响,以期对于我们进一步了解中西医结合医院的建立健全、中西医结合教育的探索历程、中西医结合科研的创新发展,以及中西医结合今后的发展方向等,提供参考和借鉴。

第一章
上海中西医结合的历史溯源

上海作为中国近代化的策源地，一直走在中西医结合的最前列。上海是早期汇通思想的发源地之一，又是我国中西医汇通医家集中之地。上海是中医和西方医学两股学术力量都相当强盛的地方，汇集了大批中医和西医的人才，蓬勃发展的各家学术思想在上海汇聚、交流、碰撞，孕育出富有上海特色的中西医结合医家。基于社会时代的发展变革，勇于认识自我，接受西医理论，积极创新思维，融会贯通，适应时代潮流和民众需求，走创新发展之路，是海派中医最鲜明的时代特征。

第一节 上海中西医汇通的产生与发展

自从西方医学传入中国（约公元 16 世纪中叶）以来，即存在着中、西医药学的相互影响，由于中西医药学的汇聚、碰撞、交流、沟通，约在 17 世纪中叶中国即产生了中西医汇通思想；进而到 19 世纪中叶，在中医界产生了更多的主张中西医汇通的医学家，形成了中国医学史上的中西医汇通派。由于中西医汇通派的主张与中西医结合研究的主张有很多一致性，可以说中西医汇通派的形成，是中西医结合研究的先声或先驱，为中西医结合研究提供了经验、教训和借鉴。同时这也说明了中西医结合研究的历史必然性。

中西医汇通是随着社会、经济发展，文化交流日益深入，在明末清初以来在我国医学界出现的一股特殊的医学思潮。是我国传统医学受到西方医学传入的影响而逐渐产生的。它旨在保护和发展中医学，吸收西医学之长，融合中西医学，在我国医学发展史上有着一定的影响。

上海，是早期汇通思想的起源地之一，是近代中西医汇通医家汇聚之地，是近代中西医汇通产物的集中之地。同样，中西医汇通也促进了上海中医发展及创新。

一、上海中西医汇通的兴起

中西汇通是明末清初,特别是鸦片战争以降产生的一种认识和流派。由于清政府腐败、保守,及帝国主义的政治、文化侵略,在西洋医学传入以后,人们未能正确处理中国传统医药与西洋医学传入的关系,而致在西方现代医学的冲击下,人们对待中医药问题上产生了不同的认识和主张。一种认为中医落后,不可信,主张取缔中医药,以西医药而代之;一种认为中医理论荒谬,中药尚可取,主张废医存药;一种认为西洋医学颇多异端邪说,主张中医要自强,应保存国粹,整理国故。以致在相当一段历史时期中,这三种认识和主张长期论争不休。但也有一部分中医学者,从临床实践和争论中逐步看到中西医各有其所长和所短,从而提出中医应吸收西医之长,走中西汇通之路的见解和主张。

(一)西方文化进入上海

纵观中国历史,传教士是中西文化交流的重要纽带。早在唐代贞观九年(公元635年),即有基督教的一支——景教经由陆路从波斯传入我国,并一度兴盛。明代下半叶,西方宗教重新传入中国,其影响巨大者当数耶稣会传教士、意大利人利玛窦。在他"习儒归汉"的影响下,天主教发展迅速。清代初年,清朝政府重用传教士,也推动了天主教的传播。

唐代及元代复出的景教,以及元代初次来到中国的天主教等的传播活动,从已知的历史文献上看,都较为单纯地集中在"宗教目的"上,而和当时中国的其他哲学、科学、政治文化之间,几乎未见发生直接的内在联系,因此没有对当时中国的社会文化产生多少深远的影响。明末清初基督教的传播,具有一个崭新的特点,给中国带来了当时西方世界的知识体系。虽然利玛窦等人的主观意图是传播宗教,但其用以推动宗教传播的科学技术知识系统却丰富了当时中国人的文化视野,使当时的先进人士的思想有了划时代意义的变革,这是明末清初基督教传播最重要的收获之一。

在医学界,西医的影响和势力也有较大增加。途径主要有四,其一是教会医院增多,就医者日众,西医社会影响扩大。其二是其时已有相当数量的西医书译成中文,更多的国人了解到了西医(包括中医人士),自学西医者日多。其三是教会医学校和中国的西医学校(如北洋医学堂)已培养出一定数量的西医师。其四是新增设了西医学校,如京师大学堂医学馆等,增派了医科留学生,并且留日医科学生通过办报等向国内推广宣传西医学。当时的社会文化思潮对医界有很大的影响。各种社会思潮在医学界都有相应的反应。文化界对西学(新学)的企求和对中学(旧学)的抨击在医学界表现为对西医的推崇和对中医的批判;国人当中学习西医的人士或接受西说的人士对中医的抨击远较洋务时期传教士医生对中医的批评猛烈;源于对现实的不满而提出的变革现实的"改良""革命"的主张在医学界有相同的表现形式;社会上流行的"天演"论被医界人士用以说明中西医学间的竞争;西医影响和势力的扩大及其对中医抨击日烈,使中医人士感到了中医灭亡的威胁,因而"保存国粹"的主张被明显提出,并为中医界广为响应,这与文化界的"国粹主义"思潮同出一辙。"中体西用"的口号此时被医界明确引用,作为处理中西医关系的一种原则。

清末民初的种种社会文化思潮大体上可划归西化和国粹两大阵营。前者力主引进西学西法,并猛烈抨击中国旧学和时弊,后者则力主保存国学。但国粹派并不完全排斥西学,也不乏对旧学的批评和整顿,只是强烈主张保存国学的主体地位和独立性,反对放弃国学、全盘西化的主张。近代早期的那种彻底的顽固派已为时代所不容,引进西学已是时势之所必然。问题是如何对待中西学,以孰者为主。欧化和国粹是两种倾向性迥异的态度,但介乎二者之间者亦不乏其人。

医学界的种种思潮亦可大体上归为西化和国粹两大阵营。前者着重于提倡西医,并力诋中医之非,后者侧重于保存中医,使之不为西医所侵夺。医界的国粹派也并不完全排压西医,也不乏对中医的批评,相反,他们承认中医有其短处或弊端,主张参合或汇通中西医,以西医之长,补中医之短,只是不能放弃中医的独立地位而完全依从西医。介乎欧化和国粹之间的人士在医界也颇有人在。

上海由于其处于中国东大门,东临大海,易于纵深于中国腹地,当然地成为第一次鸦片战争以后,传教士在中国的活动中心。1843 年 11 月 17 日,上海正式开埠,进入上海的外国商人和传教士迅速增加,到 1860 年时达到 569 人。此后,大批西方传教士来到上海,开教堂、办学校、设医院、出书刊,使上海真正成为传教士在华活动中心和西学传播基地。

(二)上海中西汇通萌芽

随着西方文化的不断进入,融贯中西为我所用的中西汇通思想也逐渐萌生。上海中西汇通的萌芽可以追溯到明代,其中具有代表性的人物是徐光启。他与意大利传教士利玛窦合作,成功翻译了西方数学书写形式和思维训练的经典著作《欧几里得原本》,译名为《几何原本》。《几何原本》的成功翻译,生动体现了徐光启从"翻译"到"汇通",再从"汇通"到"超胜"的科学思想。即在中国原有的科学基础上,吸取西方科学技术中的优点和有用部分来充实自己,丰富自己,并使之和我国科学中的优点和有用部分有机结合起来,从而建立起自己的科学方法、理论和体系,以达到超胜西方科学文化的目的。该思想为后世中西医汇通派的形成和发展指明了方向。

明末清初的上海可以说是中西医汇通的孕育期,曾出现过一位接受西说的医家王宏翰。王宏翰,又名洪翰,字惠源。清松江府华亭县(今属上海市松江区)人。后迁至姑苏(今江苏苏州)。明代末年,适值西方医学传教士来华,王氏信仰天主教,后因母病,又攻读医学,主张儒学与西学融合,中医与西医融合,是我国早期持中西汇通学说之医学家。著有《医学原始》,撰成于清康熙二十七年(1688 年),是其医学思想的代表作。

王宏翰在身份上具有儒、业医与天学信仰者三重身份,他所理解的西方医学知识,主要来自传教士讨论解剖和宗教之书籍,其主旨多在讨论人如何透过身体各部分的功能认识外在世界。王氏将这些知识嫁接到儒学中"格物"的概念,进而将自己刻画成儒医。由于王宏翰所知的西方医学知识中,只谈身体之功能,未谈如何疗治。因此,在治疗方面仍以传统中国医学为手段。王宏翰从他的生活世界中,获取了儒、医与天学的各种概念,形成他别具特色的医学观点。

王宏翰受明末西方传教士传入的西方医学影响,主张以火、气、水、土为元的四行学说,结合人的生理,提出黑、红、黄、白四液学说,用《内经》《难经》及历代医家的论述,与西方医学相结合,对人体的生理作了新的解释,是近代接受西方医学最早期的代表人物之一。王宏翰著《医学原始》一书,是早期中西汇通的代表作之一。

至民国时期,上海名医恽铁樵更明确地提出"中西汇通"的主张,他说:"居今日而言医学改革,必须与西洋医学相周旋。所谓与西洋医学相周旋,初非舍己从人之谓。假使中医有演进之价值,必须吸收西医之长与之化合以产生新中医,是今后中医必循之轨道""东西方文化之演变不同,各有其长,亦各有其短""西医治病,反乎自然,中医治病,少有标准,双方逐步交换知识,可逐渐臻于完善"。他主张"兴废继绝",反对"抑残守阙",提倡"发皇古义,融会新知"。并指出要继承发扬祖国医学,必须具备三个条件:其一是古文学的根基;其二是西洋医学的知识;其三是临床实践经验。他的这些观点在当时曾受到不少中医学者的支持和拥护。他编写的《保赤新书》一书运用中西医理论分析儿科诸病处方用药有独到经验,亦为时人称道。清末民初之史学家章太炎,亦指出"中医诚有缺陷,遽以为可废,则非也""余以为今之中医、务求自立、不在斤斤持论与西医抗辩也。"至 20 世纪三四十年代名中医陆渊雷受中西汇通派的影响,对西医学术亦有一定研究,曾试图以西医的学说来印证中医古代学术见解。著有《伤寒论今释》及《金匮要略今释》,书中多引证古代注家及日本汉医学者的解释,证以现代医学理论。他说:"国医所以欲科学化,并非逐潮流,趋时骛也。国医有实效,而科学是实理,天下无不合实理之实效。"他主张:"在掌握中医四诊八纲、辨证论治的同时,也应掌握西医的诊断病理和治法,取长补短,以提高疗效。"他在1934 年创办《中医新生命》杂志,传授交流中医学术思想,旨在"用中医药物以治疗疾病,而用科学原理研究其方法学理"。再有祝味菊亦十分重视中西医合作,尝谓"术无中西,真理是尚",他于 1937 年曾与美医梅卓生、法医兰纳等合作组成中西医会诊所,开上海中西医合作之先河。此外,还有丁福保等西医,对中医亦有所研究,他们虽然对中医有某些片面的看法,但也曾提出过一些倡导中医科学化、中西医汇通的见解。丁氏于 1910 年以后的 20 年中,组织中西医学研究会,主办《中西医学报》,编著《中西医方会通》,对 130 种疾病详细解释病状,并附中西验方及摄生法。特别对中药研究,从化学实验角度分析、解释,做了大量研究工作。由于上述这些代表性中医和个别西医积极学习和研究西洋医学之长处,促进中西医汇通的影响,到 20 世纪 40 年代,上海中医界已有不少人学习一些西医知识,在医疗实践中不同程度采用一些西医的检查、诊断方法。如采用听诊、化验、X 线等,以辅助中医诊断手段之不足。在当时中医主办的中医学院校及师授带徒教育中,实际上也逐步充实一些西医的解剖、生理、病理、细菌学等知识。这就是从清末至建国以前中西汇通的发展过程,实际上也就是中医在自发地走上中西医结合的萌芽阶段。

(三)清末民初上海中西医汇通雏形

鸦片战争以后,中国历次被迫签署的不平等条约中,除割地赔款外,也加入了允许传教、开设医院等条款。而此时的西方医学已经过翻天覆地的变化,西方医学的再次传入对中医学的影响不再是微乎其微,而是越来越大。中西医汇通由此产生。

清末民初是中国历史上变化最大的时期,国体既由专制而变为民主,学术思想则由"中体西用"而趋向"彻底西化"。在中西文化交流之际,中体西用说,乃极为自然之事。在医学方面,亦复如此。面对挑战,中医界内外许多人士出现了不同的态度,有主张消灭中医的,有支持中医的,重视保存国粹,也有主张各取所长,汇通中西医。自1892年唐容川提出"中西医汇通"口号之后,中医界又不断提出了"改良中医""中医科学化"和"创立新中医"等各种口号,可谓是百家争鸣,众说纷呈。

近代上海是我国东西方文化碰撞交流的桥头堡,也是中西医学汇通的试验场。早在19世纪前,上海就显现出了中西汇通的思想。以后传教士来到上海,很快开始建立西式医院和诊所,兴办西医教育,翻译出版西医书刊,通过洋行和药房销售西药。随着西医方医学的发展,逐渐被国人接受,并超过中医,成为主流医学。相反,中医的发展则逐渐艰难。中西医学的现状对中医界无疑是一个强烈的刺激。中医界的有识之士开始反思,他们大量接触、学习西医,并进行比较,提出"熔铸中外,保存国粹,交换知识",希望以西医的先进之处"改良"中医的落后。

近代中西医汇通的兴起还有思想方面的因素。清末民初,国弱民哀,知识分子追求革新强国,进行反思。19世纪60年代至90年代出现的洋务运动,提出"中体西用"的汇通思想,这股思潮也影响到中医界,则有了中西医汇通。辛亥革命后,新文化思潮逐渐兴起,各种新的思想十分活跃,对中国旧传统和旧体制提出质疑,打起"破旧立新"的旗帜。特别是五四运动,出现了科学、民主救国的思想。这一思想反映在当时中医学领域,则表现为"中医科学化"的思潮。

二、上海中西医汇通的发展阶段

中西医汇通思想在中国近代医学史上占有重要地位,对中医学的发展有较大影响。其思想渊源,可以追溯至清初西学在中国的早期传播时期。至20世纪,由于西方医学在我国的广泛传播和发展,引起了中医界的普遍重视。相当一部分的中医学家承认西方医学有先进之处。从理论到临床、从诊断到用药,都提出了汇通中西医的观点,并不断为后人所继承,从而逐渐形成了中西医汇通的思想和学派,对后世有较大影响。近代上海的中西医汇通发展从清末(1840年)至1949年的百余年中,大体可以分为以下这些阶段:

(一) 萌芽阶段

清道光二十四年(1844年),英国医师兼传教士洛克哈脱(1811—1896)创办了上海首家西医院中国医院(仁济医馆)。同治十一年(1872年),第一家中国人办西医院体仁医院开办。宣统二年(1910年),上海有西医院19所,床位2100多张,占全国医院数8.4%。光绪六年(1880年),圣约翰书院增设医科。两年后,同仁医院开办了首家护士训练学校,为近代医学校之始。光绪十二年,中国博医会成立,医学会、上海万国红十字会等接踵而起。多种卫生刊物刊行。1859年,美国传教士在上海建立了"美华书馆",出版了许多译成中文的医书。从19世纪50年代到辛亥革命前,约有100余种外国人译著的西医书籍在我国流传。同时,在上海成立了影响较大的西医药学术团体——中华医学会(1915年),中华护士学会的前身"中国护士组织联合会"等。这些学术团体的成立,也促进了西方医学在上海的交流与发展。

19世纪至20世纪前的萌芽阶段,中医医家自发地接受西学,通过接触、学习西方科学和医学知识,了解西医,并开始阐述汇通见解,著书立说。如明代的徐光启、清代的王宏翰等都由于信教等原因,接触到西方文明和科学技术,并加以引进和吸收,王宏翰著《医学原始》。此外,从内地移民上海的医家在上海接触了西方医学,启迪了汇通思想,如刘仲衡编著《中西汇参铜人图说》等。

(二) 发展蕴育阶段

上海明末清初就出现了接受西说的中医药学家王宏翰等,有学者称之为中西医汇通的蕴育期。到了清末民初,西医已进入中国并迅速发展。西方医学在上海的广泛传播和发展,在中医界激起了波澜。在新文化思潮兴起的社会背景下,中医界有识之士开始大量接触、学习西医,并进行中西医的比较,希望以西医的先进之处"改良"中医的落后。这一阶段也可称为发展初期。

20世纪初的发轫阶段,1904年周雪樵创刊《医学报》,组织医学研究会为标志。其特征是具有汇通思想的医家们自发地组织起来,建立社团,出版报刊,共同商讨中西医汇通的思想、理论、方法,并开展活动。汇通思想由个别渐渐成为有组织的行动,成为一股潮流。模仿西医医院模式,创办中医医院;开办中医学校。中西医汇通思想已经不再是个别医家的著书立说,而是渐渐成为一股潮流。此期间出现许多汇通思想家,如周雪樵、丁福保、李平书、汪惕予、张山雷、蔡小香、王问樵、何廉臣等,他们在"中西医汇通,改造中医"的旗帜下创办社团,出版刊物,制造舆论。这些具有汇通思想的学术团体包括医学研究会、中国医学会、医学世界社、中西医学研究会等,出版的刊物如《医学报》《医学公报》《医学世界》《中西医学报》《上海医报》等。

发展初期的汇通派在翻译西医著作,向中医宣传西医知识方面做了许多工作,如丁福保翻译西医学著作就达数十余种。《中华医学杂志》1936年第22卷11期刊登鲁德馨、张锡五的文章《西医来华后之医学文献》中说:"以个人之资力发行医学书籍至100余种之多者,则有无锡丁福保氏。丁氏自 1908 年至 1933 年大部分译自东籍,篇幅简短,行文流畅,虽不合医学校之用,但颇为中医及一般普通社会所欢迎。"丁福保还开办新医学讲习所通过函授的形式向中医传播西医知识。

进入 20 世纪后,西方医学在我国逐渐被接受,并日益占领医学市场。学习西医知识,促进中西医汇通成为时代发展的需要,也是中医借以提高竞争力的必要手段。上海近代中医在发展中最突出体现海派风格的可以说是中西医汇通思想,由此形成了汇通派。这一产物不仅在当时产生极大的影响,甚至辐射到今天。如果说我国中医近代出现了新的学派的话,以上海为大本营,以海派中医为领军人物的中西医汇通派为其代表。中西医汇通在明末开始有思想的萌芽,清代出现了一些有代表性的著作,到民国期间不少医家公开打出中西医汇通的大旗,形成了一个新的学术群体。他们开展论争,撰写论文论著,并进行了大量的实践活动,如上海中国医学院在办校之初就注重对西医知识的学习,开设有生理、病理等多门西医课程,一些名医在课堂为学生讲中医课程时,常常引用西医知识加以说明。在现存于上海中医药大学图书馆的当时的上海中医学院(前身为上海中医专门学校,1932 年改名,1916—1948)、中国医学院(1928—1948)、上海国医学校(1930—1931)和新中国医学院(1936—1948)的各科教材中都可以看到这种现象。一些名医大家将他们的子女送入学校读书,除了接受系统的中医学理论教育外,更重要的一点是使他们能够接受西方医学知识的熏陶,从而为中医临床服务。不少中医名家不仅深谙此理,而且在实践中身体力行,使得上海中西医结合特色的内涵得到拓展。

(三) 发展成熟阶段

发展成熟阶段也可称为发展中期,中西医汇通在理念和实践上不断成熟。20 世纪 20 年代至 30 年代,中西医汇通在理念和实践上不断发展,并逐渐走向成熟的阶段。这一时期,以余云岫的著作《灵素商兑》发表、恽铁樵撰文驳斥为标志,此阶段也可称为论争期。这一阶段的中西医学论争引发了中医界对于中医学术改革的广泛反思和讨论,涉及对中医传统理论的看法、中医中药的关系、中医与西医孰优孰劣、中医学的命运及发展的未来等。这场由上海引发,影响至全国的中西医论争不但发生在中医与西医之间,也在整个中医界产生了极其深刻的影响。在论证过程中,汇通派提出"中医科学化"的口号,使中西医汇通的思想更加鲜明,内涵也进一步丰富。1929 年初,国民党中央卫生委员会召开会议,通过了余云岫等人提出的所谓"废止旧医案",此举引发全国性的中医中药界大抗争运动,首先由上海而起。"三一七"抗争后,许多医家开始了"中医科学化""中西医汇通"的思索,并开始了实践活动。涌现出的著名汇通医家有恽铁樵、陆渊雷、蔡陆仙、时逸人、余无言、章次公、陈无咎、徐衡之、张赞臣等。

1929 年末,陆渊雷、徐衡之、章次公等创办上海国医学院,提出了"发皇古义,融会新知"为办学宗旨。1935 年朱南山携子朱小南、朱鹤皋创办新中国医学院,仍然秉承这一宗旨。这两所学校均以"中西医汇通"作为教学路线,在课程设置上中西医之比达六比四,聘请西医名家担任讲师、教授。新中国医学院还开设了新中国医院和研究院,"采用国医为体、西医为用之旨,内、外、妇、儿四科,各项设备参照现行各大医院办理,藉作学生临床实习之用。另设化验室,聘请西医数人主持化验、药物、诊病等事宜,以供临诊之助诸事宜,以供临床之助,使见习学生得以平日所见,充分探求实习",让学生开展临床实践和研究。1931年中央国医馆成立,各地纷纷建立分馆,在中西医汇通方面开展了大量的探索和实践,如统一病名、教材改革、办学办刊等,一直到抗战爆发。此时,上海出现多所具有中西医汇通色彩的医院,如20世纪20年代由安徽旅沪医生汪洋开办的上海中西医院;世界红十字会上海医院(1927年),该院分设中、西医部;上海中西疗养院(1932年),聘请名中医陆仲安为董事,并主持中医医疗;上海虹桥疗养院(1934年),聘请陈存仁主持中医诊疗。

这时期出现的中西医汇通学术团体主要有中西医药研究社(1932年)、中医科学研究社(1936年)等。创办的汇通期刊主要有:1929年祝味菊、陆渊雷创办的《自强医学月刊》,1934年陆渊雷创办的《中医新生命》,1935年中西医药研究社创办的月刊《中西医药》,1936年中医科学研究社创办的《中医科学》等。出版了许多近代重要的中西医汇通著作,如吴瑞甫著《中西医温热串解》(1921年),恽铁樵著《群经见智录》(1922年)及《伤寒论研究》(1924年),汪洋、顾铭盛合著《中西医学丛书》(1926年),祝味菊著《祝氏医学丛书》(1931—1932年),章次公著《药物学讲义》(1930年),陆渊雷著《伤寒论今释》(1931年),朱仁康著《中西医学汇综》(1932年),时逸人著《中国时令病学》(1931年),何廉臣著《实验药物学》(1936年)等。

汇通医家们在"改革中医""中医科学化"的旗帜下,不但思想上敢于开拓,理论上大胆创新,而且善于实践,开展了大量带有探索性的汇通实验工作。如开办教育,探索在中医理论传承和教育内容上的中西医汇通;开办医院,摸索在医疗实践和诊疗模式上的中西医汇通;与中药界人士合作,探索中药成分、剂型以及处方组成上的中西医汇通。他们通过开办社团,团结同志,宣传思想;创办刊物,争鸣学术,交流见解。近代上海创办的具有中西医汇通性质或色彩的团体和刊物之多,居国内榜首。这些实践活动使中西医汇通思想得以广泛传播,为全国解放后的中西医结合事业作了充分的准备,提供了思想基础和人才储备。

近代上海是东西方文化猛烈碰撞交流的桥头堡,为中西医汇通的发展提供了最直接和便利的条件和土壤。中西医汇通是海派中医最为突出的时代特征。中西医汇通所展现的接受新知、创新改革的精神,也正是海派中医文化的精神实质。中西医汇通派的实践活动,如创办医学院校、医院,创办报刊,翻译出版书籍,成立各种医学学术团体等,使得海派中医文化精神以实体的形式在各个方面得以展现。

近代上海的中西医汇通思潮贯穿了整个清末民国时期,具有旗帜鲜明、思想革新、勇于实践等特点,并形成汇通派。其声势之大、影响之深、聚众之广,是近代以来其他任何中医学术流派所不能比拟的。中西医汇通思潮基于社会时代的发展变革,勇于认识自我,接受外来事物,积极创新思维,适应时代潮流和民众需求,希望走一条革新自强、创新发展的新路,反映出海派中医最鲜明的时代特征。中西医汇通是时代进步的产物,是中医人士认识科学进步,要求自我发展,顺应历史潮流的体现。中西医汇通是海派中医的一个显著特点,它不但具有学术性,而且具有时代意义;是一次中医界的思想革命,它促进了中医药学术的进步,为中华人民共和国成立后中西医结合事业在思想准备和人才准备上奠定了坚实的基础。在特定的历史条件下形成的中西医汇通,由于所处的特色社会环境以及各种主客观因素的制约,导致了"汇而不通"的结局,但作为近代中医发展史上的重大事件,其对中医学的发展,在突破传统中医学旧有理论、开创现代医学研究新思路以及维护中医学地位等方面都做出了不可磨灭的贡献。

三、上海中西医汇通派的传承

中西医汇通取中国传统医学与西方医学汇聚而沟通之义,是近代以来我国医学界中出现的一种新的医学潮流和学派。中西汇通思想的形成大约从明代就出现了萌芽,到了晚清成为一种风气,尤其是西方医学大举进入我国后,持中西医汇通论者越来越多,其著名者如王宏翰、朱沛文、唐宗海、张锡纯等。上海由于口岸开放较早,成为西学东渐的桥头堡,东西方医学的碰撞和交融也更深入,产生了一批著名的中西医汇通医家,如丁福保、恽铁樵、祝味菊、陆渊雷、时逸人等,他们提出"发皇古训,融会新知",在医理上探讨中西医间的异同,倡中医改进和科学化,在临床上采中西医两法诊断治疗病情,在教育上运用衷中参西的方法讲授中医理论。故中西医汇通是我国医学发展的产物代表了一个时期医学发展的趋势,成为近代以来中医学术发展的新的流派。

中西医汇通的核心理论有三个方面:① 重视中西医融合的思路和途径的探索。恽铁樵先生坚信"中医有演进之价值必须吸取西医之长,合化产生新中医,是今后中医必循轨道"。"合化"二字,已经表达了对通过中西医结合产生新医学的向往。② 重视这些学说之研究。恽铁樵先生认为《内经》之五藏,非解剖的五脏,乃气化的五藏"。正是这种差异的存在,使得藏象学说成为中西医结合研究的关键科学问题之一。③ 重视病证关系研究。恽铁樵先生在临床观察到"以治法之有效者能愈甲病更能用同样之法愈乙病愈丙病,推而至于十百千万皆能愈者,着为定法,即医术也"。一法而适于多病,实际上提出了"异病同治"的概念,进而引出病证关系这一中西医结合的重大命题。

新中国成立后,中西医汇通思想在党的中医政策指引下走入了正轨,被中西医结合所代替,在认识学和方法学上都进一步得到改进并在理论、科研和临床等方面大力开展实践,上海出现了邝安堃、沈自尹、曹小定、王文健等一大批中西医结合的领军人物,取得丰硕成果。

此处仅介绍近代中西医汇通早期代表人物丁福保、恽铁樵、谢利恒、祝味菊、陆渊雷诸家和他们的学术思想。

1. 丁福保(1874—1952)

丁福保,字仲祐,别号畴隐居士、济阳破衲。江苏无锡人(一说为常州人)。1895

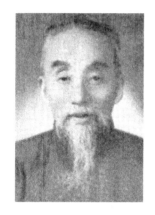

年,丁氏入江阴南菁书院(今江阴南菁中学前身)学习,师从国学大师王先谦(岳麓书院最后一任山长)和近代数学启蒙科学家华蘅芳、华世芳兄弟。1896年,丁氏应童子试,得补无锡县学生员。1901年,丁氏入洋务派著名人物盛宣怀所设东文学堂学日文和医学,当时应试者600余人,仅录取40人,丁氏名列前茅。1907年,丁氏迁至上海行医并刊书。1909年,丁氏应两江总督端方组织的医学考试,获最优等内科医士证书,深得端方与盛宣怀的赏识,被委派赴日本考察医学。

图1-1 丁福保

于1910年在上海创办中西医研究会。研究会主要从事编辑医学讲义、医书,大力宣传和普及医学知识,介绍国内外先进的科学研究。并开办函授新医学讲习所,设立医院,推进医学教育的发展。创办中西汇通期刊。于1910年创办《中西医学报》,该刊以研究中西医药学、交流知识、振兴医学为宗旨,提倡用近代科学方法研究中医,以输入近代医学为主要目的,提出"以中学为本,西学为辅"的理念。杂志内容广泛而全面,涉及解剖生理卫生学、诊断学、免疫学、病理学、传染病学、肺病痨学、翻译类、医学史等,及时而系统地将大量近代医学知识介绍给中国,对促进中国医界了解西医有重要作用。丁氏主张"荟萃中外各科书籍,不分门户之见,不存骑墙之说,覃精覃思,冀有以得其汇通"。其编译日本医学书籍凡数十种,名为《丁氏医学丛书》,其中包含中医著作和解剖、生理、卫生学、病理学、诊断学及免疫学等西医基础理论方面的著作,也涉及国内外妇儿等临床各科。对传播近代西方医学,沟通中西医学,产生了历史性的巨大影响。

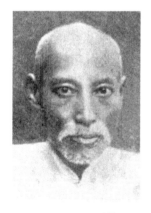

2. 恽铁樵(1878—1935)

恽铁樵,名树珏,祖籍江苏省武进县,出生于浙江台州,26岁考入上海南洋公学攻读英文。1910年任商务印书馆编辑。恽氏鉴于当时文采之颓废,知音之难遇,又不欲媚世陷俗,与时俯仰,适逢长子罹伤寒而殁,遂萌弃文从医之心,重捡幼时所读之医典而研索。越年,次子、三子有殇,遂更加奋发,尝质疑于伤寒名家婺源汪莲石先生,适逢四子又患伤寒,众医束手,恽氏从太阳病论治,用麻黄汤一剂而起。后为亲友、同仁诊治者亦多获良效,从此医名渐起,终于1920年6月辞去主编之职,悬壶济世,时年已四十又三,不久医名大振,与此同时握管著述以贯中西。恽氏先儒后医,学贯中西,洞察经典之奥义,了解世界医学之进步,更有丰富的实践经验,深知中医之价值,故高瞻远瞩地提出"发明古书精义采取西国学说,证诸实地经验"等中西医汇通的思路方法。恽氏由于博采诸家,学识渊博,对中西医都进行过比较深入的研究,因此在学术思想上较前人大大提高了一步。他对中医、西医的认识较为客

图1-2 恽铁樵

观公正。他认为："今日中西医皆立于同等地位。""中西医之不同,乃由于中西文化之不同。"即不只是治法和药物的不同,而是根本方法不同之两种学说。他在强调这个根本区别的基础上,提出要深入研究中西医各自的特点并比较优劣,寻找两者的结合点或结合两者的突破点。

恽氏指出,中医重视因果关系的考察:"循因知果,见角知牛,用推理方法从多数之中可以求得公例。"并认为中医的执果溯因是探求因果关系的较好方法,在探求因果关系时,认为中医运用类比法是以临床疗效为依据。从研究的层次来说,中医并不打开人体"黑箱",它是在人与自然的联系中,在活的人身整体的层次上,对人进行现场宏观的研究。西医则依赖于近代、现代精密的实验设备和解剖手段,对构成人体的各个细节进行离体微观的研究。恽氏对此曾作过比较。他从中医角度把人体组织结构称为"内景",把躯体称为"物质",把机能称为"势力"。他认为西医是"研究物质之内景,两两对勘,然后知内景若何变化,斯势力若何变化"。意即把结构与功能统一起来。换言之,西医把整体分解为各个部分,研究其相互联系,并在此基础上研究整体功能,其特点是层次清楚,可用客观实验验证。中医则是通过临床变化观察判断,"就势力变化之不同,以推测内景而为之说,见某种势力有变化,悬拟必其所附之物质内景若何变化"。故中医重视发挥抽象思维能力,强调善悟,把思维得出的结论与临床实践直接相验证。

恽氏指出,汇通的最好办法是取长补短。从西医中吸取营养是手段,目的在于发展中医学术,这就是恽氏汇通中西医的基本出发点。他认为中西医有着根本差异,在机械汇通行不通的情况下,应从中西医共同点出发,即从临床实践作为汇通的基础。他说:"西医之良者能愈重病,中医治《内经》而精者亦能愈重病。"中医治病有效,就有与西医相同之理。不管中西还是西医,其研究的对象都是相同的人体,其目的都是为了探求人体生命的奥妙,掌握生命科学的规律,以便更好地为人类健康服务,说到底就是治疗和预防疾病的发生和发展。中西医虽然治疗方法多种多样,但都是以治疗效果作为检验真理的标准,"天下之真理是原只一个,但究此真是之方法,则殊途同归,方法却不是一个",他把实现中西医汇通的条件归纳为"其一是古文字的眼光,其二是新世纪的知识,其三是临床治病的经验"。认为用现代科学知识研究中医,提升中医理论和加强临床实践,提高中医疗效是发展中医的两个支柱。他说:"居今日而言医学改革,苟非与西洋医学相周旋,更无第二途径。"他认为"相周旋"既非"舍己从人",也非"漫然杂糅",而是"吸收西医之长与之合化,以产生新中医""吾侪研究所得,渐与古说相离,不中不西,亦中亦西,命之为新中医,当无愧色"。

综观上述,恽铁樵的中西医汇通思想,特别是他提出的改进中医和创立新医学的观点,更贴近于现代,对当今中西医结合,促进中医现代化,仍有着重要的参考价值。

3. 谢观(1880—1950)

谢观,字利恒,晚号澄斋老人,祖籍江苏省武进县孟河镇,著名中医教育家、临床家、医史文献学家及社会活动家,是中医近现代发展史上的一位领军人物。

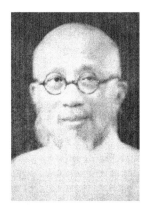

图 1-3　谢观

20世纪初的上海,国体变革,租界强势,金融繁华,中医界亦随着东西方文化的交融碰撞而发生着深刻的变化。其显著的标志,就是造就了一批既保存自身传统特色,又具极大包容性、不断变化创新的海派中医。于是有"中西汇通"之论,海派中医以其"开放兼容、吸纳新知中西汇通、求新求变"的鲜明特征,在中医近现代史上独树一帜,谢观就是这个医家群体中的重要代表之一。谢利恒《中国医学源流论》认为"中西汇通为今后医学之大业"。

谢氏对中医的突出贡献主要在五个方面:一是倡导中医教育改革,成为现代第一所政府备案的中医学校校长;二是全面整理中医古典文献,编写出现代第一部辞典类大型中医工具书——《中国医学大辞典》;三是回溯医学发展历程,首次系统勾勒出中医学术流派概况,出版医史学力作《中国医学源流论》;四是为保存中医国粹,以其卓越的组织才能,参与领导了"三一七"中医抗争运动;五是临床医术精湛,以善治温病、杂病见长,深谙"上工治未病"之旨,拯救患者无数。谢观以他博学的知识功底、出色的社会才干、众多的"率先"创举,在医界颇具声望。

谢氏首次从理论上系统梳理了中医肇创以来发展脉络,著《中国医学源流论》等。在医学教育方面更是大有作为,其在1917年与丁甘仁共同创办上海中医专门学校,为首任校长,门人弟子驰誉各地。谢氏主编《中国医学大辞典》,为我国第一部大型中医辞书,有12名助手参与,历时9年,于1921年告竣。谢氏领导1929年反对废止中医的斗争,赴南京请愿,经抗争,废止中医提案被推翻,堪称中医英雄。谢氏弟子众多,谢利恒先生犹如恒星一样照耀着他们,对他们有重大影响,凡其弟子莫不交口称赞先生的学问与人品。其弟子秦伯未、陈存仁、严苍山、章次公、程门雪、黄文东、虞舜臣、余鸿孙、张赞臣、许半龙、王一仁诸人后来都成为近代沪上中医名家,其他世交后辈如盛心如、丁济华、丁济民、钱今阳、徐小圃、叶熙春、方慎庵、吴子深等皆为沪上名医。

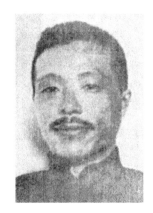

图 1-4　祝味菊

4. 祝味菊(1884—1951)

祝味菊,浙江绍兴人,晚年以"菊残犹有傲霜枝"之意,自号"傲霜轩主"。先祖时代业医,少年时随父到四川,曾拜蜀中名医刘雨笙为师,遍览中医典籍。后又入军医学校学习西医,攻读2年后赴日本考察医学,翌年回国。曾任成都市政公所卫生科长、四川省立医院医务主任等职。1917年,33岁时,为避川中战乱,移居上海。曾任神州国医总会执行委员,并与该总会及医界老友等筹办景和医科大学,并先后执教于上海中医专门学校、上海国医学院、上海新中国医学院,并任新中国医学院董事会董事、新中国医学院研究院院长、新中国医学院附属医院院长兼内科主任。1937年,与留美西医梅卓生、德国医生兰纳博士在上海沙逊大厦合组中西医会诊所,开中西医结合之先河。新中国成立后,曾任上海中医学会筹备委员会委员。

祝味菊在学术上亦推崇伤寒之学,治病首重阳气,好用温热重剂,尤以擅用附子见长,有"祝附子"的美誉,曾提出以八纲论杂病,以"五段论伤寒",其学术风格形成于移居上海之前,亦为蜀中火神传薪而有创见者,当为郑钦安(清末著名伤寒学家,因善用桂、附等热药,被尊为"火神")私淑。祝味菊至上海后,因屡以温热大剂救治垂危患者而名噪一时。祝味菊认为一切外感疾病过程中,正气抗邪的趋势根据"抗力"的盛衰,不外分为五个阶段,六经证候也不出"五段"范围。六经代表了五种抵抗程序,即太阳为抗力开始抵抗阶段,少阳为抗力抵抗不济阶段,阳明为抗力抵抗太过阶段,太阴、少阴为抗力抵抗不足阶段,厥阴为抗力最后抵抗阶段。祝味菊所论的抗力实质就是人体的正气,亦相当于郑钦安所论的真阳一气、真火、元气、元阳。郑钦安认为真阳一气从下焦流出后,流行全身,根据一气盈缩进退而分为太阳、阳明、少阳、太阴、少阴、厥阴六经。祝味菊抗力抵抗的五个阶段与郑钦安的一气分为六经说有较为明显的学术渊源关系。

祝味菊认为,人体的抗力往往体现在人体的"阳"中,"阳衰一分,则病进一分;正旺一分,则邪却一分"。因此,祝味菊在临证中十分重视温热扶阳治法的运用。著有《伤寒质难》《伤寒新义》《伤寒方解》等书,学术个性鲜明,为陆渊雷、章次公等名家所叹服,在上海名噪一时,成为上海"火神派"领军人物。

民国时期的祝味菊以擅长治疗肠伤寒闻名于世。祝氏精通中西医,明确指出肠伤寒病是由伤寒杆菌引起的急性传染病,认为肠伤寒病主要的症状是发热,主要病理是肠道炎症。在治疗上,祝氏反对用清法和攻法去消除发热和炎症,主张用辛温解表去维持合适的体温和炎症。祝氏的观点是:伤寒之肠,因受激而召集大量血液,以贯注受病组织之周围,白血球游离血管……其动机固于病为有益也。伤寒发炎而限制病灶之蔓延,是善意之发炎也,若寒凉清肠,适以苏邪之所困,是揠苗助长也。因此祝氏临床用麻黄、桂枝辛解,附子、龙骨、磁石温潜,用菟丝子、补骨脂、局方黑锡丹、苍术、半夏辅助治疗伤寒所致肠道瘀郁结者,并收到较好疗效。

5. 陆渊雷(1894—1955)

陆渊雷,作为近代上海中西医汇通派代表性医家之一,倡导"中医科学化",在临床上则十分推崇仲景学说。陆氏认为中医讲"辨证",西医讲"辨病",这是两个医学体系在疾病分类上的重大差异。中医是通过望、闻、问、切等直观方法搜集资料,在中医理论指导下并结合实践经验加以条理化、系统化,说明病位、病性、病因、病机以及正邪交争情况,反映出中医对各种疾病的认识,并指导临床治疗。中医的证候与西医书上的症状不同,西医的症状主要描写病异常状态,与诊断治疗上没有多大关系,而中医的证候却是

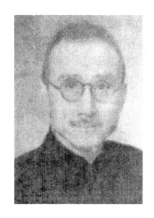

图1-5 陆渊雷

用药治疗的标准。

中华人民共和国成立后,陆渊雷积极从事中医教育事业。1950年,他受邀出席全国卫生会议,主办中医进修班多期,全面系统地学习西医课程。1954年他主办编纂中医教材,为发扬光大中医学遗产,不顾病体,鞠躬尽瘁。陆渊雷主张应该立足中医,吸取西医精华,相互取长补短,使中医科学化。直到晚年,还在倡导中医科学化,他对于中医科学化的目的,如何实现科学化都有非常详细的论述,而且还通过各种途径宣传中医科学化的思想。

陆渊雷既提倡中西医结合,也有中医办学、创办中医刊物的经历。陆氏受近代医学科学影响,提倡中西医汇通,主张中医宜积极吸收西学。1929年与徐衡之、章次公创办上海国医学院,以"发皇古义,融会新知"为办校宗旨。聘章太炎为校长,自任教务长,亲自制订教学大纲并任课。编写《伤寒论今释》《金匮要略今释》教材,成书出版。是书以近代医学评述医经,独具见解,虽褒贬不一但对中医理论不失为有价值之作。1932年起陆氏在上海开业行医,临证以西医方法诊断,运用经方治疗,擅治伤寒等流行性热病及慢性肝炎、肿瘤等病。还应各地学者之请创设"遥从部",函授中医理论,报名参加者甚众。并创办了《新生命杂志》。陆氏学识广博,蜚声医界,曾被中央国医馆聘为学术整理委员会委员。新中国成立后,陆氏历任上海市医学科学研究委员会副主任委员、上海市中医学会主任委员、上海市卫生局中医顾问、上海中医门诊所所长等职,并当选为全国人民代表大会代表。

陆渊雷于1929年即指出:"谓中医当废止则不可,理由有五:① 中医经方历数千百年,数万万人之实验而得,效用极著,方法极简。② 中医治传染病,实能补助患者抗毒力。③ 中医效方,已引起全世界之研究。④ 凡西医学院,皆应加授中医课。⑤ 令效验卓著之中药,盖益以数千万人之生计,断送于一言之私。"五点理由毫无虚言,特别西医学习中医颇有远见。但中医必须改造,因为"国医固有方法,实验有效而不得科学上理解者甚多""中医用药的标准只问证候不问病名,应当用科学的方法去解释它,第一步要研究这个证候是身上起何种特异机转;第二步要研究这个药方,为什么能祛除这个证候;第三步要研究这个证候去除了,为什么害的病会全体好。这三步研究皆有了准确的答案,就成了一个有根据的学理"。他大力卫护中医药,提出用科学方法整理中医药,在当时一股废止中医的逆流中,是极其勇敢且有胆识的。他说:"若要识病,必须研读西医书""担任国医科学化工作者,须有国医旧说根底,且须通晓普通科学,不然即无从化起"。所以"用科学以研求其实效,解释其已知者,进而发明其未知者,然后不信国医者可以信,不知国医者可以知,然后国医特长,可以公布于世界医学"。因此他在1929年创办的"上海国医学院"的教学计划中,除主张重点学习中医理论和临床各科外还主张学习"医化学、药化学、解剖、生理诸课",特别是"西医之听诊、叩诊触诊及检查血液、大小便诸简要法"。在1950年12月

"中医进修班"上,他亲自执教"应用科学",他勇于探索、大胆实践"中医科学化"的精神是难能可贵的。

第二节　上海中西医结合事业的开创与发展

一、海派文化——上海中西医结合形成的社会基础

上海是近代东西方文化交融和中西医人才荟萃之地,是较早接受西方医学的城市。1843 年上海被迫开埠,在特殊的历史条件下,近代上海逐渐成为远东的金融和贸易中心,其以开放性、兼容性、创新性的鲜明特征,曾一度引领中医、西医、中西医结合学术的发展,成为当时全国中医药界最繁荣、最活跃、最有创造力的地区之一。日渐形成了具有浓郁地域特色的海派中医,兼具海纳百川、兼收并蓄、创新图强、中西汇通的特质。

海派代表了中国近代以来最具活力的地方文化之一。"海派"一词缘起于对上海文化现象的指代,代表了不拘一格、不泥传统、别开生面的一种思潮。海派,包含两层含义,一是地域概念,特指上海地区;二是蕴涵着像大海一样广阔博大,汇纳百川,开放包容,兼收并蓄,变化创新的精神内质和风格特色。所谓"海派文化"是指近代上海在特殊的政治、经济、文化、历史大背景下,逐步形成的一种特定的地域文化现象。海派文化的主体,根植于江南地区传统的吴越文化,并且融入了开埠以后来自西方欧美地区的各国文化,而逐步形成的一种不同于中国其他地区的,属于上海的独特文化,成为具有开放性、多元性、包容性、创新性、扬弃性为基本特点的上海地域的独特个性文化。海派文化所包含的内容十分宽泛,几乎涵盖了人们社会生活的各个方面,如海派绘画、海派京剧、海派小说、海派建筑等。中医药作为中华传统文化的重要组成部分,自然也在海派文化之中孕育发展,日渐形成了具有浓郁地域特色的海派中医,兼具海纳百川、兼收并蓄、创新图强、中西汇通的特质。海派文化对于中国近现代社会生活产生了重要的影响。

二、海派中医——上海中西医结合发展的地域特色

上海自古以来就名医荟萃,流派纷呈。根据地方志等文献记载,自唐至清末,有文献记载的医家不少于 1 000 人,如陆贽、唐以道、何天祥、李中梓、刘道深、沈元裕、吴中秀、李用粹、王孟英等。有记录的医学著作约 500 余种,有相当名气的特色家系流派不下数十家。如青浦重固的何氏内科、青浦朱家角的陈氏内科、龙华的张氏内科、江湾的蔡氏妇科、嘉定的朱氏外科、奉贤的于氏眼科等,都有数代乃至数十代的传承。这些古代名医和医家流派长期以来的医疗实践活动及其经验积累为海派中医的形成打下了坚实的基础。近代以来,许多外地医家纷纷移居上海发展,如孟河四大家(费、马、巢、

丁),除马培之外,其余三家均占籍沪上,还有新安的王仲奇、川中的祝味菊、江阴的曹颖甫、宁波的吴涵秋等。还有南通的朱氏妇科、宁波的董氏儿科、浙北的夏氏外科等。曾统计民国以来上海的部分医家流派49家,其中28家来自苏、浙、皖、川、鲁、冀等地,充分体现了海派中医海纳百川的特性。在这种情况下,上海逐渐成为我国江南新的中医学术中心。在不到100年的时间里,上海出现医学刊物几十种,全国性和地方性中医团体30多个,中医教育机构40余所,中医医院30余所。20世纪初叶的上海,出现了我国近代的第一个中医药团体、第一张中医药报纸、第一所比较正规的近代中医学校、第一部《中医大辞典》、第一部《中药大辞典》,彰显了海派中医在新的社会条件下适应历史潮流,敢于创新的特点。

海派中医是由许多不同学术观点,不同师承关系,不同地域的派别融汇而成。这些中医医家有着不同的诊疗风格、学术见解,相互竞争交流,不断充实创新,形成新的特色,是海派中医在传承发展中的普遍模式。同时,由于近代上海其特殊的地缘关系,一直是中西文化论争交流的桥头堡。海派中医注重吸纳借鉴国外医学特别是西方医学知识,倡导中西医汇通,钟情中医科学化。如祝味菊、陆渊雷、章次公等皆认为"国医之胜于西医者,在治疗,不在理论",主张中医要科学化,持有中医科学化论。20世纪二三十年代,上海的中医界提出"发皇古义,融会新知"的口号,这个口号成为海派中医学术思想的精髓之一,代表着海派中医的主流与特色。总结起来,海派中医具有以下几大特点:一是百家荟萃,群芳争艳;二是兼收并蓄,追求创新;三是倡导中西汇通,钟情中医科学化。

1949年中华人民共和国成立后,海派中医进一步发展,在新的历史条件下,当代名医融汇古今学术,吸纳各流派的长处精华,通过家学、师承、医学教育等形式逐渐形成传承关系,培养人才、发展学术。他们中的优秀代表医家获得"国医大师"称号(由人力资源社会保障部、国家卫生健康委员会、国家中医药管理局评选),如裘沛然、颜德馨、张镜人、石仰山、朱南孙、刘嘉湘、施杞、严世芸。他们勇于接受新知,继续推动新时代中医药事业守正创新,传承发展。

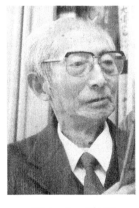

图1-6 裘沛然

1. 裘沛然(1916—2010)

原名维龙,国医大师、上海中医药大学和上海市中医药研究院终身教授。1930—1934年入丁甘仁先生所创办的上海中医专门学校学习,并在名医丁济万诊所临床实习,又常请益于谢观、夏应堂、程门雪、秦伯未、章次公诸先生之门,深得海上诸名家的青睐。裘沛然长期从事中医教育和中医理论、临床研究,在中医基础理论、各家学说、经络、伤寒温病、养生诸领域颇多见解,对内科疑难病的治疗亦颇具心得,为培养中医人才做出了贡献。

2. 颜德馨(1920—2017)

祖籍山东,出生于江苏丹阳中医世家。主任医师,教授,博士生导师,国医大师,著名中医药学家,国家非物质文化遗产传统医药项目代表性传承人。历年来获得上海市名中医、全国名老中医等多项荣誉称号。2003 年中华医学会特授予其终身成就奖。2004 年获得中国医师协会首届"中国医师奖"。

颜氏从医 70 年,毕生以弘扬中医药文化,发展中医药事业为己任,长期从事中医药的临床、科研、教育和人才的培养工作。在学术上开拓创新,倡导"气为百病之长,血为百病之胎",丰富与发展了中医气血学说,根据疑难病症的缠绵难愈、证候复杂等特点,提出"久病必有瘀,怪病必有瘀"之说,发明"衡法"治则,为诊治疑

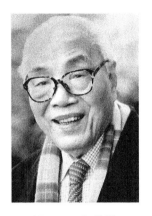

图 1-7　颜德馨

难杂症建立了一套理论和治疗方法,尤其是运用于心脑血管病领域,颇有成效。耄耋之年,犹心系岐黄,在上级领导支持下组建上海市心脑血管病临床医学中心,同济大学中医研究所、海派中医颜氏内科传承基地,并个人捐资成立上海颜德馨中医药基金会,为中医传承发展事业做出卓越贡献。

3. 张镜人(1923—2009)

名存鉴。上海市第一人民医院中医科主任医师、终身教授,海派中医"张氏内科"第 12 代传人、首届上海市名中医、国医大师。曾任中国中医药学会副会长、名誉顾问及内科学会副主任委员,上海中医药学会理事长、名誉理事长,上海市卫生局顾问等学术职务。张氏先后担任上海市卫生局副局长等领导职务,在中医、中西医结合的政策制定、各级机构建设和人才培养等方面都做出了巨大贡献,为中华人民共和国建立后上海市中医药和中西医结合事业的发展立下了"开创奠基之功"。

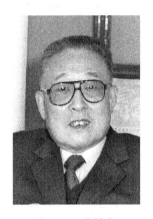

图 1-8　张镜人

张氏悬壶 60 余春秋,擅长治疗内科疑难杂病,尤精于热病和脾胃病。20 世纪 70 年代首创"调气活血法"治疗萎缩性胃炎,为中医药治疗萎缩性胃炎及防治胃癌开创了新思路。发表论文 100 余篇,主编、副参编专著近 20 余部。获国家科技进步奖三等奖 1 项及国家中医药管理局及省市级成果奖 10 余项。

4. 石仰山(1931—2015)

石氏伤科第四代传人,国医大师,全国非物质文化遗产石氏伤科疗法代表性传承人。曾先后担任黄浦区中心医院副院长,上海市黄浦区中心医院名誉院长,上海市中医

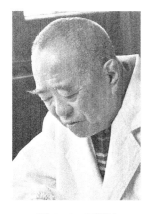

图 1 - 9 石仰山

药学会常务理事、上海市伤科学会主任委员,中国中医药研究院特约研究员,上海中医药大学首批兼职教授、研究生导师,上海中医药大学、上海市中医药研究院专家委员会名誉委员,上海市龙华医院脊柱病研究所顾问等;3 次荣获上海市劳动模范称号,1991 年首批享受国务院政府特殊津贴,1993 年成为上海市继承老中医学说经验继承研究班指导老师,1995 年被评为上海市名中医,1994 年成为首批上海市领先特色专科——石氏伤科学科带头人。石仰山先后主持完成多项课题研究,科研成果曾获得上海市科学技术进步奖等奖项。

5. 朱南孙(1921—)

江苏南通人,国医大师。中国中医科学院首届学部委员、上海市名中医、教授、主任医师、国家级非物质文化遗产"朱氏妇科疗法"代表性传承人。

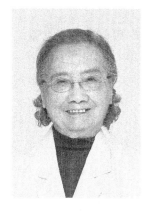

图 1 - 10 朱南孙

朱氏济世 80 载,接诊患者百余万人次,承二世医业,结合临床实践,创立"动静观",提出"审动静偏向而使之复于平衡"的观点,总结"从、合、守、变"四法,为诊治妇科疑难病证建立了一套朱氏妇科特色的理论体系和治疗方法,临床疗效显著,引领全国。她善于推陈出新,先后主编专著、发表论文 50 余部,并带领朱氏妇科完成各级课题 100 余项,推广新技术 5 项,获国家知识产权 5 项及各科技奖励 10 余项。在她的带领下,岳阳医院妇科先后成为全国中医妇科医疗协作中心、国家中医药管理局重点专科、卫生部重点专科、上海市重点学科等。

朱氏潜心传承,毕生以发展流派为己任,传承中医文化,光大国学精粹。2001 年即以工作室形式开展流派传承工作,现期颐之年仍亲自主持朱氏妇科流派建设工作,培养后学,传承队伍已遍及海外,朱氏妇科也成为全国工作室建设的成功典范。

6. 刘嘉湘(1934—)

上海中医药大学附属龙华医院教授、国医大师、上海市名中医、中国中医科学院首届学部委员。1962 年毕业于上海中医学院,从事中医、中西医结合治疗恶性肿瘤及内科疑难病近 70 年,率先系统提出"扶正治癌"学术观点和方法,主持国家科技攻关项目 5 次及国家自然科学基金等省部级课题多项,获省部级成果奖 16 次。研制治疗肺癌的国家新药金复康口服液、芪天扶正胶囊,首创中药外贴治疗癌性疼痛的蟾酥膏。制订的《肺癌中医辨证分型和疗效评价标准》成为国家中药新药临床研究标准。创立的龙华医院肿瘤科目前拥有 300 多张床位,成为规模最大的国家中医、中西医结合防治肿瘤临床研究基地。

刘氏发表论文 100 余篇，培养硕博士、师带徒 60 余名，先后荣获上海市先进科技工作者、全国卫生系统先进工作者、上海市劳动模范、上海市医学荣誉奖、中国中西医结合肿瘤防治特殊贡献奖、上海中医药发展终身成就奖、全国中医药杰出贡献奖、"白求恩式好医生"等荣誉称号，享受国务院政府特殊津贴。

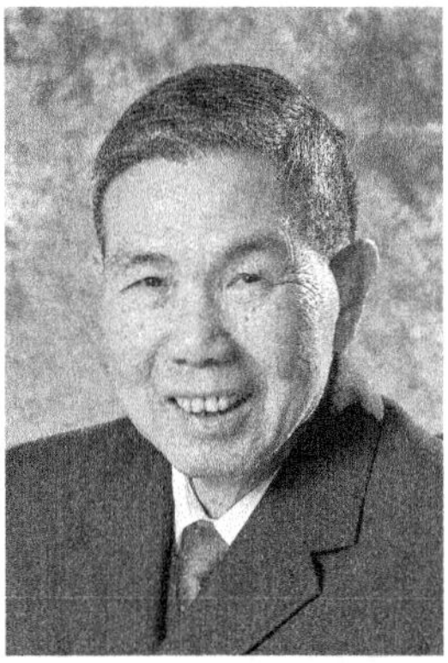

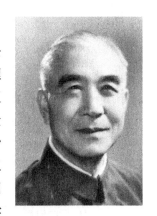

图 1-11　刘嘉湘

三、传承创新——上海中西医结合源远流长

上海以其特殊的地理位置，素来就是东西方文化交融的桥头堡，于医学亦不例外。上海是我国中西医汇通思潮产生最早的地区之一。近代上海中西医汇通思想的产生和发展在我国医学史中具有一定代表性。自 19 世纪末，革新中医的设想被一部分中医界精英提出后，在我国近代的中医学术派别中逐渐形成了的"中西医汇通派"。中华人民共和国成立后，党和国家的中医药政策主张中西医结合，上海陆续培养了一批西医学习中医的高级临床人才，为中西医结合工作的深入开展奠定了基础。其中以邝安堃教授、姜春华教授、沈自尹院士为代表。上海的中西医结合研究开展得较早，中西医结合学科建设取得了一定成果。中西医结合学科是在我国既有传统中医药学的基础上，又吸收西医药这样特殊的历史过程和现实条件下产生的，是现代医学科学发展，相邻学科彼此渗透、相互促进、相互补充和相互融合的必然结果，是我国医学科学在近 70 年发展的产物。

1. 邝安堃（1902—1992）

邝安堃，广东番禺人。1919 年在上海复旦大学读书，后赴法国，先在里昂大学和里昂化工学院攻读化学，随之进入巴黎大学理学院的医学院学医，1933 年获得医学博士学位。同年回国即在复旦大学任教并在上海广慈医院（现上海交通大学医学院附属瑞金医院）参加临床工作。新中国成立后在党的中医政策鼓励下开始走上学习和研究中医的道路。数十年矢志从事中西医结合研究工作，坚持应用现代科学方法研究中医药学，取得不少成果。在我国开拓了中医"阴阳学说"的中西医结合实验研究，以及运用内分泌学研究中医基础理论的新路，成为我国著名中西医结合理论研究家。

图 1-12　邝安堃

邝氏在内科领域特别在内分泌疾病研究中取得了卓越成绩，享有极高威望，同时他还是一位医学思想家。年轻时的邝安堃就许下宏愿，他要闯出一条前人没有走过的中西医结合道路。他留法归国后，专门聘请老师指导他学习古文，为以后攻读中医古书做准备。20 世纪 50 年代中期，邝氏开始从临床和实验动物模型两个方面探讨中医理论。邝氏在广慈医院开设中西医联合门诊,一方面继续学习中医辨证施治的理论,一方面互相协助解决一些疑难杂症的诊断和治疗,先后坚持了8年之久。就这样,他按照独特的中西医结合方法,开创了一个崭新的针对中国人的疾病诊治体系,并取得丰硕成果。

在高血压病的中西医结合研究方面,20世纪60年代初,邝氏借鉴中医药辨证论治的思想和"轻可去实"的论点,提出了小剂量、多种降压药联合应用的"小复方"构想,于1964年研制成功"复方降压片",这是我国特有的治疗高血压的制剂。经过40多年的广泛应用,开创了降压药物小剂量固定复方制剂的先河。20世纪五六十年代,在邝氏带领下,上海市高血压研究所创造性地建立了可的松阳虚动物模型、阴虚和阳虚高血压动物模型等,首次用西医学方法研究中医的阴阳理论。

邝氏一直对内分泌学有着深入研究和特殊的偏爱,将它喻为中西医结合的桥梁,认为天物造人很奇妙,人体健康根本是源于体内激素平衡,而激素间的平衡与阴阳学说、激素的反馈与五行学说极为相似,而这至今仍是中西医结合研究的经典思路。

2. 姜春华(1908—1992)

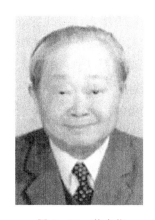

图 1 - 13 姜春华

姜春华,字秋实,江苏南通人。姜氏自幼从父青云公习医,18岁到沪悬壶,复从陆渊雷。陆渊雷是革新派,他教中医,也大胆地教西医,这对姜春华的学术思想影响很大。他从那时起就认为,中西医之间不应有门户之见,因为两种医学都是面对着患者。只要立足于中医,做到西为中用,古为今用,学点西医只有好处,没有坏处。为此他自学西医大学的教材,还利用晚上去听课,参加西医进修班学习,并从留德医学博士李邦振处学习听诊、叩诊,通过中西医会诊查房学习西医检查诊断。

1954年姜氏带头响应党的号召,放弃私人开业的优厚收入,进入上海第一医学院附属内科医院(今复旦大学附属华山医院)任中医科主任并兼任医学院中医教研室主任,使他的精湛技术得以更好地发挥。处身于国内一流的西医学院,给姜氏带来更多和西医交流学习的机会,使他逐渐形成新的观念。20世纪60年代初期,姜氏就明确提出"辨病与辨证相结合"的主张,认为"既要为病寻药,又不废辨证论治,为医者须识病辨证,才能做到辨病与辨证相结合"。在诊疗过程中,他把西医的辨病与中医的辨证有机地结合起来。

正是在辨病与辨证思想的指导下,姜氏在温病的治疗上得以打破传统观念,他根据温病的病原特异性是以热毒为主的特点,结合吴又可《温疫论》"知邪之所在,早拔去病根为要"以及刘松峰《松峰说疫》"真知其邪在某处,单刀直入批隙导窾"的截断病源之说,将卫气营血辨证施治和截断病源辨病用药有机地结合起来,于20世纪70年代初首先提出在辨病辨证基础上应掌握"截断扭转"的学术观点。他认为,温热邪气侵入人体后,如果不迅速祛除,则邪气逐步深入,侵犯重要脏器,病情愈益复杂。应采取"迎面击之"之法,截病于初。也就是说,姜氏认为对于温病(泛指各种传染病),必须抓住早期治疗,不必因循等待,必要时可以早期截断卫气营血的传变。具体采用"重用清热解毒""早用苦寒泄下""不失时机地清营凉血"三法进行治疗,是其"截断扭转"的三大法宝。实践证明,这三大法宝在温病治疗中能明显提高疗效,特别是对于急性传染病和急性感染性疾病,用截断方药能有效消灭病源,从而拦截阻断疾病向恶化方向发展。这无疑是一个创新的学术思想,为中医和中西医结合事业做出了可贵的贡献。

3. 沈自尹(1928—2019)

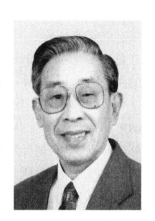

图 1-14　沈自尹

沈自尹,浙江镇海人。上海医科大学附属华山医院教授、中国科学院院士。1952 年毕业于上海医科大学医疗系本科,是年 8 月到广州岭南医学院高师班学习,1953 年 8 月返回上海医科大学第一附属医院(华山医院)任内科助教,1955 年师从著名老中医姜春华教授,因继承和发扬祖国医学遗产卓有成绩,1959 年师徒共获卫生部颁发的"发扬祖国医学遗产"金质奖章。沈氏非中医科班出身,但为发扬祖国医学精华,探索中西医结合之路,提高中医诊治效果,解除患者疾苦,在随师期间勤奋好学,虚心求教,系统学习中医经典与临床。

沈自尹在华山医院工作的前两年在西医内科工作,1955 年医院党总支书记根据上级宣布的中医政策,决定安排沈自尹去改学中医。组织上安排沈自尹学中医是传统的从师方式,指定姜春华老中医为其老师。姜老让其从《伤寒论》《金匮要略》《内经》《本草经》学起,不死背经文,而是理解其精髓。1958 年,沈氏看到姜老采取巴豆为主制成的巴漆丸来泻去肝硬化病人的腹水,卓有成效,加以总结,发表于《解放日报》,引起了当时医学界的震动。1959 年秋,沈氏在参加上海第一医学院组织的中医研究课题中,注意到一个问题,在西医是全然不同的 6 种疾病,如功能性子宫出血、支气管哮喘、红斑狼疮、冠心病等,在某个阶段都有相同的肾虚症状,都可以用补肾调整阴阳的方法而提高疗效,故以"同病异治,异病同治"为题应《科学通报》的约稿发表于 1961 年第 10 期,开启了以后肾阳虚证的现代研究。1969 年沈氏报名参加上海第一医学院组织去四川山区的中医药探索队,到穷乡僻壤、艰苦条件下进行中西医结合的临床探索。应用中医药治疗黄疸出血性钩端螺旋体病、百日咳等,疗效优异。1978 年以后,沈氏又开始进行中西医结合研究,通过临床、基础的系列研究对肾阳虚证进行了系统揭示。

沈氏围绕以上几个方面做了深入研究,发展了中西医汇通理论,提出了"同病异证,异病同证,同病异治,异病同治""辨病与辨证相结合""宏观辨证与微观辨证相结合"等著名原则,对中西医结合医学的发展产生了深远影响;他以神经内分泌免疫网络学说阐明中医肾阳虚的本质,制定了中医虚证辨证的科学标准。

中西医汇通派的最大积极价值,就是寻求中医药发展的新途径、新方法。他们多数都认为必须吸收新知,借鉴西医,汇通中西医,以求中医的发展进步,在他们之中,有肯定中医较多者,又有肯定中医较少者,但均以肯定中医为前提,这是中西医汇通学派的主流。但汇通的方法以西医理论学说解释中医的理法方药,其目的多为论证中医药如何符合西医对人体对疾病的正确认识,以求证明中医药并不落后,是科学的。从其方法与目的性分析,其指导思想是重西轻中的,或多或少以西医为先进为典范,忽视了中医固有的整体性优势。

上海的中西医汇通派百年前始自恽铁樵先生,在其学生陆渊雷之后,姜春华、沈自尹、王文健等传人不断接续。中西医汇通派前半段主要是提出设想、开启思路,而在后半程,在总结规律、提出假说、科学验证等方面做了大量工作,将中西医汇通派提升到了一个新的水平。

作为学术流派应该具有以下特征:要有鲜明的治学风格,要有创新的核心理论,要有清晰的传承脉络,要有广泛的社会影响。中西医汇通派治学风格的特点:第一,注重在战略层面把握学科的发展方向,而不仅仅是停留在应用层面,或限于在某些疾病的治疗方面进行中西医结合的研究,他们关注影响学科发展的关键科学问题。中西医汇通派不是在封闭环境中的自我延续,而是在开放的环境中两种不同医学体系的碰撞、交叉和融合;中西医结合的前辈大师都称得上今天所谓的"战略科学家",他们站在学科前沿,推动中西医结合医学的发展。第二,中西医汇通派认同包容共享,注重优势互补,既要借鉴现代科学技术来研究、阐述中医理论,也重视以中医的理论和实践来丰富现代生命科学。第三,中西医汇通派强调与时俱进,随着中医药学的不断进步和现代科学技术的快速发展,中西医结合的内容和形式都在不断更新。百年来虽然世代更迭,但中西医汇通派的这一治学传统始终没有改变。

第二章
新中国中西医结合的政策保障

中西医结合政策是中国共产党运用辩证唯物主义的观点，总结我国医学发展的教训和根据地卫生工作的经验提出的，它指明了中国医学的发展道路和前进方向，解决了中国传统医学向何处去的重大历史命题，奠定了党的卫生方针和中医政策的理论基础。党中央、国务院在我国卫生工作中，一贯主张中西医结合，强调中西医团结合作。

第一节 新中国成立后党的卫生方针和中医政策

新中国成立后，百废待兴，被严重摧残的中医事业也从国民党中医政策的枷锁中解放出来。毛泽东等党和国家领导人做出了一系列讲话、论述和指示，倡导和推进全国范围内的中西医团结合作，并明确提出"建立中国的新医学新药学"的卫生发展目标，进一步明确了中国医学的发展道路和前进方向。

新中国成立后，于1950年便召开了第一届全国卫生会议，毛泽东主席为这次会议题词："团结新老中西各部分医药卫生工作人员，组成巩固的统一战线，为开展伟大的人民卫生工作而奋斗。"会议把"团结中西医"作为我国"三大"（面向工农兵、预防为主、团结中西医）卫生工作方针之一。

1954年6月，毛泽东主席为筹备成立中医研究院指示："即时成立中医研究机构，罗致好的中医进行研究，派好的西医学习中医，共同参加研究工作。"于是，中医研究院在1955年12月19日正式成立，并在周恩来总理关怀下，从全国邀请了一批著名中医，由原卫生部举办了全国第一期"西学中"研究班组织一批西医学习中医，共同开展中医药研究。

1954年10月20日《人民日报》在"贯彻对待中医的正确政策"社论中提出："发扬祖国医学遗产的基本问题，就是如何通过认真的学习、研究和实践，逐步使它和现代科学理论相结合的问题，就是要根据现代科学的理论用科学方法来整理中医学的理论和总结它的临床经验，吸取它的精华，去掉它的糟粕，使它逐渐和现代医学科学合流，成为现代医学科学的重要组成部分。"

1956 年,毛泽东主席提出"把中医中药的知识和西医西药的知识结合起来,创造中国统一的新医学、新药学";同年,毛泽东主席在《同音乐家工作者的谈话》中提出"就医学来说,要以西方的近代科学来研究中国的传统医学的规律,发展中国的新医学"。

1958 年 10 月 11 日,毛泽东主席对原卫生部党组《关于西医学习中医离职班情况、成绩和经验给中央的报告》做了批示:"尚昆同志:此件很好。卫生部党组的建议在最后一段,即今后举办西医离职学习中医的学习班,由各省、市、自治区党委领导负责办理。我看如能在 1958 年每个省、市、自治区各办一个 70~80 人的西医离职学习班,以 2 年为期,则 1960 年冬或 1961 年春,我们就有大约 2 000 名这样的中西结合的高级医生,其中可能出几个高明的理论家。此事请与徐运北同志一商,替中央写一个简短的指示,将卫生部的报告转发给地方党委,请他们加以研究,遵照办理。指示中要指出这是一件大事,不可等闲视之。中国医药学是一个伟大的宝库,应当努力发掘,加以提高。指示和附件发出后,可在《人民日报》发表。毛泽东,十月十一日。"

遵照毛泽东主席批示,原卫生部又在北京、上海、天津、成都、武汉、广州举办了 6 个西医离职学习中医研究班。全国各省、市、自治区也相继举办了西医离职学习中医班。据统计,从 1955 年至 1966 年"文化大革命"前,共培养了 4 700 多名西医离职学习中医人员(简称"西学中"人员),从而在中国医药科技人员中出现了"西学中"人员这一专用名词。这一批"西学中"人员成为全国各地、各学科中西医结合研究的开创者,在中国医学史上开拓性地开展了中西医结合研究。正像毛泽东在其批示中所讲"其中可能出几个高明的理论家",他们当中确实出现了许多运用中西医结合研究方法发掘中医药学伟大宝库,为继承与创新发展中医药学,为全人类健康事业做出了伟大贡献的大家,有的成为院士,有的成为全国或全世界知名的中西医结合专家。其中最令中国人骄傲的就是我国"西学中"老前辈、著名的药学家屠呦呦教授,她从传统中药青蒿提取出青蒿素抗疟的杰出研究,为人类健康做出了伟大贡献,荣获了 2015 年诺贝尔生理学或医学奖,实现了中华人民共和国科学家获诺贝尔生理学或医学奖零的突破,显示了毛泽东主席当年"可能出几个高明的理论家"的预测。

1958 年 7 月,原卫生部副部长徐运北在"家庭病床"经验交流现场会议的讲话中说:"我们认为天津的医疗卫生工作……在组织形式上建立与健全了从大医院到基层红十字会员的医疗卫生工作网,初步实现了上下左右结合、中西医结合、医疗机构与群众力量结合……"这是中国医学文献或医学史上第一次出现"中西医结合"概念。

1959 年 1 月 25 日《人民日报》社论"认真贯彻党的中医政策"指出,进一步加强中西医的团结合作,并且把已经证明有效的中医治疗办法和中西医结合的治疗办法加以认真地普及。这是在我国报刊社论中首次采用"中西医结合"概念。

1960 年在原卫生部党组《关于全国西医学习中医经验交流座谈会情况的报告》中"到处出现了中西医结合、互相尊重、互相学习的融洽景象"。这是在有关文件中第一次运用

"中西医结合"概念。"中西医结合"成为我国医学上一个专用术语并广泛应用。

1970年周恩来总理主持召开了全国中西医结合工作会议,会议肯定了22个中西医结合典型。如周总理在会议上讲:"对小夹板外固定治疗骨折,我很感兴趣。这是辩证法,它说出了真理:固定与运动,局部与整体,内因与外因,两个积极性都要发挥……"

1976年原卫生部召开了全国中西医结合工作汇报会。会议制定的《1976—1985年中西医结合工作十年发展规划》中提出了中西医结合的奋斗目标:以辩证唯物主义思想作指导,团结中西医,应用现代科学的知识和方法,通过广泛实践,把中医中药的知识和西医西药的知识结合起来,逐步提出中西医结合的基本理论,在各个学科都能有所突破,主要学科能初步形成新医学、新药学。

1978年,邓小平同志代表中共中央亲笔写下中央转发中共原卫生部党组《关于认真贯彻党的中医政策,解决中医队伍后继乏人问题的报告》的批语。其中明确提出:"中国医药学是一个伟大的宝库,坚持走中西医相结合的道路,创造中国统一的新医学新药学,是伟大领袖毛主席为我们指定的发展我国医药科学技术的正确道路。""要培养一支精通中医理论和有丰富临床实践经验的高水平中医队伍,造就一支热心于中西医结合工作的西医学习中医的骨干队伍。只用这样,才能加快中西医结合的步伐,使我国医学科学技术适应新时期总任务的需要,赶超世界先进水平,更好地为实现我国社会主义的'四个现代化'服务。"

1978年中共中央在转发原卫生部党组《关于认真贯彻党的中医政策,解决中医队伍后继乏人问题的报告》的批示中再次指出:"坚持走中西医结合的道路……特别是要为中医创造良好的发展与提高的物质条件,抓紧解决中医队伍后继乏人的问题。要培养一支精通中医理论和有丰富临床实践经验的高水平的中医队伍,造就一支热心于中西医结合工作的西医学习中医的骨干队伍。只有这样,才能加快中西医结合的步伐。"

1980年原卫生部召开了全国中医和中西医结合工作会议,再次重申了党的中医政策和中西医结合方针,强调30年来的经验证明,全面地、正确地贯彻执行党的中医政策和中西医结合方针是发展中医和中西医结合事业的关键。会议明确指出:"必须团结依靠中医、西医、中西医结合三支力量。这三支力量都要大力发展,长期并存,发展具有我国特点的新医药学,推动医学科学现代化。"标志着中西医结合已成为我国医学科技队伍中一支重要力量。会议形成的给党中央、国务院的《关于加强中医和中西医结合工作的报告》进一步指出:"中华人民共和国成立以来大量的临床实践和科研成果证明,中西医结合是适合我国情况,符合医学发展规律的正确方针。"

1985年6月,中共中央书记处做出了对卫生工作的决定:"根据宪法'发展现代医药和我国传统医药'的规定,要把中医和西医摆在同等重要的地位。一方面,中医药学是我国医疗卫生事业所独具的特点和优势,中医不能丢,必须保存和发展。另一方面,中医必须积极利用先进的科学技术和现代化手段,促进中医药事业的发展。要坚持中西医结合方针,中医、西医互相配合,取长补短,努力发挥各自的优势。"进一步决定"要坚持中西医结合方针"。这一方针是指导我国卫生工作的总方针之一,无论中医、西医、中西医结合都应认真贯彻这一方针。

1988年3月,第七届全国人大全体会议通过的《政府工作报告》中指出:"卫生工作要积极贯彻预防为主,中西医结合方针。"明确地把"中西医结合方针"列为我国卫生工作基本方针之一。

在1991年召开的有24个国家和地区专家、学者、政府官员参加的国际传统医药大会上,李鹏总理代表中国政府重申:"我们的政策是中医与西医并重,中医与西医相结合,传统医学与现代医学相结合。"在1996年12月由中共中央、国务院召开的全国卫生工作会议上,李鹏总理指出:"中医药是我国医学科学的重要组成部分,要正确处理继承与发展的关系,善于学习和利用现代科学技术,促进中医理论和实践的发展,在中西医结合上有新的进展。"

1994年,国务院发布了《医疗机构管理条例》。其《医疗机构管理实施细则》第一章第三条医疗机构的类别之"(一)"明确设置有"中西医结合医院",之"(五)"明确设置有"中西医结合门诊部"。关于下发《医疗机构诊疗科目名录》的通知中"医疗机构诊疗科目名录"设有"中西医结合科"。

1996年第八届全国人大第四次会议通过的《中华人民共和国经济和社会发展"九五"计划和2010年远景目标纲要》提出"继续振兴中医药事业,促进中西医结合",为经历了近40年的中西医结合医学研究指出了远景发展的目标。12月9日,江泽民出席自中华人民共和国成立以后由党中央、国务院召开的第一次全国卫生工作会议,并发表重要讲话。讲话在论述"建设有中国特色的社会主义卫生事业,要着重抓好以下几项工作"中讲道:"第三,中西医并重,发展中医药。党和政府历来既重视现代医药又重视我国传统医药。中医药是中华民族优秀传统文化的瑰宝……要正确处理继承和创新的关系,既要认真继承中医药的特色和优势,又要勇于创新,积极利用现代科学技术,促进中医药理论和实践的发展,实现中医药现代化,更好地保护和增进人民健康。中西医工作者要加强团结、相互学习、相互补充,促进中西医结合。"

2001年第九届全国人大第四次会议通过的《中华人民共和国国民经济和社会发展第十个五年计划纲要》第十九章第三节提出:"大力发展中医药,促进中西医结合。"

2002年,党的十六大召开后,以胡锦涛为总书记的党中央从科学发展观的角度出发,更加重视中医药、民族医药及中西医结合事业的发展。2003年4月7日,温家宝总理签发"中华人民共和国国务院令",公布了《中华人民共和国中医药条例》(简称《中医药条例》)。其第三条为:"国家保护、扶持、发展中医药事业,实行中西医并重的方针,鼓励中西医相互学习,相互补充,共同提高,推动中医、西医两种医学体系的有机结合,全面发展我国中医药事业。"其以法规形式,"法令"性地确立国家"实行中西医并重的方针""推动中医、西医两种医学体系的有机结合",而且把它作为"全面发展我国中医药事业"的重要方针政策,为中西医结合研究更进一步明确了方向、道路、目标和历史任务。

2003年10月14日中共十六届三中全会通过的《中共中央关于完善社会主义市场经济体制若干问题的决定》中，就深化公共卫生体制改革明确提出"发挥中西医结合的优势"。

2010年4月24日，时任国务院副总理的李克强在中华医学会第24次全国会员代表大会开幕式大会报告时强调："要认真落实党中央、国务院的决策部署，充分发挥医疗卫生工作者的主力军作用，加快医药卫生事业改革与发展，不断提高人民群众健康水平，推进中西医结合。"

2013年8月22日，习近平主席会见WHO总干事陈冯富珍时表示，促进中西医结合及中医药在海外的发展。这句话明确告诉我们不仅促进中医药在海外的发展，而且要促进中西医结合在海外的发展。2017年1月18日，国家主席习近平在日内瓦访问了WHO总干事陈冯富珍。习近平表示："我们要继承好、发展好、利用好传统医学，用开放包容的心态促进传统医学和现代医学更好融合，中国期待世界卫生组织为推动传统医学振兴发展发挥更大作用，为人类健康、改善全球卫生治理做出更大贡献，实现人人享有健康的美好愿望。"

2016年2月14日，国务院总理李克强主持召开国务院常务会议，会议确定："要促进中西医结合，探索运用现代技术和产业模式加快中医药发展……"李克强总理指出："近年来，中医药产业持续快速增长，要继续出台一些'打到点子上'的硬措施。进一步探索推动中西医结合、中西医并重，以开放的心态进一步促进中医药发展。"

2016年12月25日，中华人民共和国第十二届全国人民代表大会常务委员会第二十五次会议通过《中华人民共和国中医药法》，自2017年7月1日起施行。《中医药法》作为第一部全面、系统体现中医药特点的综合性法律，将党和国家关于发展中医药的方针政策用法律形式固定下来，将人民群众对中医药的期盼和要求用法律形式体现出来，对中医药行业发展具有里程碑意义。中医药法的总则中指出"国家鼓励中西医相互学习、相互补充、协调发展，发挥各自优势，促进中西医结合"。第五章中医药科研中进一步指出"加强中西医结合研究"。这是从"质"上要求中西医结合的发展。第三十六条"国家发展中西医结合教育，培养高层次中西医结合人才"。

《中医药法》是我国第一部有关中医药的综合性、全局性、基础性法律，完善了卫生健康法律制度体系，不仅为促进中医药传承创新发展提供了坚实法律保障，而且是一部具有鲜明中国特色、中国风格、体现深厚历史底蕴和文化自信的重要法律。该法自2017年7月实施以来，促进了我国中医药服务体系和服务能力稳步发展提升，推动了中医药传承创新发展整体水平稳步提高，中医药在维护和促进人民健康、推动健康中国建设中的独特作用越发明显。

保障中医药法有效实施的各项配套制度日趋完善。国务院建立完善了国家中医药工作部际联席会议制度，召开了全国中医药大会，加强对中医药法实施的指导、督促和检查，部署推动中医药传承创新发展。有关部门加强协调配合，陆续出台《中医诊所备案管理暂行办法》《中医医术确有专长人员医师资格考核注册管理暂行办法》《古代经典名方目录

(第一批)《古代经典名方中药复方制剂简化注册审批管理规定》《关于对医疗机构应用传统工艺配制中药制剂实施备案管理的公告》《促进中药传承创新发展的实施意见》等配套规定。各地将中医药工作摆在重要位置,建立本级政府跨部门协调机制,加强组织领导和统筹协调。

推动中医药事业发展取得明显成效。各地采取有效措施,推动中医药法贯彻实施。一是中医药服务体系不断健全,服务能力稳步提升。建立了以国家中医医学中心、区域中医医疗中心为龙头,各级各类中医医疗机构和其他医疗机构中医科室为骨干,基层医疗卫生机构为基础,融预防保健、疾病治疗和康复于一体的中医药服务体系,覆盖城乡的中医药服务网络基本形成。改革完善管理机制,建立符合中医药特点的医保支付政策,持续实施基层能力服务工程,基层服务能力逐步提升。二是中药保护与发展得到加强,中药质量不断提升。有关方面加强对全国中药资源的摸查和生产监管,基本完成第四次全国中药资源普查,制定实施《全国道地药材生产基地建设规划(2018—2025年)》《中药材保护和发展规划(2015—2020年)》等,全国建成28个中药材种子种苗繁育基地和2个中药材种质资源库,6个濒危野生药用植物保护区,8个药用植物种质资源库,7大道地药材优势区域,原生境保护药用物种达400多种,2020年版《中国药典》收载中药品种2711个,占比为45.9%,中药材保护和发展水平显著提高。三是中医药传承创新呈现蓬勃发展。各方面加大中医药人才培养力度,探索创新培养模式,深化医教协同,初步形成院校教育、毕业后教育、继续教育有机衔接和师承教育贯穿始终的中医药人才培养体系。截至"十三五"时期末,我国中医药人员总数达到76.7万人,且高层次人才队伍不断壮大。"中医药现代化研究"推进实施,中医药防控心脑血管疾病、糖尿病等重大慢病以及重大传染性疾病临床研究取得积极进展;实施中医药健康文化素养提升工程,推动中医药进乡村、进社区、进家庭、进校园。中医药向世界开放发展取得丰硕成果,现已传播到196个国家和地区,其疗效被世界越来越多的国家认可、认同。

中医药为新冠肺炎防控治疗发挥了重要作用。2020年新冠肺炎疫情发生以来,中医药全程参与、深度介入疫情防控。卫生健康委员会等部门统筹中西医资源,边救治边总结,优化形成覆盖预防、治疗和康复全过程的中医药方案,创新形成"有机制、有团队、有措施、有成效"的中西医结合医疗模式。一体推进科研攻关与临床救治,遴选出以"清肺排毒汤"为代表的"三药三方"等中药方药,并实现成果转化,形成了以中医药为特色、中西医结合救治患者的系统方案。先后派出5批773人的国家中医医疗队驰援武汉,全系统近5000人奋战在湖北抗疫一线,近100家中医医疗机构作为定点医院参与了救治工作。全国确诊病例中医药使用率超过90%,为我国疫情防控取得重大战略成果做出重大贡献,这不仅成为疫情防控中国方案的一个亮点,更是中医药传承精华、守正创新的一次生动实践。2021年5月12日,习近平总书记考察南阳市指出:"经过抗击新冠肺炎疫情、'非典'等重大传染病之后,我们对中医药的作用有了更深的认识。我们要发展中医药,注重用现代科学解读中医药学原理,走中西医结合的道路。"

综上，党中央、国务院在我国卫生工作中，一贯主张中西医结合，强调中西医团结合作。从中华人民共和国成立初期把"团结中西医"列为三大卫生工作方针之一，到 20 世纪 60—80 年代制定"坚持中西医结合方针"，到 20 世纪 90 年代进一步明确"促进中西医结合"方针，到 21 世纪初更深刻地提出"推动中医、西医两种医学体系的有机结合""发挥中西医结合的优势"，充分体现了我国卫生工作方针中关于"中西医结合"的方针是一脉相承的，具有鲜明的一贯性、连续性和毫不动摇性。方针政策的连续性是事业发展的重要保障。正因为有党和国家制定了坚持中西医结合及促进中西医结合等一贯的、连续性的方针政策，才有力地保证了我国中西医结合事业的持续发展。

第二节　新中国成立后上海中西医结合的全面发展

中西医结合是站在中西医学之上，用近现代科学的方法，阐释传统中医学的理论，发掘中医学的理论精华和临床经验，使之与现代医学体系相融合，建立起统一在实证科学基础上的新医学。从近代的"中西医汇通"发展到现代"中西医结合"，不仅是近代"西学东渐"百余年的产物，也是历史发展的必然。中西医结合的产生和日益发展，代表着我国现代医疗体系发生着新的变化，为人类健康事业开辟了一条新的医学研究和发展途径。

中西医结合学科从其建立以来，至今经历约 70 年的发展历程。在此期间，党与政府对中西医结合事业始终给予高度重视与大力支持，在全国广大中西医工作者的共同努力下，在政策制定、临床诊疗、科研成果、人才培养、对外交流等方面都呈现出生机勃勃的景象。

在党和政府中西医结合方针的指引下，上海中西医工作者们团结合作，继承弘扬中西医结合事业，成绩卓著，硕果累累。具体表现在如下方面。

一、上海中西医结合科研学术成果

现代科学技术高速发展，不断孕育着新的学科和科技革命的发生，在医学领域，随着疾病谱发生改变和人们日益增长的健康需求，促使医疗建设也需不断创新和发展。中西医结合就是各学科交融渗透的结果，顺应科技时代发展趋势，也满足了人们对防病治病的需要。

中西医结合基础理论的研究是将目前生命科学中最前沿、最热点的研究与中医药研究联系起来，引进现代医学的先进技术，微观的认识机体的结构和功能特点，结合中医学的宏观调控，多层次多角度的融合中医学和西医学，在系统层次上加深对于复杂性疾病的理解，促使中西医结合医学更加系统化和规范化。有关阴阳、藏象、经络、气血、诊法、治则等中西医结合研究日益活跃。

（一）阴阳五行学说的研究

"阴阳五行学说"是中医药理论的核心内容,故中西医学的结合离不开对其进行研究。当代对阴阳学说的研究主要从三方面展开:一是从元科学的角度,据历史、哲学、文化学等认识,探讨阴阳学说的起源和作为医学的过程。二是概括阴阳学说所揭示的科学规律。三是运用现代科学实验方法阐述阴阳学说的本质。如邝安堃、沈自尹、张凤山等,分别从内分泌、免疫、环核苷酸和垂体——肾上腺轴等方面,力图说明阴阳学说的物质基础和阴阳调节的机制。20世纪50年代起,上海第二医科大学邝安堃和陈家伦教授建立类似中医"阳虚"和"阴虚"的动物模型,并以壮阳药或滋阴药进行反证证实。其中大剂量肾上腺皮质激素所建立的"肾阳虚"动物模型已成为中西医结合科研史上的经典,广被学术界认可。发现虚证患者的血浆中 cAMP(环磷酸腺苷)与 cGMP(环磷酸鸟苷)的比值与甲亢、甲减、阴虚、阳虚有关,认为激素作用于人体的对抗与反馈作用与中医"阴阳学说"及"五行学说"有相似关系,并将科研成果转化为中西医结合思维模式指导临床治疗,在代谢性内分泌失调疾病的治疗中获得了满意的成果。这方面的研究对传统阴阳概念有所开阔,也成为分子生物学和免疫学的课题,其学术影响日趋扩大。

（二）藏象学说的研究

"心、肝、脾、肺、肾"中医五脏,不仅是指某几个解剖的脏器,而是对其生理病理现象的整体概括。国内20世纪50年代开始,使用现代科学技术对中医"藏象学说"进行了大量的研究,尤以肾藏象研究较为深入和广泛。中医认为,肾是人体的先天之本,在人体生命活动中占有十分重要的地位。20世纪50年代后期,上海医科大学藏象研究组对肾虚、肾本质进行研究,20世纪80年代沈自尹教授提出了"肾阳虚与现代医学中神经内分泌系统功能紊乱密切相关"的论点,发现了尿-17羟皮质酮值与肾阳虚的内在联系,用现代科学的方法阐释了"异病同治"的客观机制,中西医结合研究肾本质方面取得了丰硕的成果。

（三）针灸经络学说的研究

经络学说是中医学理论体系的重要组成部分,贯穿于中医的生理、病理、诊断、治疗等各个方面,指导着中医各科临床实践。1972年上海第二医科大学附属仁济医院完成首例针刺麻醉下体外循环心内直视手术,通过纯针刺的方法,在患者保持清醒状态下完成。上海第一医学院曹小定、吴根诚教授先后领衔开展全国科技攻关项目针药复合麻醉临床及机制研究。根据临床实际需要综合应用针药结合,这样不仅加强镇痛效果,还有利于对重要器官功能的保护。近年来,随着科学技术的进步及现代生物医学的发展,国内外学者在各个领域内用多种手段和方法,从多个角度进行深入研究、探索经络本质。

二、上海中西医结合临床诊疗的研究

在历史发展的长河中,无论中医还是西医,人们在与疾病的长期斗争中都积累了极为丰富的诊疗经验。中医和西医本身是两种不同的医疗模式,分别沿着不同轨道往前发展着。近代以来在先进人士的共同努力下,将两种医学融会贯通,形成了中西医结合这门新学科,经过长时期的探索,中西医结合在治疗心脑血管疾病、消化道疾病、呼吸、内分泌疾病、老年病等获得较满意的疗效,对于一些医学界公认的难治性疾病,如癌症、脏器衰竭等方面也有明显的疗效。

中西医结合的临床诊断一般采用"病证结合"的诊断方法和模式,丰富发展了临床诊断学的内涵,增加了对疾病和机体的整体认识,减少了临床漏诊、误诊的概率,有利于更好地指导临床治疗。大量科研资料证明,这种诊断模式优于单纯的中医或西医治疗,明显提高临床疗效。如沈自尹通过研究发现,肾阳虚证的患者其机体下丘脑-垂体-肾上腺皮质系统有不同程度的紊乱现象。再如中医学认为机体正气不足可导致病邪侵袭、正虚邪恋、经久难愈等病机变化,故临床用参麦注射液、生脉饮等补气扶正的方法来保护心肌,治疗病毒性心肌炎。这些都是"辨病"与"辨证"相结合临床诊断思维模式的充分体现。

药物疗法:中西医结合药物治疗的经验是在临床上反复实践、不断总结出来的。一是以中医中药为主,兼用西医药来解决某些兼证或并发症。如重症急性胰腺炎保守治疗阶段用中西医结合的治疗方法,在西医常规治疗基础上运用经方(如大承气汤)加减及单味中药的不同给药途径,可以有效减少并发症和病死率。二是在某些内、外、妇、伤术后或肿瘤疾病放化疗期间以西医西药为主,佐以中草药或中成药治疗,以减轻患者术后或放化疗过程中的副作用。

手术疗法:手术疗法主要用于外科疾病的治疗中,而中西医结合的治疗方法是指在术前、术中、术后加以中医中药辅助治疗,可以大大提高手术的成功率,减少患者的痛苦,减少手术的并发症和死亡率。如患有慢性消耗性、失血性疾病的手术患者,在术前可以结合中医学"虚则补之"的治疗大法,施以补气养血、健脾益气类的中药治疗,以保证手术的顺利进行。针刺麻醉是世界卫生组织认定的我国医学科学研究的重大成果之一,在术中采用针药复合麻醉是目前中西医结合临床常用的麻醉方法,可减少麻醉药及气管插管引起的并发症,也是针刺麻醉方向发展的一大趋势。再如中西医结合治疗癌症,早中期以手术治疗为主,晚期用中医中药对症治疗,可加快患者的恢复过程,降低癌肿的复发率,有效提高生存质量。

针灸疗法:针灸疗法自古以来是中医疗病的治疗手法之一,是中医最被世界范围认可的治疗方法。将传统的中医针刺技术与西医理论方法结合,发明了穴位注射法、激光针疗法、耳针疗法、头皮针、电针等新疗法,并对针刺麻醉的临床应用和对针刺镇痛原理研究进行有机结合。自 1971 年 7 月被称为"东方阿波罗针灸号"的针麻事件在美国引起针灸热,针灸能镇痛也随之传播到全世界。临床上有体针麻醉、耳针麻醉、头针麻醉、耳针体针结合麻醉等多种方式,均可取得良好的效果。一般小手术如拔牙、扁桃体切除、整骨等可单纯使用针麻,而多系统多器官的外科手术如心脏手术、开胸、开颅、食管癌、胆囊切除等则多采用针药复合手术。

第三节　上海市政府坚持贯彻落实中西医结合方针

中西医结合是我国卫生事业的一大特色,经过多年的探索和研究取得了丰硕的成果。上海也走在了中西医结合的前列,这与上海高度重视中西医结合事业的发展、提供有力政策支持分不开。上海在总体规划、经费保障、基地建设、科学研究、人才培养等方面为中西医结合的传承和发展提供了强有力的保障。

一、设立中医管理机构

1954 年,上海市人民政府根据中央要求,纠正歧视中医的错误倾向,贯彻落实党的中医政策,加强中医管理工作,特批准上海市卫生局增设中医管理机构,并有一名副局长分管中医工作,中医处的职责和任务为:会同有关部门做好综合性医院、专科医院中医科的中医、中西医结合病房的设置和业务指导;负责全市中医、中西医结合科研机构设置、计划审核、科研招标、成果鉴定、评审和保密审定工作,以及科技成果的推广应用。这一管理机构的落成,保证了中医政策贯彻执行,中医医疗、教学、科研工作顺利开展,从而使上海中医工作的开展按照国家计划实施,层层落到实处。

中医处有制订全市中医、中西医结合发展规划和工作计划,并组织实施包含中西医结合工作在内的明确职责。自此,上海中西医结合工作有了明确的主管部门。中西医结合政策在不同年代具有不同侧重,主要体现在人才培养和机构建设方面。按照 70 年粗略划分,前 40 年侧重人才培养,后 30 年侧重机构建设。

二、建设中西医人才队伍

1954 年华东暨上海市中医代表会议后,全市各级医院即开展群众性的西医学习中医的活动。

1956 年初,上海市卫生局成立"祖国医学学习委员会",有计划、有领导地组织西医学习中医。同年 4 月,举办"祖国医学讲座",结合宣传党的中医政策,介绍中医药一般知识。听讲者 880 余人,大多为医疗单位的高级西医师和卫生行政部门的负责干部。上海市中医学会和全市 11 个区卫生行政部门也陆续举办讲座,吸收各区的西医师、中级卫生人员和卫生行政干部参加听讲。不少西医向治疗某种疾病有专长的中医学习,掌握治疗该病的中西医两套本领。同年 6 月,按照"系统学习,全面掌握,整理提高"的教学方针,市卫生局举办首届西医离职学习中医研究班,作为贯彻中医政策的重要步骤。研究班学习 2.5～3 年,选招学员 57 人,学习中医政策、中医基础理论和临床知识,并跟随老中医临诊实习,1959 年 3 月结业。此后续办至 1989 年共办 9 届,累计毕业学员 671 人,学员分布在全市 70 多个医疗、教育、科研单位,成为能运用现代医学方法研究中医药学理论和临床经验,开展中西医结合科学研究工作的骨干队伍。

1960 年 1 月,上海市卫生局在开展群众性西医学习中医的同时,举办了首届在职学习中医研究班,聘请学术经验丰富的中医师成立教研组织,制订教学计划,安排教学内容,学制 3 年。学员每周以两个半天听课、讨论,边学习边结合专业应用。经组织批准参加学习的有各医学院和市、区医院的高级西医师 280 多人,至 1989 年共办 5 届,累计学员 400 余人。

20 世纪 70 年代后期至 80 年代,西医学习中医由学习中医基础理论、基础知识、基本技能向专科方面发展。上海市卫生局、中医学会、中西医结合研究会等先后举办中医内科、外科、妇科、皮肤科、眼科等 10 多期各科短期学习班,参加学员累计 350 多人。

20 世纪 90 年代,上海市中西医结合人员已达 1 070 余人,其间,涌现了一批中西医结合大家,其中的代表人物有邝安堃、刘德傅、徐长生、沈自尹等。

2004 年,上海市启动高级西学中研修人才培养计划。2009 年,国务院 22 号文件发布后,上海市人民政府出台了《关于进一步加快上海中医药事业发展的意见》,并配套下发《上海市进一步加快中医药事业发展三年行动计划》,市卫生局主管的"西学中"班进入全新办班模式,在以往"高层次西学中班"的基础上,招生范围逐渐扩大。2009—2011 年,上海市启动新一期"西学中"班,并应青浦、虹口、浦东等区申请,定向开班共招生 200 余人。

随着"西学中"班的举办,中西医结合人才队伍逐渐壮大。2011 年,上海市卫生局研究出台《关于加强本市西医学习中医人员执业行为管理的通知》,该文件在当时的上海乃至全国医师执业范围领域有着重要而积极的创新作用。在时任市卫生局政策法规处处长刘雪峰的积极推动下,文件顺利落地。使得在二级以上医疗机构的"西学中"医师可以在本专业范围内开具中药饮片,为患者提供中西医结合治疗。据悉,该文件内涵在最新修订的《上海市中医药条例(草案)》中得到了延续。

同时,上海市卫生局还回顾总结"西学中"班的办班经验,在 2011 年 6 月,出台了《关于规范西医学习中医在职培训办班管理工作的通知》,对"西学中"班的管理提出了明确的要求和规范。在此基础上,全市的"西学中"班在 2012 年后跨上了新台阶。

2012 年,上海市卫生局下发《关于举办上海市中医医疗机构非中医类别医师"西学中"学习班(在职半脱产)的通知》面向全市中医医疗机构的非中医类别执业医师开展西学中培训。

同年,在基础版的"西学中"班基础上,在上海"中医药三年行动计划"支撑下,上海市卫生局下发《关于启动上海市高级中西医结合人才培养项目的通知》,启动新一期高级中西医结合人才培养,培养时间为3年。这一项目在后续几轮"中医药三年行动计划"中得到了延续,共培养高级中西医结合人才87人。

2013年,上海市中医药发展办公室、市卫生局会同市发改委、市财政局、市人社局、市食药监管局出台《关于上海市基层中医药服务能力提升工程的实施意见》,委托上海市中西医结合学会、上海市中医药临床培训中心(设在上海中医药大学附属岳阳中西医结合医院)于2014—2016年分批组织上海市社区卫生服务中心非中医类别执业医师和乡村医生中医药知识与技能培训班,业内称为"社区西学中",一时传为佳话。如上海市杨浦区五角场社区的一位妇保专业的公卫医师在产妇上门访视时,可以直接运用所学的"六步奶结疏通法"解决乳母的奶结问题,避免向乳腺炎发展,深得群众欢迎。

2013年以后,"西学中"在上海逐渐医疗界形成一股热潮,学员的热情高涨,甚至出现了学员名额靠抢、要秒杀的局面。由于每年一期的办班计划供不应求,上海市卫生和计划生育委员会从2014年开始,每年举办两期,向全市医疗机构开放。时至今日,西学中班还是期期爆满,中西医结合正在不断成为上海医疗界的热点和风尚。

三、建设中西医医疗、科研机构

遵循国家政府的卫生指导方针,为全面系统地开展中西医结合工作,满足民众日益增长的医疗需求,我国首创的中西医结合医院、诊所、门诊部等医疗机构经过国务院批准,卫生部颁布的《医疗机构管理条例》认可,在上海从无到有,从小到大,一步一步发展起来,成为我国法定的新型医疗机构,成为上海中西医结合临床的重要基地。

1951年9月,上海市普陀区个体开业医生走集体办医的道路,率先在康定路成立中医联合诊所。随后,各区陆续成立中医、中西医联合诊所。1953年,全市共计有中医联合诊所13所,中西医联合诊所41所,参加联合诊所的中医445人。1954年有中医联合诊所16所,中西医联合诊所60所,有600多名中医参加工作。1958年,有中医联合诊所42所,中西医联合诊所137所,参加联合诊所的中医855人。1958年后,全市中医、中西医联合诊所根据划区医疗的规划先后被撤销或合并,于地段(街道)医院内设中医门诊或中医科,以适应患者就诊的需要。

1954年,上海市中医医院建立;1960年7月,上海中医学院附属龙华医院创建;1960年,上海市立第十、第十一人民医院合并,成立上海中医学院附属曙光医院。经过60多年的建设,均发展成为集医、教、研为一体的三级甲等中医医院。

1985年,上海市政府在上海市振兴中医工作会议上提出将虹口区中心医院、长宁区光华医院、浦东中心医院三所医院列为全市中西医结合试点医院。经过多年发展建设,1994年虹口区中心医院更名为上海市中西医结合医院,其后5年内相继更名成立长宁区光华中西医结合医院、南市区中西医结合医院（现为黄浦区中西医结合医院）、岳阳中西医结合医院。

1992—1997 年，先后建设的 4 批上海市中医、中西医结合专科（专病）医疗协作中心中，有 15 个中西医结合医疗协作中心，分别为：曙光医院的中西医结合冠心病和中医、中西医结合远程医疗会诊；妇产科医院的中西医结合月经病；上海市中西医结合医院的中西医结合脉管病、中西医结合硬皮病；长宁区光华中西医结合医院的中西医结合类风湿关节病；上海市香山中医医院的中西医结合肥胖症；龙华医院的中西医结合脑血管病急救；华山医院的中西医结合支气管哮喘和过敏症；中山医院的中西医结合病毒性心肌炎；岳阳医院的中西医结合心律失常；瑞金医院的中西医结合骨折；长海医院的中西医结合肝癌；眼耳鼻喉科医院的中西医结合鼻病；长征医院的中西医结合胃癌医疗协作中心。

2011 年，上海市卫生局和市中医发展办公室共同出台《关于进一步促进上海中西医结合工作发展的若干意见》。该意见首要提出：“按照医疗卫生资源均衡化原则，在区域卫生规划中，进一步明确中西医结合医疗机构的功能定位，制定本市中西医结合医院与中西医结合门诊部的整合、新建、改建和迁建规划。探索制订中西医结合诊疗科目的设置标准；鼓励有条件的综合医院设置中西医结合科；在二级综合医院数量较多的区县，进行综合医院改制为中西医结合医院的探索。”

在该政策的积极鼓励下，上海迎来了国家中医药管理局三级中医、中西医结合医院等级评审。借着政策东风，依靠前期“西学中”人才的储备，宝山中医医院和宝山中心医院合并建成宝山区中西医结合医院，上海市第七人民医院转制为中西医结合医院，连同另两所既有的中西医结合医院一同升级为三级甲等中西医结合医院。至此，上海 8 所三级甲等中医类别医疗机构中，有 5 所是中西医结合医院。其后，金山区又有一所区级综合医院转制为中西医结合医院，并通过二级甲等中西医结合医院评审。2019 年，闵行区一所综合医院也正式转制为中西医结合医院。上海的 26 所公立中医类别医疗机构中，中西医结合医院的数量增至 8 所，另有 2 所社会办中西医结合医院。

上海市的中西医结合政策促进了医疗机构的发展。“九五”至“十五”期间，上海市在全国范围率先开展对综合医院（含专科医院、妇幼保健院）中医科的提升工作，于 1996 年，开展了“上海市综合性医院示范中医科建设项目”。这一工作得到了综合医院的欢迎，很多医院凭借此项目提升了中医科的科室建设、服务质量和学科层次。2007 年，国家中医药管理局、卫生部，在综合卫生部和上海经验的基础上，提出了中西融合发展内涵更丰富的“综合医院中医药工作示范单位建设”。上海促进综合医院中医科发展的经验从此走向全国。

“十一五”至“十二五”期间，上海市卫生局下发《关于开展上海市综合医院中医科达标创建申请工作的通知》在名称沿用中医科建设的基础上，内涵根据国家示范单位标准进行了扩充，从而开启新一轮的全市综合医院中医科建设。达标中医科的政策对综合医院中医科工作起到了至关重要的促进作用，“十一五”期间的评估显示，建设单位的中医科床位提升 71.79％，占全院床位 5.71％；中医科平均年门诊量 8.49 万，提升 166％，占全院比重

12.48%；同时,中医科门诊和住院次均费用低于全院平均水平。截至2016年上海共有28家医院获得全国综合医院中医药工作示范单位的称号。

在中西医结合医学的发展过程中,为攻克中西医结合中的热点、难点研究的需要,上海还成立了主攻肿瘤、骨伤、皮肤等中西医结合研究所,这些机构成为上海中西医结合科研的优质平台,培养了一大批中西医结合的科研人才,学术交流日益活跃,越来越多原创的中西医结合研究成果在国际杂志上刊登。

四、成立上海市中西医结合学会

上海中西医结合学会由邝安堃、沈自尹等人发起,于1981年9月23日成立,邝安堃为理事长。中西医结合学会旨在团结中西医结合科技工作者,推动中西医结合医学科学技术的普及和推广,促进中西医科学技术的推广普及,提高中西医结合科技人才的科研水平,倡导社会主义医学道德,为民众健康和社会主义建设服务。理事会设组织、学术和科普教育3个工作委员会。1982年起,陆续建立活血化瘀、儿科、急腹症、气功、中西医结合管理研究、妇产科、肿瘤、皮肤科、虚证和老年病研究、软组织疼痛、肝病、肾病、眼科、骨伤科、周围血管病、医学影像学等学组。虚证与老年病、皮肤科、妇产科、骨伤科、急腹症、肿瘤、活血化瘀等7个学组先后扩建为专业委员会。

上海市中西医结合学会是全国最大的省市中西医结合学会之一,学会坚持中西医结合方针,围绕国家不同时期的卫生工作重点和科研重点,积极开展学术活动。大力开展科学普及工作,加强中医学之间的学术交流;提倡基础理论与医疗预防实践相结合,加强中西医结合科学研究,推动了中西医的优势互补和互相融合,为发展具有中国特点的新医学打下基础。2008年获上海市科协颁布的"三星级学会"。学会编辑出版两份公开发行的学术期刊,《中西医结合学报》和《神经病学与神经康复学杂志》。上海市政府、卫生和计划生育委员会等管理部门为上海中西医结合学科的发展提供良好的政策环境,使上海中西医结合学术团体建设得到长足的发展,促进了上海中西医结合事业的不断进步。

五、坚持三医联动创新体制机制,切实落实中西医并重方针

党的十八大以来,上海市认真贯彻习近平总书记关于中医药的重要论述和党中央、国务院决策部署,坚持中西医并重,加大中医药医疗、医保、医药联动改革力度,不断提升中医药服务能力。

(一)加大医疗服务价格、医保支付、财政投入保障力度

医保支付全力保障。将符合规定的中药饮片、中医医疗技术、中成药、中药院内制剂全额纳入医保支付范围,并与西医药实行同样的医保支付政策。在年度调整医保总额预

算时,充分考虑中医医院运行特点,对市级中医医院的医保总额超预算缺口给予高于面上医院的调增比例。

医疗服务价格全力保障。2012年以来,全市先后5次调整医疗服务价格,其中上调中医诊疗服务项目148项次,平均增幅近60%,价格增加部分全部纳入医保支付。

财政投入全力保障。2010年开始,上海市连续滚动实施三轮"中医药三年行动计划"。全市中医药事业财政支出高于全市医疗卫生支出增幅近1倍。

(二)切实加强中医医疗服务内涵建设

坚持中医办院方向完善绩效考核。把发挥中医特色优势作为中医医院改革发展的基本原则。2013年起,探索建立中医医院中医药综合评价制度,对涉及中医内涵发展的管理、运行、服务和人才队伍建设等进行常态监测及考核评价,并直接与院长绩效考核、机构等级评审等挂钩,严把中医办院方向不放松。

创新中西医临床协作发展模式。不局限于会诊,通过院际层面多中心临床研究、多学科联合门诊、中医师进入西医病房参与查房或成立联合病房等方式,促进中西医临床协作。累计投入7 000余万元,推进中西医结合临床研究平台建设。中西医并重推进医联体建设。以市级中医医院为龙头,构建"区域+专科"点面结合的中医医联体新模式,形成覆盖全市东西南北四个区域的区域中医医联体和30个中医专科专病联盟。

强化中医医疗质量管理。建立全市中医医疗服务质控体系,形成1个中医质控中心加10个专业质控组,与西医质控中心分工合作,实现了全市中医医疗机构医疗服务质控"全覆盖",对全市非中医医疗卫生机构提供的中医药服务监管"全覆盖"。

(三)完善中药采购和质量管理政策

完善中药饮片采购机制。2016年起,上海市所有医药机构通过"上海市医药采购服务与监管信息系统"实施中药饮片"阳光采购",鼓励市场公平竞争,推动实际交易价格主要由市场竞争形成。由市中药行业协会根据全国市场价格因素等综合考量,提出申报饮片全市参考价格,通过阳光平台统一发布,供医疗机构采购时参考。

强化中药饮片质量管理。充分发挥行业协会作用,以大品种为重点,引导企业和医疗机构共同建立中药饮片追溯体系。出台上海市新版中药饮片炮制规范,对965个品种进行全面修订,提高质控标准。鼓励与产地对接,增加部分道地药材的原产地加工要求,完善质量标准体系。

(四)推动体制机制创新,建设高水平中西医结合高地

2021年,为贯彻落实中央新发展理念和卫生健康事业发展的工作部署,加快推进上海市中医药传承创新发展,上海市制定了新一轮"进一步加快中医药传承创新发展三年行动计划"(2021—2023年)。其中单列了"推动体制机制创新,建设高水平中西医结合高

地"专项任务。内容包括：支持并推进综合医院中医临床诊疗能力建设及中医特色优势发挥，支持院间、科室间建立中西医合作关系，建成 5 家有重要影响力的中西医结合旗舰医院并辐射长三角区域。依托上海市四大儿科医联体及区域中医医联体建设框架，整合中西医优质资源，构建覆盖全市的儿科中西医协同诊疗网络。开展重大疑难疾病（含罕见病疑难病）中西医协同攻关试点及应用研究，在全市组织开展多中心的推广应用及疗效评价，最终形成系列可在全国推广应用的重大疑难疾病中西医结合诊疗方案。立足现有中西医结合治疗罕见病的基础，建立中西医结合罕见病疑难病诊疗中心。以中医西医汇聚创新研究院为主体，推进中西医交叉创新临床和基础研究，催生 2～3 项具有国际水平的原创性成果，争创国内领先的中西医结合重点实验室，提升中西医结合研究的领先地位和国际影响力。

中西医结合工作是我国卫生工作、中医药工作的重要方面，贯彻促进中西医结合政策已成为我国卫生工作、中医药工作的重要任务之一。促进中西医结合政策，与中医药和民族医药政策密切相关、有机联系、互相促进、不可分割、不可偏颇。只有全面、正确、相互联系地贯彻好中医药及促进中西医结合政策，才能调动各方力量团结合作，共同促进我国中医药及中西医结合事业的发展。只有坚持正确的舆论导向，把促进中西医结合政策的精神、意义做广泛、深入、全面、准确地宣传，才能防止出现宣传上的片面性和不准确性。对医药卫生科技工作者来说，深入开展中西医结合医疗、教学、科研、学术交流工作，就是对促进中西医结合政策的有力宣传和贯彻。我们要探索中西医结合的创新之路，建立有中西医结合特色的诊疗技术，完善中西医结合临床医疗体系，完善中西医结合理论研究，科研联系临床，才能进一步发展中西医结合医学。

第三章

上海中西医结合研究单位及大学附属医院

在中西医结合医学的发展过程中,为开展中西医结合中的热点、难点研究的需要,上海成立了依托各大医学院校的中西医结合研究院及中西医结合研究所,这些机构成为上海中西医结合科研的优质平台,培养、造就了一大批中西医结合的科研人才,学术交流日益活跃,越来越多原创的中西医结合研究成果在国际杂志上刊登。这些现代中西医结合研究者,不仅是熟谙中医学术的名家,更是精于西医的新型学者,为兼通中西医的饱学之士。他们将中西医两种医学作为共同的研究对象,取长补短、融会贯通,用思辨和类比的方法,将西医学知识融于传统中医学的体系,从而促进新医学的产生和发展。

在此,重点介绍上海六所开展中西医结合研究的大学及研究所。资料来源于本书编委提供素材及有关大学和研究所的门户网站。

第一节　复　旦　大　学

复旦大学上海医学院(原上海医科大学)创建于 1927 年,创立时名为国立第四中山大学医学院,是中国人创办的第一所国立大学医学院。1932 年,独立为国立上海医学院。1952 年,更名为"上海第一医学院"(简称"上一医")。1985 年,更名为"上海医科大学"(简称"上医大")。2000 年,上海医科大学和复旦大学合并办学,组建成为新的复旦大学。2012 年,新的上海医学院成立,作为复旦大学党政的派出机构,行使相对独立的管理权限。2017 年,中共复旦大学上海医学院工作委员会成立,是学校党委的派出机构。2018 年 12 月 21 日,教育部、国家卫生健康委员会、上海市人民政府正式签约,共建托管复旦大学上海医学院及其直属附属医院。

复旦大学中西医结合研究院

1956 年,经卫生部批准,上海第一医学院附属华山医院率先成立中医藏象研究室,这是上海市最早建立的中西医结合的科研机构。其后在 20 世纪 70 年代,肿瘤医院成立了中西医结合肿瘤研究室。1985 年 4 月,上海医科大学中西医结合研究所创建(后更名复旦大学中西医结合研究所),由分布于上海医科大学附属华山医院、中山医院、肿瘤医院、妇产科医院和儿科医院的中西医结合研究室联合组成,为国内设立的第一个中西医结合研究所。先后由沈自尹教授和王文健教授领衔。1997 年,沈自尹教授当选为中国科学院院士,更进一步奠定了该所在全国的领先地位。创建之初,复旦大学中西医结合研究所下设针灸神经生物研究室、中西医结合神经病学研究室、中西医结合肿瘤研究室、中西医结合儿科研究室、中西医结合妇产科研究室、中西医结合肝病研究室、中西医结合心血管研究室、中西医结合肺病研究室、藏象室、分子生物学研究室等,分布于复旦大学医学院及其五所附属医院。原上海医科大学中西医结合研究所是中国第一批中西医结合基础和临床学科硕士点和博士点,是我国最早设立中西医结合专业博士后流动站的单位之一,是我国最早拥有中国科学院院士(中西医结合学科)的单位之一。

2016 年 9 月,上海医科大学中西医结合研究所升级为复旦大学中西医结合研究院。共有专业研究人员 200 余人,基本架构为 14 个二级研究所,分别为中西医结合基础理论与应用研究所、中西医结合针灸研究所、中西医结合妇产科研究所、中西医结合儿科研究所、中西医结合肿瘤研究所、中西医结合神经病学研究所和中西医结合药物研究所等,下设国家级重点专科肿瘤科、肺科、神经科、妇产科、儿科、老年病科。先后拥有一批享誉国内外的著名学者,如沈自尹、戴瑞鸿、于尔辛、李超荆、余瑾、陈泽霖等。主要研究领域有中西医结合基础理论与临床应用方向、中西医结合针刺疗效机制研究方向、中药药理及新药开发方向、中西医结合治疗重大疾病或疑难疾病研究方向等。多年来培养硕博士百余名,先后承担国家攻关课题、国家自然科学基金及部、委、上海市的科研项目百余项。

2002 年复旦大学成为全国高校中唯一拥有中西医结合基础和临床全部两个重点学科的单位,并组成复旦大学上海医学院中西医结合系,由王文健教授任系主任。2007 年通过全国重点学科考评后,成为中西医结合一级学科国家重点学科。

复旦大学中西医结合国家重点学科

复旦大学中西医结合一级学科是全国唯一的中西医结合一级学科国家重点学科,由中西医结合基础和中西医结合临床两个国家二级重点学科所组成。中西医结合基础学科博士点(1981 年首批获准),是全国最早开展中西医结合针刺原理研究的单位之一;1983 年成为世界卫生组织(WHO)传统医学合作中心;1989 年起入选全国第一批国家重点学科。1994 年建立全国第一批中西医结合博士后流动站。1998 年成为全国第一批中西医结合一级学科博士授予点。中西医结合临床学科同为全国首批博士点,是由华山医院、中山医院、肿瘤医院、儿科医院和妇产科医院 5 所附属医院的相关科室组成的中西医结合临床学科。

以 1961 年卫生部批准华山医院成立藏象研究室为基础,联合中山医院、肿瘤医院、儿科医院和妇产科医院的中西医结合研究机构组成中西医结合研究所,本部设在华山医院。

该学科为目前全国最大的中西医结合临床学科群体，具有宽厚扎实的学科基础，覆盖面广，专科性强。2002 年通过全国重点学科考评后，成为中西医结合一级学科国家重点学科。学科的主要研究方向：① 肾本质研究及其在内科、儿科、妇科病方面的临床应用。② 中西医结合代谢病研究。③ 中西医结合肿瘤学研究。④ 特发性性早熟发病的病因及中医药治疗机制研究。⑤ 中西医结合神经病学研究。⑥ 中西医结合针刺效应的机制研究。经过长期积累，不断开拓创新，形成了自身的研究特色，并取得了显著的成果。多年来先后承担国家"973"课题，国家自然基金重点及面上课题等，数十次获得国家级、省部级的成果表彰。近年来，先后获得多项美国国家卫生研究院（NIH）国际合作研究基金，还与意大利、英国等开展合作研究；在国际 SCI 系列杂志上发表学术论文。学科先后拥有中国科学院院士 1 名，国务院学位委员会学科评议组召集人 1 名，中国中西医结合学会副会长 1 名，还有全国性学会各专业委员会的负责人多名。学科的博士生培养在国内一直负有盛名。在历年的全国百篇优秀博士学位论文评审中，曾获得了中西医结合一级学科 3 篇优秀博士论文，还培养全国优秀博士后 1 名。

本学科的起源可以追溯到 20 世纪 50 年代。在党和政府的推动下，全国各地开展了西医学习中医的工作。1958 年，毛泽东主席批示要求进一步开展"西学中"工作，培养一批"中西医结合的高级医生"，上海第一医学院校领导非常重视，积极响应。当时，全校动员了上千人参加针灸和中医理论的学习，并抽调有临床经验的西医上百人脱产学习中医 2 年，并进行专题研究。当时，组织决定上海第一医学院华山医院的内科医生沈自尹跟从著名老中医姜春华（当时是华山医院中医科主任）学习。1959 年，两人同时获得中央卫生部颁发的"继承发扬祖国医学遗产"金质奖章，成为上医中西医结合发展史上的第一个里程碑。著名老中医姜春华、内分泌学家钟学礼、生化学家李亮、顾天爵，都积极参与肾本质的研究。他们合著的《肾的本质》成为中西医结合事业中有重大影响的传世之作。还有像李超荆、俞瑾、于尔辛、蔡松年等医师脱颖而出，后来都成为成就卓著的中西医结合专家，并形成上医中西医结合临床学科的宽广基础。

20 世纪 60 年代，我国独创的针刺麻醉术在大手术中的应用取得重大突破。上海第一医学院基础学科的一批教师，抓住契机，开始从事针刺麻醉与镇痛原理的研究，涌现出曹小定、程介士、何莲芳、莫浣英等一批针刺原理研究专家。20 世纪 70 年代，更多的基础学科教师投身于这项研究中，其中包括著名药理学专家许绍芬、张安中、形态学专家周敬修、黄登凯、李宽严等。"文革"后拨乱反正开始时，许多同志纷纷归队重新回到各教研组，而 1975 年调集各教研室一批年富力强的教师新成立的针刺原理研究室也面临着何去何从的抉择。当时的学校领导冯光同志、朱益栋教授深入基层，在倾听群众意见后，果断地做出保留队伍、继续发展的决定。这就为 1981 年正式建立中西医结合博士点、1983 年成立 WHO 传统医学合作中心奠定了基础。

上海第一医学院的中西医结合研究事业始于 20 世纪 50 年代，发展于 60、70 年代，到80 年代以后进入了全面繁荣的阶段。当时，在基础研究方面，中西医结合针刺原理研究

(重点研究针刺效应的神经生物学机制),除了在针刺原理研究室(1985 年升为针刺原理研究所,同时,又成立神经生物学教研室)蓬勃开展之外,生理学教研室李鹏、姚泰、郭学勤等老师在徐丰彦教授指导下,也都做出了出色的成绩。梁子钧老师用血液流变学技术研究中医"活血化瘀"治则,还在血黏度计等多项科技开发中取得成果。金惠铭老师应用微循环研究技术开展微血管功能调节的中西医结合研究也取得重要进展,后来还专门成立了国家中医药管理局微循环科研实验室。顾天爵教授领衔的生化教研室中许多老师长期支持华山医院的肾本质研究,更是该校中西医结合研究事业中基础与临床密切相结合的一个范例。在临床研究方面,上一医的各附属医院更是百花齐放,百舸争流,中西医结合科研成果层出不穷。沈自尹医师领导的藏象教研室于 1985 年升为中西医结合研究所,成为组织和团结上医各附属医院中西医结合研究力量的核心。在华山医院,从肾本质研究发展到证本质研究,重点对肾阳虚证的科学内涵进行了深入的诠释,证实肾阳虚的调控中心位于下丘脑。而心内科的戴瑞鸿医师,在中药苏合香丸的原方基础上,进行改革和创新,研制成麝香保心丸,成为国内外家喻户晓的救命药,冠心病患者的必备药。在中山医院,心研所杨英珍医师探索黄芪对病毒性心肌炎的保护和治疗作用,取得显著成绩。秦万章医师的中西医结合皮肤病研究,陈泽霖医师的中西医结合舌诊研究等也取得了重要成果。在肿瘤医院,于尔辛医师应用中医健脾理气方药治疗肝癌,提高了患者的生存率和生活质量,因而门庭若市。在妇产科医院,李超荆和俞瑾医师在中西医结合妇科内分泌研究方面成绩卓著,在国内外负有盛名。在儿科医院,时毓民医师在应用滋阴泻火合剂治疗女性儿童性早熟时取得显著疗效。在眼耳鼻喉科医院,蔡松年医师的中西医结合眼科及张重华医师的中西医结合耳鼻喉科各有特色。此外,在应用针药复合麻醉开展手术中,华山医院江澄川医师的颅脑手术及眼耳鼻喉科医院黄鹤年医师的新喉再造手术等都曾多次获得部级以上成果表彰。

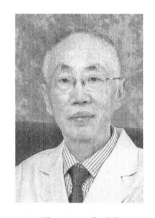

图 3-1　张重华

张重华(1940—　　),复旦大学附属眼耳鼻喉科医院终身教授,全国名老中医药专家传承指导老师,曾任眼耳鼻喉科医院院长、第十届全国人大代表。1973 年参加上海市第五届"西学中"班,擅长中西医结合治疗难治性耳鼻喉科常见病、多发病,如鼻出血、顽固性鼻窦炎、嗅觉障碍、声带白斑、过敏性鼻炎、耳鼻喉科情志性疾病等。创建了复旦大学附属眼耳鼻喉科医院——中西医结合鼻病中心,曾经担任中华医学会和上海市中西医结合学会、上海市中医药学会耳鼻喉科分会主任委员。《410 例难治性鼻出血的中西医结合治疗》曾获上海市科技进步奖三等奖,"鼻止血装置"获国家发明专利。

　　坚持中西医结合是复旦大学上海医学院长期以来的办学特色和传统,因此,中西医结合也一直是上医的传统优势学科之一,发展至今,上海医科大学的中西医结合学科已经成为全国高等院校中一面鲜明的旗帜,在国内外均有着重大的影响。进入新世纪后,复旦大学与上海医科大学强强联合,上医大的中西医结合也进入了新的发展时期。2001 年,该校中西医结合基础和中西医结合临床学科在第二次全国重点学科评比中双双获胜,使合并后的新复旦大学成为全国唯一拥有两个中西医结合重点学科的高校。2002 年,上海医学院正式组建中西医结合系,首先从课程教学着手,促进了这两个重点学科的密切联系。2004 年,该校中西医结合一级学科在全国性评比中名列第一。在 2007 年的全国重点学科评估中,这两个重点学科均再次顺利通过评估。在 2012 年教育部学位与研究生教育发展中心组织的全国第三轮一级学科评估中,复旦大学的中西医结合一级学科位列全国第二。2017 年 12 月复旦大学的中西医结合学科在教育部公布的第四轮学科评估中获得 A—。

一、复旦大学中西医结合研究院针灸研究所

1986 年上海医科大学针刺原理研究所成立。从 1958 年起徐丰彦教授等就开始针灸原理研究,1964 年起开展针刺麻醉机理研究,1975 年起曹小定等老师组建了独立建制的针刺原理研究室。1985 年正式命名为针刺原理研究所,设有神经生理、神经药理、神经形态、神经生化、临床生理、计算机技术等实验室,后来又增加神经免疫及分子生物学等实验室。1989 年被评为国家重点学科。该研究所还是世界卫生组织(WHO)与卫生部共同任命的"WHO 传统医学合作中心",是我国传统医学走向世界的一个有影响的窗口。

实践证明,针刺原理研究的科研工作不仅促进了中西医结合基础学科建设的蓬勃发展,也促进了我国神经生物学的科研和教学的发展。1992 年,上海医科大学在此基础上联合全校从事神经科学研究的力量,经国家计划生育委员会、卫生部等批准,建立了医学神经生物学国家重点实验室。该实验室以针刺原理研究作为主要研究方向之一,为针刺原理研究提供坚实的研究基地保证。针刺原理研究所则为该重点实验室提供坚强的研究力量。两者密切联系,共同为发展有鲜明中国特色的神经科学研究事业做出贡献。1994 年起,经人事部批准设立中西医结合博士后流动站。1997 年,该实验室许绍芬教授的《针药结合提高镇痛作用的临床应用与机制研究》获国家科委科技进步奖三等奖。

针刺疗法已经成为我国传统医学走向世界的排头兵,受到 WHO 和各国的重视。加强针刺原理研究必将进一步推动针刺疗法走向世界,具有重要的理论及应用意义。作为全国中西医结合针刺原理研究的学术带头人,曹小定教授强调中西医结合针刺原理研究与神经科学的密切结合,早在 1985 年带领建立神经生物学教研室,于 20 世纪 90 年代初又建立医学神经生物学国家重点实验室。长期以来,中西医结合基础国家重点学科在吴根诚教授等带领下,与复旦大学、哈佛大学等国内国际神经生物学、免疫学、天然药物化学等研究力量广泛开展合作,在针刺镇痛和针刺治病的神经生物学机制研究及针药结合研究方面形成了自己的鲜明特色,研究内容较集中,科研水平较高,在国内外具有优良声誉,在高层次研究项目的承接、国际 SCI 论文的发表、科研获奖、全国优秀博士学位论文及优秀博士后等硬指标方面,都取得了显著的成绩。

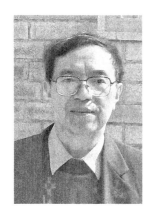

图 3-2 吴根诚

吴根诚（**1946—** ），复旦大学上海医学院教授，博士生导师。历任中西医结合系常务副主任，世界卫生组织传统医学合作中心主任，针刺原理研究所所长，医学神经生物学国家重点实验室副主任，中国中西医结合学会及中国针灸学会常务理事，针刺麻醉分会理事长，国务院学位委员会学科评议组召集人等。

长期从事中西医结合针刺镇痛及针刺调整效应的神经生物学机制研究。曾担任国家"九五"科技攻关课题《针药复合麻醉及镇痛》全国协作组长，两次担任国家"973"计划中医专项针麻镇痛课题组组长等。先后获国家级成果表彰 3 次、省部级成果表彰 15 次。获得全国优秀博士学位论文（2007 年）、优秀博士学位论文提名（2010 年）各 1 篇，培养全国优秀博士后（2005 年）1 名。发表 SCI 论文（包括 *Pain*，*Journal of Pharmacogenetics*，*Neuropharmacology* 等）、论著近百篇。

二、华山医院及中西医结合基础理论与应用研究所、运动与康复研究所、药物研究所

复旦大学附属华山医院创建于 1907 年，前身为中国人自办的中国红十字会总医院暨医学堂，为中国培养了最早一批现代医学人才。如今，复旦大学附属华山医院是国家卫生健康委委属医院、复旦大学附属医院和中国红十字会冠名医院。1992 年，医院首批通过国家三级甲等医院评审，是国内最著名、最具国际化特色的医教研中心之一。医院医疗技术力量雄厚，著名专家云集，拥有院士 3 名、"长江学者"7 名、"国家杰青"5 名、"973"首席科学家 4 名、终身教授 22 名；国家级专业学术委员会主委或副主委近 40 名，上海市级专业学术委员会主任委员或副主任委员 60 余名。

华山医院中医及中西医结合科成立于 1954 年，是上海市综合性医院中最早设立中医科的医院之一，也是我国最重要的中西医结合学科医教研基地之一，首任主任为名老中医姜春华教授，现任主任为董竞成教授。经过长期的学科和人才梯队建设，目前已形成老中青结合的较为强大的学术队伍。沈自尹院士、王文健教授等德高望重的老专家作为终身教授和资深教授，新的优秀中青年骨干不断成长。该科拥有中国科学院院士 1 名（沈自尹）、国家"973 计划"项目首席科学家 1 名（董竞成），上海市名中医 2 名，中国中西医结合学会副会长及上海市中西医结合学会会长（王文健），中国中西医结合学会理事兼呼吸病专业委员会主任委员 1 名，上海市抗癌学会传统医学专业委员会副主任委员 1 名，国家中医药管理局"十二五"呼吸病重点专科协作组大组长兼主攻病种哮病协作分组组长 1 名（董竞成）、上海市优秀学科带头人 1 名，上海市医学领军人才 1 名以及全国性学术团体理事及有关专业委员会委员多名。所属学科是复旦大学中西医结合临床（二级学科）和中西

医结合(一级学科)国家重点学科核心单位,也是复旦大学中西医结合系和中西医结合研究所挂靠单位。2008年该科被评为"全国综合性医院中医药工作示范单位"。同年该科成为"211工程"三期重点建设单位。该科所属实验室也是国家中医药管理局三级实验室。

华山医院中西医结合科拥有门诊、中西医结合病房、中西医结合研究所(内含国家中医药管理局三级实验室)、中西医结合老年病与延缓衰老中心、中西医结合肺与炎症和肿瘤研究室及专科门诊、组分中药研究室、针灸推拿门诊、华山医院北院中西医结合科及各老年病研究基地和中国少数民族传统医学研究室等部门。全科设有中西医结合内科、肿瘤、老年病、针灸、推拿、外科及痔科、皮肤科和妇科等三级学科,其中,中西医结合肺病科是国家临床重点专科,中医老年病是国家中医药管理局重点学科,哮喘和过敏性炎症专科、糖尿病专科和冠心病专科被上海市卫生局命名为上海市中西医结合特色专科。该科在中西医结合疾病诊治方面颇具特色;在中医内科杂病、中医外科杂病和皮肤病、中医妇科杂病和针推诊治常见疾病方面也底蕴颇深,综合诊治尤具实力。另外,在治未病及延缓衰老和激素使用等方面具有独到的经验,深受广大患者的欢迎。而中药研发,特别是组分中药的研发是该科现在和未来的工作重心之一。

呼吸病专科和老年病专科是该科发展的重中之重,其中呼吸病专科1997年起多次被上海市卫生局批准为"上海市中西医结合哮喘和过敏症特色专科""优势专科"。2007年、2012年该专科被国家中医药管理局确定为国家"十一五""十二五"呼吸病重点专科协作组主攻病种哮病(支气管哮喘)组长单位,也是支扩和间质性肺病等病种的参与单位。在国家中医药管理局医政司的具体指导下,所负责制定的我国中医药哮喘诊疗方案和临床路径已在全国肺病协作组相关单位内进行推广。2011年该科成为国家临床重点专科。老年病专科则于2012年成为国家中医药管理局重点学科建设单位。2012年该科成为上海市恽氏中西医结合汇通派基地建设单位是该特色的重要标志之一。

在科学研究方面,该科坚持"肾虚证的科学内涵研究及其临床应用"的科研方向;继续开展"肺肾相关与肺肾两虚证的科学内涵研究及其临床应用"的研究;坚持"补肾益气法、清热活血法异病同治科学内涵研究及其在人类炎症性疾病、肿瘤性疾病和老年性疾病领域的临床应用与实践"的科研主攻方向;持续开展"同病类证理论指导下代谢综合征的中西医结合临床和实验研究",循序渐进,加强科研和临床的互动。近几年该科先后承担了国家基础研究发展计划("973")计划项目3项、国家自然科学基金10项、教育部博士点和新教师基金7项以及上海市科委、卫生局相关课题9项,获得国家及省部级科研奖励近10项。每年发表学术论文数十篇,包括SCI论文十余篇。

近年该科教育工作的主要特色在于进一步明确学科定位和相关教育的内涵建设,除了提高硕士点、博士点和博士后流动站的培养质量外,继续利用重大课题作为载体,并努力推动国内、国外联合培养的模式,提高学科梯队人员和各类学生的培养速度和质量。选派年轻医生参加各类学习班和重要学术会议,加快提高专业水平。同时承担了复旦大学本科生、研究生、实习生、进修生、留学生等的临床带教工作,目前该科已成为上海市住院医师培训基地。同时,该科定期组织相关专业的国家级学习班和国内、国际学术交流会议,多民族传统医学与现代医学的比较研究及中华民族传统医学的构建是该科组织的学术会议的主要特色。和美国南佛罗利达大学、比利时鲁汶大学、加拿大不列颠哥伦比亚大学等世界著名大学开展多方面的合作与交流。

（一）复旦大学中西医结合研究院基础理论与应用研究所

创建于1964年,前身为中国科学院院士沈自尹教授领衔的中医"肾"本质理论研究的发源地——藏象研究室。该研究所是教育部国家重点学科(中西医结合临床与基础)、卫生部国家临床重点专科(中医肺病科)、国家中医药管理局中医药重点学科(中医老年病)恽氏中西医汇通派基地建设单位。设有藏象室、中西医结合呼吸病及炎症研究室、中西医结合老年病与代谢性疾病研究室、中西医结合皮肤病研究室、中西医结合心血管研究室、中西医结合感染病研究室、中西医结合重型慢病研究室、方氏针灸流派研究室、中药药理药效研究室、国家中医药管理局分子生物学三级实验室。在中国中西医结合基础理论、老年病学、呼吸病学、皮肤病学、心血管病学、感染病学等领域均具有重大影响。

研究所在基础研究方面以肾藏象的现代科学研究、证候研究、慢性气道炎症性疾病致炎/抑炎平衡调控机制、肿瘤微环境与抑郁等方向为主,临床则以呼吸系统疾病、肿瘤、代谢性疾病、皮肤病、心血管疾病、感染性疾病以及老年病的中西医结合防治为主,同时涉及各民族传统医学比较研究和新药开发。

（二）复旦大学中西医结合研究院运动与康复研究所

主要由复旦大学运动医学中心与华山医院运动医学科中具有丰富科研经验的团队组成,致力于运动损伤诊治与运动康复治疗等方向研究。1994年4月15日成立的上海市中西医结合康复医学研究所,是在上海医科大学附属中山医院康复医疗研究中心的基础上发展建设的。研究所以创伤康复、老年病康复为重点,以中西医结合和现代康复治疗技术为特色。研究所分为临床、物理与运动治疗及功能检测三个部门。该所与美国、澳大利亚、瑞典等多个国家建立了交流合作关系。

研究所依托的复旦大学附属华山医院运动医学科系国家卫生和计划生育委员会临床重点专科、成功入选国家"双一流"学科建设、上海市重中之重临床医学中心、华山医院重点发展的特色学科之一、卫生部首批建设的全国骨科关节镜诊疗技术培训基地、ISAKOS(国际关节镜-膝关节外科-骨科运动医学学会)在中国大陆唯一授权认证的"关节镜与运动创伤教育培训中心"、上海市唯一的运动医学博士点和博士后工作站、上海市医疗卫生系统唯一的运动医学专科、上海市奥运会项目及世界三大赛冠军的医疗保障定点医院、上海市重大国际赛事首席医疗官单位,已成功治愈了百余名体坛名将。曾先后获得国家"973""863"重点项目、国家自然科学基金以及卫生部、教育部、上海市科委、市体育局、市卫生局、香港康体局等数十余项基金资助。已发表学术论文 200 余篇(其中 SCI 论文 83 篇)、主编或副主编专著 10 余部;担任国际专业杂志编委 4 人次;获省部级各类科研奖励 10 项。多人次名列国际运动医学联合会、亚太膝关节关节镜运动医学会、上海市"百人计划"、浦江人才计划培养。"黄芪丹参注射液对骨骼肌损伤愈合的促进作用"的相关研究荣获中国体育科学技术奖三等奖、上海中西医结合科学技术奖三等奖。

(三)复旦大学中西医结合研究院药物研究所

主要由复旦大学药学院与华山医院中从事中西医结合药物相关的生药、天然药物、药物制剂、药理和临床研究的学术团队组成,致力于中西医结合药物的新药发现、作用机制、产品开发和临床应用研究。2016 年,研究所依托的复旦大学药理学毒理学领域在 US News & World Report 的排名中位列国内第 1 名,全球第 18 名。药物研究所的建设发展依托于复旦大学药剂学国家重点学科、智能化递药教育部和全军重点实验室、国家中医药管理局中药制剂(三级)实验室、中药生药分析(三级)实验室等平台,拥有先进的仪器设备,近年来取得了快速发展。目前团队中拥有"973"首席科学家 2 名、"国家杰青"1 名、"教育部新世纪优秀人才"3 名、"国家青年千人"1 名、"上海市优秀学科带头人"2 名,承担国家"十一五""十二五"重大新药创制专项项目 4 项,国家自然科学基金项目 10 余项。在中西药物作用机制、中药新药研究开发、肿瘤与脑靶向给药系统、新型天然药物先导化合物发现及优化、基于濒危/珍稀植物宿主及内生菌次生代谢产物和相关疾病等领域开展了卓有成效的研究工作,在国际一流学术刊物上发表 SCI 论文 100 余篇。

三、中山医院及中西医结合神经病学研究所

复旦大学附属中山医院开业于 1937 年,是中国人创建和管理的最早的大型综合性医院之一,隶属于国立上海医学院,为纪念中国民主革命的先驱孙中山先生而命名。解放后曾称上海第一医学院附属中山医院和上海医科大学附属中山医院,2001 年改用现名,沿用至今,是上海市第一批三级甲等医院。建院至今,共有中国科学院院士 3 人,中国工程院院士 2 人。现有高级职称 700 多人。

复旦大学附属中山医院中医/中西医结合科创建于 1958 年,是我国重要的中西医结合临床、教学、科研基地。目前是国家重点学科(中西医结合临床)、国家中医药管理局重点学科(中西医结合)、国家重点专科(中西医结合脑病)、国家中医药管理局重点专科(脑病、肿瘤)、全国示范中医科、上海市综合性医院示范中医科、上海市优势专科(脑病、肿瘤)、国家药物临床试验机构(中医神经、中医肿瘤)、国家中医药管理局神经生理病理三级实验室等,是教育部中西医结合临床硕士、博士学位授予点,博士后流动站。复旦大学附属中山医院中医/中西医结合科设有中医内科、中医神经、中医肿瘤、中医急诊、中医针灸等 5 个二级学科。

科室建设初期,全国著名中医、中西医结合学家姜春华教授任科主任和学科带头人,在全国较早开展"舌诊研究""肾本质研究""活血化瘀研究"等,先后获得国家级、省部级科研成果 10 多项。现任学科带头人蔡定芳教授,为上海市领军人才、国家中医药管理局优秀中医临床人才、上海市名中医,上海市中医药学会综合医院中医工作发展研究分会主任委员。

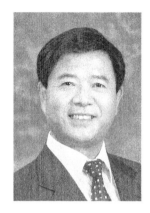

图 3 - 3 蔡定芳

蔡定芳(1956—),复旦大学附属中山医院教授,博士生导师。曾就职温州市第二人民医院、浙江省中医药研究所、上海医科大学附属华山医院,现任复旦大学附属中山医院中医-中西医结合科主任、中西医结合神经内科主任、复旦中山厦门医院中医-中西医结合科主任。复旦大学上海医学院中西医结合系副主任,复旦大学中西医结合研究院内科研究所所长;兼任上海中医药大学附属曙光医院神经内科主任、神经病学研究所所长。国家中医药领军人才-岐黄学者,上海市领军人才,上海市名中医。主要学术兼职有:中国中西医结合学会常务理事,中国医师协会中西医结合分会副会长,上海市医师协会中西医结合医师分会会长,上海市中西医结合学会副会长,上海市中医药学会常务理事。曾任中国医师协会中西医结合医师分会神经病学专家委员会主任委员,上海市中医药学会神经内科分会主任委员,上海市中西医结合学会神经内科专业委员会主任委员。

长期从事中医内科及神经内科临床与科学研究,在脑血管病、帕金森病、睡眠障碍、抑郁障碍等研究领域作出成绩。承担中日合作攻关项目,国家自然科学基金,国家重大疾病科技支撑计划,国家卫生健康委员会、教育部等多项研究课题。培养硕士、博士 50 多名。发表学术论文 300 多篇,获国家与省部级科学成果奖 6 项。主编专著《中医与科学》《肾虚与科学》《恽铁樵全集》《陆渊雷全集》《姜春华全集》《沈自尹全集》等多部专著。

目前中医科核定床位 85 张,年门诊人数达到 16 万人次,年出院病人数近 6 000 人次。主要从事中西医结合脑血管病及中西医结合肿瘤研究。目前相关在研课题共 17 项,累计经费达 2 000 万元,发表论文百余篇,其中 SCI 24 篇,获国家科学技术进步奖二等奖一项,省部级科学科技进步奖二等奖一项,专利 1 项。现设有中西医结合脑科专科门诊、神经生理和经颅磁刺激室、血流动力学检查室,脑病专科现有床位 38 张。

20 世纪 90 年代在唐辰龙教授带领下开创了中西医结合肿瘤专业,参加了"小肝癌的诊断与治疗"研究工作,获国家科技进步奖一等奖。近年来针对西医尚无特效疗法、西医难治性疾病、西药毒副作用大的肿瘤进行筛选,选定肝癌、大肠癌、胰腺癌 3 个病种为本学科临床研究和基础研究主要攻克方向,并逐渐加大对乳腺癌、胃癌、肺癌、食管癌等研究力度,通过中西医结合治疗肿瘤以改善患者生存质量、延长患者生存时间,突显中西医结合-病证结合诊疗优势。

复旦大学中西医结合研究院神经病学研究所

创建于 2006 年,前身为复旦大学中西医结合研究所神经病学研究室,核心为中医药研究机构——神经生理病理三级实验室。实验室与复旦大学附属中山医院中西医结合脑病科、中西医结合急诊科等部门三位一体,协同发展。其中,中西医结合脑病科、中西医结合急诊科等部门组成国家临床重点专科和国家中医临床重点专科(脑病科)。研究所同时也是国家中医药管理局重点学科(中西医结合)的重要支撑。在我国中西医结合神经病学科研、临床、教学领域具有重大影响。目前中国医师协会中西医结合分会神经科专家委员会和上海市中西医结合学会神经科专业委员会挂靠该所。根据历史积累,研究所以急性脑血管病、帕金森病及其他神经变性疾病、抑郁状态的相关睡眠障碍等疾病为临床和基础研究方向。

四、肿瘤医院及中西医结合肿瘤研究所

复旦大学附属肿瘤医院是国家卫生健康委员会预算管理单位,是复旦大学的直属附属医院,建院于 1931 年 3 月 1 日,是我国成立最早的,集医、教、研、防为一体的三级甲等肿瘤专科医院。医院设有徐汇院区、浦东院区两个院区,并与上海市质子重离子医院(复旦大学附属肿瘤医院质子重离子中心)高度融合、共同发展。

医院有国家教育部重点学科 2 个(肿瘤学、病理学)、国家临床重点专科 3 个(肿瘤科、病理科、中西医结合科),卫生部临床重点学科 3 个(乳腺癌、放射治疗、病理学)、教育部创新团队 1 个(乳腺癌的基础和临床研究)、上海市临床医学中心 3 个(肿瘤学、肿瘤放射治疗、乳腺癌)、上海市重中之重临床医学中心 1 个(上海市恶性肿瘤临床医学中心)、上海市重中之重临床重点学科 1 个(胸外科)、上海卫生重点学科 1 个(病理学)、上海市临床重点专科项目 5 个。设有国家药物临床试验机构,拥有上海市乳腺肿瘤重点实验室、上海市病理诊断临床医学研究中心、上海市分子影像探针工程技术研究中心、上海市肿瘤疾病人工智能工程技术研究中心、上海市胰腺肿瘤研究所和上海市泌尿肿瘤研究所,以及复旦大学肿瘤研究所等科研机构,等等。

复旦大学中西医结合肿瘤研究始于 20 世纪 60 年代。1956 年在国内肿瘤医院中首先建立中医门诊,1964 年成立上海市卫生局所属上海市肿瘤研究所中医中药研究室,为国内最早成立的专业中医药肿瘤研究室。1979 年由上海市卫生局更名为上海市肿瘤医院中医科和中西医结合肿瘤研究室,同年部属、部批,名称同上。

自 20 世纪 60 年代开始于尔辛教授采用健脾理气方结合放射、介入等方法治疗原发性肝癌疗效达到国内领先水平,先后多次获得卫生部、国家中医药管理局、上海市科委二、三等奖,2005 年被上海市卫生局授予上海市中西医结合肝癌特色专科。在继承于尔辛教授肝癌治疗经验的基础上科室又开展了以清胰化积中药为主配合放、化疗及 HIFU 治疗

中晚期胰腺癌,并取得显著的临床疗效,疗效达到国际先进水平,受到同行专家和患者的广泛好评。2010年被授予上海市中西医结合胰腺癌优势专科称号,2011年被卫生部授予国家中医专业临床重点专科。2021年成为上海市中西医结合旗舰医院建设单位。

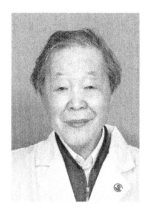

图3-4 于尔辛

于尔辛(1931—   ),复旦大学附属肿瘤医院中西医结合科荣誉教授、博士生导师,全国老中医药专家学术经验继承指导老师、上海市名中医。主要从事肿瘤的中医治疗、科研、教学工作,尤其是中西医结合晚期肝癌的诊治,临床恶性肿瘤辨证论治及中西医结合治疗,尤其是肝胆肿瘤。先后主持国家"六五""七五"科技攻关项目"中西医结合治疗肝癌",承担国家级省级课题多项,多次获上海市科技进步奖一等奖等省部级奖项,在国内外发表论文70余篇,主编《原发性肝癌》等医学专著5部。

科室主要从事各种肿瘤的中西医结合治疗,以及相关新药物的研发,重点关注肝、胆、胰腺癌。在于尔辛教授、刘鲁明教授、陈震教授、孟志强教授等中西医结合医家不懈努力下,形成了中西医结合肝胆胰恶性肿瘤多学科综合诊治方案,取得了显著疗效。科室门诊是以中医中药治疗各种肿瘤为主,部分患者作为放疗、化疗的辅助治疗和减轻毒副反应的治疗。专病门诊主要是针对中晚期肝癌和胰腺癌的中西医综合治疗。该科研制的特色制剂有免疫冲剂、肺病冲剂、消瘤Ⅰ号胶囊等十几种,其中专病的特色制剂有熊胆消瘤胶囊、肝97-Ⅱ冲剂、肝病冲剂等4种以上。

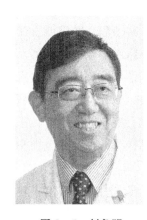

图3-5 刘鲁明

刘鲁明(1951—   ),复旦大学附属肿瘤医院教授,主任医师,博士生导师,博士后指导老师,全国老中医药专家学术经验继承工作指导老师、上海市名中医。复旦大学中西医结合研究院顾问,肿瘤研究所所长,美国得州大学安德森癌症中心客座教授。

刘鲁明教授擅长恶性肿瘤中西医结合治疗,尤其是肝胆胰腺肿瘤。学术兼职有世界中医药学会联合会肿瘤康复及肿瘤分会副会长,常务理事,中国民族医药学会肿瘤分会副会长等。获上海市科技进步奖一等奖等省部级奖7项,获上海市中西医结合贡献奖、上海市卫生系统先进工作者、上海市教卫党委系统优秀共产党员等荣誉。为《中国癌症杂志》常委,《中国中西医结合杂志》《中西医结合学报》等编委。先后承担国家级、省级和国际合作项目10余项,发表论文200多篇(其中SCI论文超过30篇),主编著作8部。

科室为国家临床重点专科建设肿瘤学项目承担单位,国家中医药管理局"十一五""十二五""十三五"胰腺癌重点专科建设项目组长单位,美国NCI国际中西医肿瘤中心挂靠单位。先后获得上海市科技进步奖一、二等奖,教育部高等学校科技进步奖二等奖及中国中西医结合学会科技进步奖一等奖等省部级奖项 10 余项。其学术特色体现在从脾虚论治原发性肝癌,从湿热论治胰腺癌,辨病和辨证论治相结合中西医汇通治疗转移性肝癌。对胰腺癌、肝癌、鼻咽癌中医治疗临床和基础研究并做出了开创性的贡献。在基础研究方面包括肿瘤信号通路、肿瘤代谢微环境调控机制、肿瘤自噬、干细胞相关信号通路等开展新分子位点的研究,重点开展了中医健脾理气治疗肝癌研究和清胰化积中药对实验性胰腺癌及实验性癌转移的基因表达谱分析,探讨中医药防治肝胆胰肿瘤的作用靶点和作用机制,以期最大限度地发挥中西医结合防治肝胆胰肿瘤的优势。

科室承担国家"六五""七五"攻关、国家自然科学基金、上海市科委、上海市自然科学基金等课题共 30 余项,近 3 年来获得国家、上海市科委、卫生局以及美国 NCI 等科研经费 1 500 余万元,获国家部省级二等奖 2 项、三等奖 4 项,其他一等奖 1 项、优秀奖 1 项。从 80 年代到现在,科室已培养博士 15 名,硕士 23 名。已经毕业的硕士、博士研究生,在国内外各自的岗位上做出了突出的成绩。现有床位 60 张。采用的中西医结合治疗方法主要有介入治疗、高强度聚焦超声治疗(HIFU)、射频治疗、放射治疗、中医药治疗、针灸治疗、生物治疗等。近 3 年平均每年收治住院患者约 1 000 人次。

中西医结合肿瘤研究所

1958 年,原上海医科大学附属肿瘤医院设立中西医结合肿瘤研究室,开展抗肿瘤中药的筛选、中药复方制剂的临床前药理及作用机制研究,先后承担国家"九五""十五"攻关课题,并获得国家科技成果奖。2000 年以来,依托复旦大学附属肿瘤医院肿瘤研究所,围绕胰腺癌、肝癌、转移性肿瘤的中西医结合转化研究,于 2003 年起,与国际一流的肿瘤研究机构(美国得州大学 MD Anderson 肿瘤中心等)合作,更加侧重于早期临床研究,不断提高肿瘤治疗效果。目前正在开展传统中药疗法及针灸、气功等在肿瘤治疗方面的研究,双方互派人员进行科研交流、进修,并由美国国立卫生研究院(NIH)资助进行传统中药疗法及针灸等在胰腺癌治疗方面的研究。中西医结合肿瘤研究所设立 5 个研究室:肿瘤中西医结合理论创新及中医肿瘤传承研究室;肿瘤中西医结合应用基础及中医证候研究室;肿瘤临床研究室;肿瘤中西医结合基础及转化研究室;中西医结合肿瘤转移实验室。建设内容:开展各类基础及应用基础研究,进一步发展以临床前及早期临床研究为主的研发能力,紧紧围绕临床疗效,结合中医药临床研究特点,创新性地开展生物信息、大数据研究。建设目标:建立中西医结合临床疗效确切且优势明显,具有国内外先进水平的中西医结合肿瘤疾病研究中心。

五、妇产科医院及中西医结合妇产科学研究所

复旦大学附属妇产科医院,由中国首家妇产专科医院——西门妇孺医院发展而来,是美国人 Margaret Williamson 于 1884 年捐资创办。因创建时英文名为 Margaret

Williamson Red House Hospital,被广大市民以及患者称为"红房子医院",多次被评为上海市文明单位。

百余年以来,妇产科医院在中国现代妇产科学奠基人之一王淑贞教授以及几代妇产科人共同努力下,规模不断扩大,学科发展迅速,培养并造就了郑怀美、袁耀萼、王菊华、唐吉父、张惜阴、李超荆、俞瑾、张振钧、庄依亮、黄敏丽、归绥琪等一大批专家和教授。目前,妇产科医院亚专科齐全,学科发展平衡,人才梯队完善,是集医疗、教学、科研于一体的全国知名的三级甲等专科医院。在各级政府及领导的关心下,2009 年起杨浦院区(沈阳路128 号)投入使用。两院区总占地面积 65 亩,建筑面积 84 600 余平方米,核定床位 820张。医院医疗技术力量雄厚,拥有在职正高职称专家 82 名,副高职称专家 144 名,博士生导师 31 人、硕士生导师 44 人。年门诊量高达 170 万人次,住院患者 7.4 万人次。

医院妇产科学科是教育部重点学科、上海市重点学科;妇科和产科双双入选国家临床重点专科建设;中西医结合妇科也被国家中医药管理局列入"十二五"重点专科。医院还承担妇产科学国家精品课程、上海市精品课程的建设任务,并相继成为首批上海市住院医师规培及专培基地之一。2013 年度妇产科学入选上海市重中之重临床重点学科、2017 年获上海市卫生和计划生育委员会批准设立上海市女性生殖疾病临床医学中心。医院拥有上海市女性生殖内分泌相关疾病重点实验室、妇产科研究所、上海市女性生殖疾病临床医学中心等妇产专科应用基础研究平台。近年来先后成为卫生部妇产科医院标准制定单位、卫生部首批内镜诊疗技术培训基地、妇科四级内镜培训基地、卫生部华东地区妇科肿瘤培训中心、卫生部委托的妇科临床路径制定单位。此外,医院还是全国产科麻醉培训基地、上海市妇科临床质控中心、上海市出生缺陷一级预防指导中心、上海市女性生殖内分泌诊疗中心、上海市中西医结合月经病诊疗中心、上海市产前诊断中心等临床诊疗及研究中心、上海市人类生育力保存中心,以及拥有国家药物临床试验机构、妇产科组织样本库及临床病例信息资料库等支撑平台。

中西医结合妇科创建于 1958 年,由沪上中医界名医唐吉父医师开创,后在享誉全国的名老中医李超荆、俞瑾、曹玲仙教授等的不断努力下发展壮大,形成特色。曾在国内首先不断深入研究证实中医"肾主生殖"对女性生殖调节作用,得到国内同行广泛认可和应用。1994、1996 年由俞瑾教授领衔上海市中西医结合月经病诊疗中心和上海市医学领先专业中西医妇科重点学科建设。2008 年由王文君教授领衔的"中西医结合诊治自然流产"获批上海市中医临床优势专科建设项目。2014 年成为全国综合医院、妇幼保健机构中医药工作示范单位。现有医生 31 名,教授、主任医师 6 名,副教授、副主任医师 8 名;博士生导师 3 名,硕士生导师 5 名。在妇科生殖内分泌及妇科微创手术方面均有所造诣。现有床位 65 张,平均年门诊量约 20 余万人次,年均手术量 2 000 余例。

中西医结合妇科充分发挥中西医结合临床实践的特色优势,将传统医学及现代医学有机地融合到临床和基础研究中去,在妇产科生殖医学、微创手术中均有独特优势。主攻卵巢功能低下、PCOS、反复自然流产、痛经、子宫内膜异位症、绝经综合征、异位妊娠等疾病的中西医结合治疗及针刺促排卵研究,同时开展对妇科良、恶性肿瘤患者进行微创手术治疗,包括机器人手术、3D腹腔镜手术及单孔腹腔镜手术等,并对妇科患者术后康复性疾病如妇癌术后尿潴留、肠梗阻、化疗患者骨髓抑制等治疗效果显著。

　　科室成员承担多项国家级、省部级各种重大项目,包括国家重点研发计划项目、上海市卫生健康委员会重中之重课题及国家自然基金等20余项,研究领域涉及"肾主生殖"理论对女性生殖调节作用、PCOS的中西医结合分型诊治方案、中西医结合治疗子宫内膜异位症、反复自然流产的临床及基础研究、掌叶半夏对宫颈癌相关机制研究、针刺促排卵、国际合作进行VitK3三阴交穴位注射治疗原发性痛经临床应用研究等,研究成果先后获多项部市级科技进步奖。

中西医结合妇产科学研究所

　　复旦大学附属妇产科医院中西医结合科创建于1958年,是我国中西医结合妇产科最早设立的科室之一。2007年设立上海市卫生局名老中医曹玲仙教授中医妇科工作室;2012年成立俞瑾上海市名老中医学术经验研究工作室;2014年9月起成立俞瑾全国名老中医药专家传承工作室。中西医结合科还先后列入国家"211工程"——三期重点学科建设项目、复旦中西医结合基础与临床的创新发展研究、复旦大学妇产科"985工程"重点学科、国家中医药管理局妇科重点专科、国家教育部复旦大学"中西医结合临床"重点学科建设单位之一。下设生育调节、围绝经期综合征及绝经相关疾病、子宫内膜异位症、妇科肿瘤4个研究室。

　　曹玲仙(1937—　　),上海医科大学附属妇产科医院教授,主任医师,全国名老中医。1962年毕业于上海中医学院(现名上海中医药大学)医疗系。历任上海医科大学中山临床医学院中医教研室副主任,上海医科大学附属妇产科医院中西医结合科副主任,中医科副主任,上海医科大学附属妇产科医院门诊办公室主任。

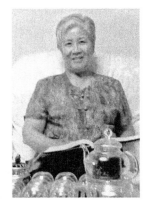

图3-6　曹玲仙

　　临床上擅长于治疗经、带、胎、产、杂诸症,月经失调,月经过多,闭经,痛经,不孕症,子宫功能性出血病,子宫内膜异位症,多囊卵巢综合征(PCOS),经前期综合征,更年期综合征,盆腔炎,宫颈炎,阴道炎,子宫卵巢发育不良,习惯性流产,产后病等疑难杂症及肿瘤术后,放疗、化疗后调理。参与或主持科研项目有:《参茜固经冲剂治疗月经过多临床及实验研究》获国家中医药管理局二等奖及上海市科委二等奖,《更年春治疗更年期综合征临床和实验研究》获国家中医药管理局三等奖及上海市科技成果奖二等奖,《宫泰冲剂新药开发》获国家中医药管理局三等奖及上海市科委二等奖。

六、儿科医院及中西医结合儿科学研究所

复旦大学附属儿科医院原名上海第一医学院儿科医院,创建于1952年,系由上海第一医学院中山医院、中国红十字会第一医院、上海西门妇孺医院分院3个医院的儿科合并而成后建成的。1998年原复旦大学和原上海医科大学合并后,改名复旦大学附属儿科医院,系国家卫生健康委员会预算管理单位、三级甲等医院,是集医、教、研、防、管为一体的综合性儿童专科医院。医院经过近70年的建设,儿科学科综合实力国内领先,国际知名,专科分科齐全,临床疑难杂症诊治特色突出,目前共设50个临床专业医技科室,拥有一大批国家级和省部级重点学科和临床重点专科。2017年1月,医院获批成为国家儿童医学中心(上海),担负辐射引领国内儿科事业发展的重任。医院为上海市唯一儿童传染病定点医院,在2020年抗击新冠疫情中表现突出,获得国家及上海市表彰。多年来,作为国内顶尖的儿童专科医院,医疗资源辐射全国,复旦儿科医联体模式作为国家卫生健康委员会推荐的模式,在全国推广。

作为复旦大学双一流学科——中西医结合的重要组成部分,作为其中唯一的儿童专科医院,早在1954年就成立了中医科,1985年就成立了中西医结合研究室,后扩大成为复旦大学中西医结合研究院儿科研究所,先后拥有顾文华、徐迪三、时毓民、蔡德培等国内知名的名老中医及中西医结合儿科专家。2011年,所在中医科获评国家临床重点专科——中医儿科。除儿童常见病、多发病的治疗以外,专科专病分类及优势病种突出,开设性早熟、少女妇科、肾病、慢性咳嗽、胃炎、厌食、肥胖、遗尿及冬病夏治、针推外治等门诊。20世纪70年代末在国内率先开展儿童内分泌疾病的中西医结合诊疗和研究,首创儿童性早熟的中医病因病机及临床诊疗系列方案,推广全国,成为上海市唯一的儿童性早熟中医特色专科,在全国享有盛誉。同时,还与肾脏风湿科合作,建立国内领先的中西医结合儿童肾病合作病区,合作诊疗儿童肾病、紫癜、血管炎等疑难杂症,并承担院内各科的会诊任务。在2020年的新冠肺炎抗疫工作中,和传染科合作,深入抗疫一线,观察儿童的发病特点,采用中医药治疗新冠患儿,承担了全部上海儿童中医药疫病防治等重要工作。2021年成为上海市中西医结合旗舰医院建设单位。

中医科"恪守古训,中西结合",形成了独具特色、系统完整的诊疗体系。每年担任本科生和研究生的中医药学、中西医结合临床、儿科学及研究生高级教程等相关教学。结合临床研究的科研成果,近年来先后获得包括9项国家自然科学基金在内的各级科研支持,在国内外核心期刊发表相关论文百余篇,相关课题曾获国家和省市级科技进步奖,培养了国内大批中西医结合儿科人才。

复旦大学中西医结合儿科学研究所

前身为上海第一医学院儿科医院中西医结合研究室,成立于1985年,1986年更名为

上海医科大学儿科医院中西医结合研究室,1998 年改称复旦大学附属儿科医院中西医结合研究室。2001 年评为国家中医药管理局二级研究室,共属于复旦大学中西医结合系(教育部重点学科)。2013 年建立上海市名老中医工作室(时毓民)/中西医结合名医工作室(蔡德培)并挂牌,2016 年时毓民教授被评为上海市名中医、第六批全国名老中医药专家,国家中医药管理局批准成立时毓民全国名老中医传承工作室。2015 年中西医结合儿科研究室在上海市教委高峰高原建设项目支持下,迎来了新的发展的契机,在复旦大学中西医结合研究院成立之时,中西医结合儿科研究所挂牌并正式成立,并与儿科研究所及转化医学中心合作,实现人才及设备的共享。

成立 35 年来,儿科研究室主要致力于从事儿科疾病的中西医结合诊疗及机制研究,尤以中医肾系(儿童肾病、遗尿、性早熟、月经病)、肺系(肺炎、反复呼吸道感染、慢性咳嗽、儿童哮喘)、脾系(小儿厌食症、腹泻病、胃窦炎等)、肝胆系(黄疸、婴儿肝炎综合征等)、小儿多动抽动等脑系情志疾病研究。先后主持国家自然基金 8 项,卫生部、上海市多项科研课题,成果获国家专利 1 项。从 1981 年起多次获上海市科技进步奖、上海中西医结合学会科技进步奖、中国中西医结合学会科技进步奖等奖项,2010 年作为主要参与者之一,获国家科技进步奖二等奖,先后培养研究生 40 名,在国内外核心期刊发表论文百余篇。

第二节　上海交通大学

上海交通大学医学院前身是由圣约翰大学医学院、震旦大学医学院、同德医学院于 1952 年全国高等学校院系调整时合并而成的上海第二医学院,1985 年更名为上海第二医科大学。1997 年,学校通过了"211 工程"立项。2005 年 7 月,上海交通大学与上海第二医科大学强强合并,成立了新的由教育部、上海市政府重点共建的上海交通大学医学院,进入"985"高校行列。

上海交通大学医学院于 1981 年获批准设立二级学科中西医结合临床博士学位授权点,是我国最早的中西医结合临床博士学位点之一,该学位点的获批和发展,得益于许多老专家自 20 世纪 50 年代以来长期致力于中西医结合的研究和应用的成就,如:一级教授邝安堃、叶衍庆、魏氏伤科开创人魏指薪,内科学教授许曼音、陈名道、张庆怡、沈其昀、陈曙霞等,外科教授过邦辅、柴本甫、李国衡等。

经过几代人的不懈努力,上海交通大学中西医结合临床学科目前已成为上海市重要的中西医结合临床基地,主要由瑞金医院、仁济医院、新华医院、第九人民医院、第一人民医院、第六人民医院等相关临床科室组成,拥有 1 个国家临床重点专科建设项目——中医专业(儿科),5 个国家中医药管理局中医药科研实验室(三级)——骨细胞分化与功能调控实验室、针刺镇痛与机体调理实验室、肾脏分子细胞实验室、细胞调控实验室、细胞分子生物学实验室,还有省级重点实验室上海市中西医结合防治骨与关节病损重点实验室和省级基地上海市伤骨科研究所等。

上海交通大学中西医结合临床学科秉承"继承传统、弘扬精粹、激励后辈"的宗旨,致力于传承老一辈的特色传统,坚持具有特色的中西医诊疗方法和科学研究,并注重学科的人才培养。研究方向主要集中在 6 个方面:① 内分泌和代谢疾病中西医结合治疗。② 骨科疾病中西医结合治疗。③ 肾脏疾病中西医结合治疗。④ 口腔黏膜疾病中西医结合治疗。⑤ 眼科疾病中西医结合治疗。⑥ 儿科疾病中西医结合治疗。人才培养以研究生教育为主,以高层次中西医结合医学专业人才为目标,培养热爱祖国医学、善于将传统医学理论与现代医学理念相结合、勤于探索新技术新方法在临床应用的中西医结合医生。学科培养了一支精干的中西医结合人才队伍,宋怀东博士获得 2001 年度全国优秀博士论文奖,骆天红博士获得 2003 年度全国优秀博士论文奖。目前拥有博士生导师 15 名,硕士生导师 14 名,中国中西医结合学会专业分会主委和副主委 5 人,上海市中西医结合学会专业分会主委副主委 8 人,享有较高的国际影响力和学术声望。

一、瑞金医院及上海市伤骨科研究所、高血压研究所、内分泌与代谢病研究所、血液学研究所

上海交通大学医学院附属瑞金医院建于 1907 年,原名广慈医院,是一所集医疗、教学、科研为一体的三级甲等综合性医院,有着百年的深厚底蕴。医院拥有中国科学院院士陈竺、陈国强,中国工程院院士王振义、陈赛娟、宁光等一大批在国内外享有较高知名度的医学专家,其中王振义院士荣膺 2010 年度国家最高科学技术奖。

医院共设有 46 个临床学科和 9 个公共学科。现有国家教育部重点学科 4 个(血液病学、内分泌与代谢病学、心血管病学、神经病学);国家临床重点专科项目 22 个和国家临床研究中心 1 个;目前也是国家中西医结合示范单位;上海市重点学科"重中之重"1 个,上海市优势学科 2 个,上海市特色学科 1 个,上海市重点学科 2 个,上海市教委及卫生局重点学科 6 个。医院还设有上海市临床医学中心 3 个,6 个市级研究所(上海市伤骨科研究所、上海市高血压研究所、上海市内分泌与代谢病研究所、上海烧伤研究所、上海血液学研究所、上海消化外科研究所),科技部国家重点实验室 1 个(医学基因组学国家重点实验室)、教育部重点实验室 1 个(功能基因组和人类疾病相关基因研究教育部重点实验室),卫生部重点实验室 2 个(人类基因组研究重点实验室、内分泌代谢病重点实验室),上海市重点实验室 5 个(上海市中西医结合防治骨与关节病损重点实验室、上海市高血压重点实验室、上海市呼吸传染病应急防控与诊治重点实验室、上海市内分泌肿瘤重点实验室和上海市胃肿瘤重点实验室)。

长期以来,上海交通大学医学院附属瑞金医院支持并推升医院中西医临床诊疗能力,发挥中医特色优势,开展中西医联合诊疗,科室间建立了中西医合作关系,形成了一批中

西医结合优势学科群,在研发提高临床诊疗水平的中西医结合特色技术、孵化原创中西医结合科研成果、培养国内引领、国际知名的中西医结合学科带头人等方面持续用力。近年来,医院以中西医结合优势病种为基础,完善中西医结合诊疗方案,为患者提供优质的中西医结合诊疗服务,从而形成可复制可持续的建设模式与标准。2021年成为上海市中西医结合旗舰医院建设单位。

瑞金医院中医科自1956年建科以来,突出中医传统医疗特色,依托综合性医院先进现代医学技术力量,开展中西医结合临床和科研工作。刘德傅(1915—1991),女,四川奉节人。上海医科大学附属瑞金医院中医教研室教授。长期从事妇产科中西医结合临床研究,运用中医"调气法"治疗妇科杂病,获上海市中医、中西医结合科研成果奖。

夏翔(1938—2018),上海人。1962年毕业于上海中医学院,就职于上海第二医科大学附属第九人民医院中医科,1984年调任至上海第二医科大学附属瑞金医院中医科科主任,1992年晋升为上海第二医科大学教授、任中医教研室主任;1993年加入中国民主同盟,任民盟上海市第十一届医卫委员会副主任;1995年获"上海市名中医"称号;1997年加入中国共产党,同年被评为"全国老中医药专家继承班"指导老师,享受国务院政府特殊津贴;2004年经上海市卫生局批准成立"上海市夏翔名老中医工作室";2011年成立国家中医药管理局"夏翔全国名老中医传承工作室",2014年受聘"上海市中医文献馆馆员"。历任中华中医药学会理事,中华中医药学会内科分会副主任委员,中华中医药学

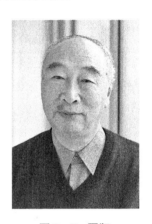

图3-7　夏翔

会老年病分会副主任委员;上海中医药学会副会长,上海中医药学会内科分会主任委员,上海中医药学会老年病分会主任委员;国家自然科学基金会评审委员;上海市教委高评委中医学科组组长;上海市卫生局高评会委员、中医学科组组长等职。

夏翔教授是全国著名的中医内科、老年病学专家。他治学严谨,学识渊博,专业功底深厚,衷中参西,思路广博,精研脏腑、气血学说,倡导脾肾为主、气血为治、益气活血为要的学术观点,特别是对心脑血管疾病和老年病有独到见解,主持省部级以上科研课题10余项,并多次获上海市中医药科技进步奖;SXG指脉仪在中医诊断学上的应用,1989年获上海市中医药科技进步奖;回春饮治疗老年期痴呆的临床观察和实验研究,1993年获上海市中医药科技进步奖;脑萎缩前期的诊断及中医药干预研究,1995年获上海市科技进步奖二等奖;自我保健体系研究,1997年获上海市科技进步奖二等奖;百岁方治疗老年血管性痴呆的临床观察和实验研究,2004年获上海市科技进步奖三等奖。主编及副主编《上海市中医病症诊疗常规》《上海市名中医学术经验集》《中医秘方大全(内科)》《中国中医独特疗法大全》《中医内科学》《自我保健医学》《中医古籍选读》《现代中医药应用与研究大全(内科)》等10余部学术著作。

近年来,瑞金医院通过建立中西医结合医院平台,完善组织框架,从制度到具体措

施,全方位在综合医院中树立中西医结合的样板。通过聚焦五大常见病及疑难病:恶性肿瘤(结直肠癌、胃癌)、代谢性疾病(糖尿病足)、慢性筋骨病(脊柱骨质疏松性骨折)、血液病(恶性淋巴瘤)、急诊(重症急性胰腺炎)等发挥中西医结合的诊疗优势,建设院内科室间中西医结合合作机制。打造具有中西医协同、特色鲜明、疗效显著的中西医结合旗舰单位。

中西医结合平台建设:瑞金医院以宁光院长为第一负责人,建立完善的中西医结合管理机制,持续加大对中医临床科室的建设力度,探索创新中西医结合诊疗模式,搭建中西医协同的临床研究平台,创建智慧中药房和互联网医院,加大中医药文化传播投入。力求提升中医、中西医结合的临床诊疗能力,形成中西医优势互补、协同发展,"有机制、有团队、有措施、有成效"的中西医结合医疗模式,并加以推广。

中西医协同诊治胃肠道肿瘤:瑞金医院中医科与肿瘤科均为国家重点临床专科建设单位,两个科室强强联合,依托瑞金医院胃肠肿瘤多学科团队的平台,通过对术后患者的筛查,归纳总结中医证型分布;运用西医评价体系找到胃癌、结直肠癌复发高危患者,应用中医"扶中消积法"的干预治疗,以期改善临床结局,提高临床治愈比例。

中西医协同诊治糖尿病足:国内外尚无中西医结合治疗糖尿病足溃疡的临床实践指南。中医治疗糖尿病足溃疡的诊疗方法尚不够规范,其有效性不能客观体现,妨碍了中医疗法在国际上的推广。因此,联合中医科、内分泌科,建立基于证据级别的糖尿病足中西医结合诊疗规范和分级诊疗体系为进一步规范本病治疗,形成具有循证医学证据的中西医防治糖尿病足溃疡的临床实践指南,对提高糖尿病足溃疡的防治水平、满足人民健康需求具有重要意义。

中西医协同诊治脊柱骨质疏松性骨折:重点聚焦、重在打通中西医协同诊疗机制。建立脊柱骨质疏松性骨折中西医结合最优治疗方案,减少脊柱骨质疏松性骨折的漏诊、误诊、误治,降低骨质疏松性骨折风险及再次骨折发生率,提高患者的生活质量,减轻社会经济负担。

中西医结合诊治淋巴瘤:瑞金医院血液科为国家级血液病临床医学研究中心,中医科为国家重点临床专科建设单位及上海市中医优势病种——淋巴瘤建设单位。瑞金医院拥有中西医结合治疗白血病的丰硕成果,依托强大的临床和科研实力,通过开展联合查房、开设整合门诊等新举措加强科室间中西医协同。建立瑞金特色的一体化的淋巴瘤评价、随访标准和病例数据库,在共同的平台上开展临床诊疗工作和科学研究。建立淋巴瘤中西医结合全程管理模式、瑞金特色的中医辨证治疗和护理调摄方案,为患者提供最佳的治疗方案、优质的长期随访和健康管理措施。

中西医结合诊治重症急性胰腺炎:建立重症急性胰腺炎中西医结合协同诊疗平台及规范化诊治流程;在SAP的急性炎症反应期,辨证论治选择大承气汤"通里攻下"的治疗方案;在感染消耗期和脏器功能恢复期,建立中西医结合评估重要脏器功能体系,用中西医结合方法促进脏器功能的恢复,提高患者的抢救成功率,缩短病程,减少费用。

（一）瑞金医院——上海市伤骨科研究所

瑞金医院伤科前身为解放前沪上"八大伤科"之一，由我国著名中医骨伤学家魏指薪教授，于 20 世纪 20 年代由山东曹县来沪创立。1955 年魏指薪响应党的号召，毅然关闭了私人诊所，带着家人及徒弟一起加入了上海第二医学院，担任中医教研组组长，并同时在广慈医院成立中医伤科任科主任。1958 年 7 月，在市、院领导指示下，成立了全国第一家伤科研究所——上海市伤科研究所，关子展兼任首任所长，叶衍庆、魏指薪任副所长，正式开创了中医伤科和西医骨科的合作、中西医共同研究、继承发展的路程，围绕关节脱位、手法、软组织损伤、中药加速骨折愈合等方面开展了一系列中西医结合研究工作。

魏指薪（1896—1984），山东曹县人。中医学教授、主任医师、魏氏伤科创始人、二级教授，中国农工民主党党员。曾任广慈医院（现上海交通大学医学院附属瑞金医院）伤科主任、中医教研室主任、上海市伤科研究所副所长、上海第二医学院祖国医学教研组主任，中华全国中医学会上海分会副理事长。中国农工民主党第 7 届、第 8 届中央委员会委员，中国农工民主党上海市第 2 届委员会委员，第 3、4、5 届委员会常务委员。魏指薪出生于中医世家，自幼随父魏西山学习中医骨伤医术。1925 年来沪行医，日门诊量逾 400 人次。1955 年加入上海第二医学院，先后任中医教研组组长，中医伤科主任。1958 年任上海市伤科研究所副所长，协同著名骨科学家叶衍庆开展中医、中西医结合骨伤科研究

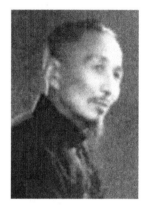

图 3 - 8　魏指薪

工作。魏氏家学渊源，酷爱武术，将医、武融汇于一身。他通过 60 多年的医疗实践，逐步形成以"内服药和外敷药相结合、手法与导引相辅佐"为特色的中医骨伤科流派，成为"上海伤科八大家"之一。整理出反映魏氏伤科学术经验的"祖国医学治疗软组织损伤理论探索""理气活血剂在骨折愈合过程中的生物力学观察""魏氏伤科手法临床应用"等资料，完成《关节复位法》《伤科常见疾病治疗法》《魏指薪治伤手法与导引》等论文及专著，系统介绍治伤手法与导引疗法，对伤科学的发展起到较好的推动作用。

魏氏伤科由魏指薪教授创立，历经李国衡、施家忠、李飞跃等教授的不断开拓和创新，成为全国有很大影响的重要中医骨伤科流派之一。经上海市科委批准先后成立上海市伤骨科研究所（1958 年）和上海市中西医结合治疗骨关节疾病重点实验室（1997 年）。近年来研究成果已在上海多家单位推广应用，2010 年国家中医药管理局正式批准建设"全国名老中医药专家李国衡传承工作室"，以对魏氏伤科流派的学术传承做更加深入的研究与探索。开办继续教育学习班 3 次，培训人员约为 200 人次；获得国家专利 1 项；2012 年成功申报成为上海市第三批非物质文化遗产，完成魏氏伤科治伤手法与导引技术的规范化操作整理工作，并获 2013 年度上海市中医药科技进步奖二等奖。

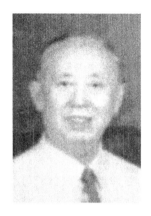

图 3-9 李国衡

李国衡（**1924—2005**），江苏扬州人。中医学教授、主任医师，魏氏伤科第二代传人、瑞金医院终身教授，中国农工民主党党员，享受国务院政府特殊津贴。曾任上海第二医科大学附属瑞金医院中医教研室副主任、伤科主任，上海市伤骨科研究所副所长。1938—1943年师承魏氏伤科创始人魏指薪，为魏氏伤科学术流派的主要传人，从事临床医、教、研工作50余年，深得魏氏学术真谛，并有所创新与发展。他认为损伤有内外之分，内伤以脏腑气血为主，应以四诊八纲确定损伤部位和病理性质；外伤以皮肉筋脉骨为主，临床检查突出"望、比、摸"三法。用药要根据伤者年龄、病情而异。对全身症状不明显者，外治为主；单纯内伤，着重内治；外伤与内伤并存，则内外兼治。对于跌打损伤，强调通过手法治疗以正骨理筋、理气活血。关节脱位者大都可在无麻醉下一次复位。1990年被国家人事部、卫生部、中医药管理局认定为全国老中医药专家学术经验继承人导师。1995年被评为上海市名中医。著有《伤科常见疾病治疗法》《魏指薪治伤手法与导引》《中国骨伤科学·整骨手法学》《中医治疗疑难杂病秘要·伤骨科》《魏指薪教授诞辰一百周年学术讨论集》。

（二）瑞金医院——上海市高血压研究所

1959年上海市高血压研究所通过广泛的中西医结合探索和实践，提出针对高血压要防治结合、中西医结合、药物和非药物（包括气功）方法结合的原则，在降压同时，要兼顾纠正机体平衡失调的中西医结合综合防治方针。并在中西医学理论指导下，运用现代科学方法对气功防治高血压的功法、临床疗效和作用机制进行系列研究。数十年医疗和研究实践证明：气功锻炼对高血压及其心脑血管并发症预防、治疗和康复确有疗效，气功"祛病养生"有科学依据。

（1）气功治疗能降低、稳定血压，巩固疗效：患者易受内外因素干扰导致血压波动疗效不稳定，及长期服药可能带来的副作用，是抗高血压治疗的两大难题。将204例高血压患者随机分为对照组（单纯规律服药）和气功组（气功锻炼加规律服药），经5年系统随诊观察：对照组疗效维持在65%～70%，且40%加药；而气功组疗效稳定在85%～90%，且1/3减药。以后历时18年，对10批、总计3 819例的患者观察能重复疗效，表明坚持气功锻炼、实施综合治疗血压稳定，疗效巩固。

（2）气功治疗能消减危险因素、预防并发症（脑卒中）：实验资料揭示：气功锻炼具有降低交感活性、纠正机体异常反应性和改善高血脂、高血糖、高血凝状态等有益作用。242例高血压患者30年前瞻性对照随诊观察发现：对照组脑卒中专项发病率为40.85%，而气功组仅15.57%，明显少于对照组，相对危险度仅0.501 8。

（3）提高生活质量、延缓机体老化：课题组吸取各家所长，整理推出以"心静、体松、气和"的锻炼要领及以"动静结合、辨证施功、整体保健"的实施原则，经广泛推广应用和多项实验检测,显示坚持气功锻炼能增强机体调控机能、纠治失衡状态、延缓生理老化、减轻病变程度的功效。

王崇行(1936—),上海第二医科大学(现上海交通大学医学院)附属瑞金医院上海市高血压研究所研究员、教授,享受国务院政府特殊津贴。历任上海市高血压研究所气功研究室主任、流行病学研究室主任、副所长,上海市心脑血管疾病防治研究办公室副主任。曾兼任中国气功科学研究会理事,中国医学气功学会理事,中西医结合学会养生康复委员会委员,上海市气功研究所名誉顾问,上海中医药学会气功分会副主委。长期从事中西结合防止高血压的医疗、科研工作和心脑血管疾病人群防治、健康教育。在中医虚证理论和辨证分型病理生理基础探讨,中西药结合降压小复方(珍菊降压片等)研制,传统养生保健和气功防治高血压等方面有深入研究和丰富经验,尤其是运用现代科学方法对气

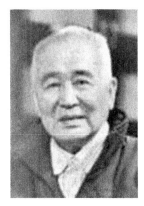

图 3 - 10　王崇行

功疗法临床疗效、作用机制和功法整理进行系列综合研究。曾主持和参与国家医学攻关课题等一批科研项目,并获得卫生部、国家中医药管理局和上海市等颁发的科技进步奖多项,发表论文 100 余篇,主编《气功治疗心脑血管疾病》等专著 6 部。

(三) 瑞金医院——上海市内分泌与代谢病研究所

瑞金医院内分泌代谢学科作为我国中西医结合研究的发源地之一,肇始于我国内分泌学的先驱、本学科的创建者邝安堃教授。1952 年他主导了广慈医院(瑞金医院前身)内科专业分组,开启了瑞金医院内分泌学科的中西医结合发展之路。邝安堃曾任上海交通大学医学院院长,上海市高血压、内分泌研究所所长。邝氏早年留学法国,吸收西方最先进的科学技术,回国后响应国家西医学习中医的号召,拜中医大家陈道隆先生为师学习博大精深的中医理论,从此走上了中西医结合的研究道路。

1957 年,邝氏等受卫生部委派组成的中西医结合治疗小组赴也门为国王阿哈默德治病,效果显著,归国后受周恩来总理接见,盛赞他们"不辱使命"。邝氏欣喜地看到中西医之间可取长补短,能极大提高疗效,由此他对中医的兴趣日隆。1958 年,瑞金医院聘请沪上名老中医陈道隆为内科中医顾问,邝氏拜其为师随诊 8 年,深感中医辨证论治之精妙。其间,他还向姜春华、张镜人、丁济南等其他沪上名老中医虚心请教,常得良方相告,临床试用,每获显效,这使其中西医结合研究之信念弥坚。

20 世纪 50 年代末,邝安堃和陈家伦教授将西医实验方法引入中医"证"的研究,采用不同剂量的肾上腺皮质激素、甲状腺素、丙硫氧嘧啶等药物以及肾上腺皮质烧灼、肾动脉结扎、肾包裹等方法建立类似中医"阳虚"和"阴虚"的动物模型,并以壮阳药或滋阴药进行反证证实。其中大剂量肾上腺皮质激素所建立的"肾阳虚"动物模型已成为中西医结合科研史上的经典,广被学术界认可,卫生部药政局制定颁布的《中药新药研究指南》将"氢化

可的松阳虚"动物模型作为补肾壮阳药物药效学评价的模型。

20 世纪 70 年代,邝安堃和陈家伦开启血浆环核苷酸含量与阳虚、阴虚患者关系的临床研究,发现阴虚内分泌疾病 cAMP/cGMP 比值显著升高,而血浆 cAMP/cGMP 比值降低是阳虚患者共同特点,创造性地用中医的阴阳学说用于解释西医内分泌疾病,如甲亢为阴虚,甲减乃阳虚,同时他在临床中用中西医结合方法治疗甲减和甲亢,取得显著效果。其后,他们又开展中医"肾虚"与性激素关系的研究,发现雌二醇/睾酮比值升高与肾虚有关,从内分泌视角对中医的"阴阳学说"进行探索研究,促进了对中医药理论的科学认识,发表 40 多篇中西医结合论文,所申报的"用现代方法研究中医阴阳学说的初步结果"项目获国家卫生部科技奖甲等奖,"中医虚症理论的初步探讨"获上海市重大科研成果二等奖。在研究过程中深刻地认识到中医理论与现代医学神经内分泌学说的诸多类似之处,阴阳学说中的相互对立、相互制约又相互依存很契合神经内分泌中的兴奋与抑制、分解与合成、激素的升高与降低、既拮抗又协调整合的原则。中医的五行相生相克学说与神经内分泌的反馈调节存在异曲同工之妙,认为内分泌是中西医结合的桥梁。

鉴于其在中西医结合研究领域的开创性工作和重大影响力,邝氏在 1981 年成立的第一届中国中西医结合研究会当选为副理事长,为国务院学位委员会第一届中西医结合学科评议组组长,新创刊的《中国中西医结合杂志》名誉总编辑。1979 年上海市内分泌研究所成立,邝氏任第一任所长,内分泌代谢学科也于 1981 年成为我国第一批通过的内分泌和中西医结合临床双博士点。

进入 20 世纪 90 年代,瑞金医院内分泌学科先后于 1994 年成为卫生部内分泌代谢病重点实验室,1997 年成为 211 工程重点建设学科。在大力开展内分泌代谢疾病分子机制研究的同时,时任所长陈家伦教授不忘邝老的中西医结合理念,于 1994 年牵头,联合上海瑞金医院、华山医院、北京协和医院、广州中山医科大学附属医院和四川华西医科大学附属医院开展中药复方金芪降糖片的随机、对照、双盲、多中心的中法合作临床研究,法国专家负责研究方案的设计、揭盲和数据统计,中国专家负责临床研究的实施,结果显示,金芪降糖片不增加体重,可降低餐后血糖,与优降糖联合应用明显增强其降糖作用,该结果发表在 Diabetes Metabolisme (Paris),1995,21:433-439。这是一项严格按照循证医学标准进行的临床研究,以观察中药复方的降糖效果,为中药复方的临床疗效验证树立了典范和标杆,也是中医药走向世界的必由之路。

(四)瑞金医院——上海血液学研究所

瑞金医院血液科和上海血液学研究所是国内血液专业首屈一指的专业,是国家教育部 211 工程重点学科、上海市教委重点学科、上海市卫生局医学重点学科。经过多年来国家的重点投资建设,尤其是自 1987 年起成立上海血液学研究所以来,已经建设成为学科门类较为齐全,临床医疗和基础研究紧密结合的特色学科。上海血液学研究所成立于 1987 年 4 月,成立之初主要包括原上海第二医科大学各附属医院(瑞金医院、仁济医院、新华医院、上海市第九人民医院、上海市儿童医学中心)的血液科和基础医学院病理生理教研室共 6 个成员单位,2005 年 6 月上海第二医科大学与上海交通大学合并之后又新增了上海市第一人民医院、上海市第六人民医院、上海市儿童医院血液科三家成员单位,是一个学术研究紧密结合而结构松散型的联合体。上海血液学研究所现有王振义、陈赛娟2 名工程院院士,陈竺中科院院士,国家杰出青年科学基金获得者 7 名。

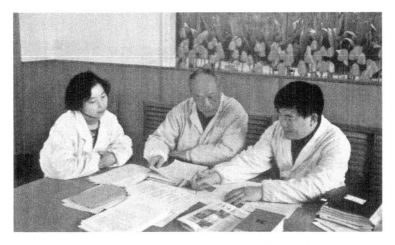

图 3 - 11　上海血液学研究所王振义(中)和陈竺(右)、陈赛娟(左)院士

多年来,上海血液学研究所始终坚持中西医协作诊疗,在临床治疗、基础研究等方面不断创新、深入合作,取得了一系列重大科研成果和临床成就。

1. 中医中药体系转化为现代医学模式在实践中的作用

1994 年,在一次国内学术会议上,陈赛娟院士偶然得知国内同行用砒霜(三氧化二砷)治疗肿瘤和白血病有一定疗效。在之后的体外实验中,三氧化二砷不仅能作用于早幼粒白血病癌细胞,而且还有剂量依赖的双重效果,即在较大剂量时诱导细胞凋亡,而在较低剂量时则诱导细胞分化。分子和细胞水平的研究显示砒霜能选择性诱导早幼粒细胞白血病的致病蛋白质发生降解。这些工作的系列论文发表在美国的《血液》期刊上。

中医对早幼粒白血病的治疗原则是:扶正祛邪,补气养血,滋阴助阳,解毒化瘀清热。现存的中医古籍中记载着一些不同的中药治疗白血病的复方,在复方黄黛片这个复方中,雄黄的主要成分是四硫化四砷(A),青黛的有效成分是靛玉红(I),丹参的有效成分则是丹参酮 II A(T)。瑞金血液研究团队又从分子生物学和生物化学的角度,详尽阐明了传统中医方复方黄黛片治疗早幼粒白血病的分子机理。结果显示,四硫化四砷是本方的"君药",它直接作用于癌蛋白,通过诱导其降解,从根本上逆转癌细胞的疯长,使其分化成熟。丹参酮和靛玉红作为本方的辅助药物,主要是通过促进癌蛋白的泛素化并加快其降解,进一步促进白血病细胞的分化成熟,抑制癌细胞的细胞周期及分裂增殖来发挥作用。动物试验结果还表明,使用了青黛以后雄黄的毒副作用大幅度降低。这些体现了典型的"臣药"和"佐药"的功效;并且丹参酮和靛玉红通过增加运送四硫化四砷的通道蛋白的数量,显著增加了进入白血病细胞的四硫化四砷浓度,从而提高了疗效,两者都起到了"使药"的作用。复方黄黛片通过各组分的联合应用,产生了大于三个组分加和的协同效应。研究成果由陈竺团队于2008年发表在《PNAS》上。这是世界范围内第一次从分子生物学和生物化学的角度解析和阐明一个完全依据中医理论研发出来的中药复方,在细胞和分子水平明确的作用靶点和分子机制,特别是每种药物在分子水平作用与中医对每味药物在复方中的地位和作用的认识是如此一致,这一研究受到了国际主流科学界的积极评价。

沿着瑞金血液由中医中药体系转化为现代医疗模式,更多的中医药开始进入现代医学研究范畴。中西医协同作用的思想在白血病治疗的多年实践及研究中不断得到正名。硫化砷和伊马替尼单独使用对慢性粒细胞白血病的研究都有较好疗效,后者更是针对其病因设计的靶向药物,但它们单独使用也都有明显的缺点,如易引起耐药。而两种药物合用治疗慢性粒细胞白血病取得的治疗效果是"君臣佐使"配伍原则在中西医协同治疗领域的又一成功实践。此外,瑞金医院血液研究团队在对M2b型急性髓系白血病的致病蛋白进行药物筛选后,他们发现中药提取物冬凌草甲素能选择性剪切急性髓系白血病的1-ETO基因,干扰下游靶基因的异常调控并特异地靶向白血病启动细胞,相关药物已获得Ⅰ期临床试验批件。另一款具有中药属性的,三尖科植物三尖杉中得到的生物碱高三尖杉酯碱被瑞金医院血液科团队用于治疗急性髓系白血病,临床上被用于诱导化疗效果不佳的患者,研究表明高三尖杉酯碱能有效提升预后不良患者的治疗效果,为治疗髓系肿瘤提供了全新的路径。更多基于现代医疗模式的中医药领域的研究,正沿着瑞金血液模式快速开展。

2. 中西医协作诊疗在血液疾病诊疗体系建设中的探索

2018年,瑞金医院血液科牵头的国家重大疑难中西医临床协作试点项目正式启动,聚焦临床中疑难危重的再生障碍性贫血,试图寻找全新的治疗组合,为患者提供高质量的中西医结合诊疗方案。

围绕再生障碍性贫血各治疗阶段建立中西医协同诊疗模式。通过中西医整合资源、优势互补、协同攻关,发挥"两条腿走路"的优势,提高临床疗效。项目针对目标疾病各个阶段的临床特征,制定了"西医全程管理、中医适时介入、中西精准融合"的创新性模式,再塑再生障碍性贫血诊疗体系。

筑建中西医协作基础、搭建中西医协作团队、构建中西医协作机制。瑞金医院血液科历来重视中西医协同发展,重视中西医诊疗人才体系建设,重视与中医团队的合作。成立中西医联合专家小组和诊治团队,开展中西医联合例行查房每周一次。建立疑难病例中西医联合会诊制度,针对诊断和治疗困难的疑难病例,主要采用专家现场会诊、专家圆桌讨论或患者赴医院MDT门诊等形式;建立即时的专家电话和微信沟通咨询通道,主要目的是及时解决患者发生病情变化的诊断和治疗调整问题;建立三家医院首诊患者的标准诊治流程。

培植中西医诊疗理念、培育中西医项目高地、培养中西医人才梯队。瑞金医院血液科不遗余力地培育中西医协同发展的项目高地,并培养中西医协同发展的高素质人才。目前已建立的骨髓衰竭性疾病诊治联盟,共同讨论、分工、申报并立项《国家重大疑难疾病中西医临床协作试点项目》《上海市中西临床协作专项》。并依托课题项目研究,培养临床与科研紧密结合的青年学科人才,促进学科队伍建设。

3. 平台建设奠定未来中西医医教研管基础

通过对创新的中西医协作模式探索,瑞金医院血液科搭建了三大基础设施平台,奠定了中西医医教研管的未来发展基础。

① 重大疑难疾病中西医临床协作平台:依托瑞金血液医联体和骨髓衰竭性疾病诊治联盟,建设了重大疑难疾病中西医临床协作平台,以促进医疗质量均质化,诊治模式标准化,促进运行机制制度化。② 基于真实世界的再障中西医结合临床"数据库"的建立:依托国家和上海的中西医协作项目,与瑞金医院信息科和交大云临床数据中心合作,将患者在临床诊治时所产生的中西医结合诊疗数据,并与临床数据管理中心的服务器,集合起来协同工作,形成一个安全的数据存储和访问的系统——瑞金中西医疾病数据库。③ 中西医结合诊疗的生物样本库的建立:为了规模化、高效地收集和利用患者在中西医结合治疗过程中的生物样本、生物信息和数据,瑞金医院血液科建立了中西医生物样本库,以开展细胞遗传学、细胞生物学、分子生物学、基因组学和蛋白组学等领域的研究。

二、仁济医院

仁济医院建于 1844 年,是上海开埠后第一所西医医院。医院目前由东西南北四个院区和上海市肿瘤研究所组成,是一个学科门类齐全,集医疗、教学、科研于一体的综合性三级甲等医院。医院设有 54 个临床医技科室,在坚持强化老牌优势专科的同时,仁济西院不断探索多科协作与资源整合,努力发展新兴学科和亚专业。特色专科主要包括:消化内科、风湿病科、泌尿外科、功能神经科、妇科肿瘤科、头颈外科、产科、重症监护室。

仁济医院中西医结合工作的开展有着悠久的历史。1959 年开展中药黄柏制剂治疗肺结核病的临床研究,在上海市卫生局组织下,全市有 10 余家医院的肺科成立了代号"防59"治疗肺结核协作组。由仁济医院担任组长单位,与上海医学工业研究院、中药一厂协作,对中药黄柏进行药理实验和剂型的研究,取得一定进展。还完成蟾酥膏对肺癌疼痛的疗效研究,获得上海市卫生局中西结合成果奖二等奖。

（一）针刺镇痛辅助麻醉

针刺镇痛辅助麻醉是中国医学史上最具原创性的医学研究领域之一,被世界卫生组织认可为中国原创性医学科学研究五项重大成果之一。由于其属于非药物性辅助麻醉方法,与西医的麻醉方式如全身麻醉相结合,具有使用安全、生理干扰少、术后恢复快、并发症少、术后伤口疼痛轻等优点。仁济医院麻醉学科在针刺镇痛辅助麻醉方面一直处于国内外领先地位。1972 年,首例针刺麻醉下体外循环心内直视手术在仁济医院成功完成,标志着针刺镇痛辅助麻醉可以应用于大型手术中,将针刺镇痛辅助麻醉技术和适用病种提升到一个新的高度。2005 年,英国 BBC 在仁济医院拍摄纪录片《替代疗法：针灸》,记录针刺镇痛辅助麻醉下进行心脏手术的全过程,引起国内外极大震动。国家中医药管理局三级实验室——针麻效应实验室成立于 2009 年,麻醉科前任主任王祥瑞教授为第一任研究室主任。实验室以围手术期重要器官保护这一复杂且重要临床难题为导向,以针麻理论和临床经验为指导,结合现代神经科学及分子生物学研究手段,开展针刺治疗神经系统疾

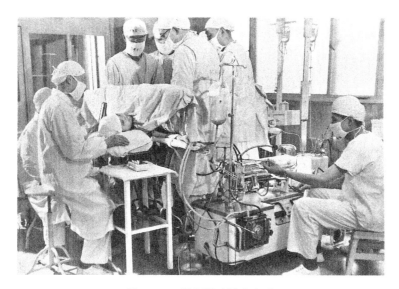

图 3 - 12　针刺辅助镇痛麻醉

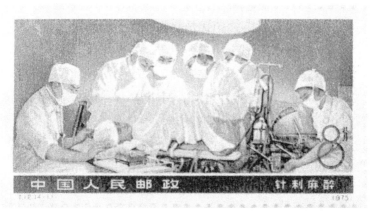

图 3 - 13　国家邮政局为纪念该重大事件而发的邮票

病以及在围手术期重要脏器保护中的作用机制研究及临床研究。目前,实验室的俞卫锋教授、王祥瑞教授先后主持"国家自然科学基金重点项目""国家重点基础研究发展计划"子课题 3 项,实验室骨干成员先后主持国家自然科学基金、上海市科委自然基金等项目 50 余项,并且在 *Anesthesiology*、*British Journal of Anesthesia* 等麻醉国际顶级期刊发表 SCI 论文 60 余篇。

在王祥瑞教授于 2007 年承担的国家重点基础研究发展计划("973"计划)子项目"基于心脏手术的针麻镇痛理论及其作用机制研究"和俞卫锋教授 2020 年承担的国家自然科学基金重点项目——"脊髓-延髓间门控疼痛的新环路机制"为基础下,仁济医院就针刺麻醉的作用机制及临床应用前景展开了丰富的基础及临床研究,主要包括如下 4 个方面:① 针刺麻醉对心脏手术患者循环系统的保护作用及其机制研究:聚焦心脏手术围手术期可能发生的心肌缺血甚至并发心肌梗死及严重心功能不全等临床难题,通过临床试验发现,针刺麻醉可显著降低患者手术风险,稳定血流动力学,提高心脏复跳率,减少血管活性药的使用率等。在此基础上,仁济医院麻醉科率先成功开展的针刺麻醉下体外循环心内直视手术,是我国的开创性医学转化成果。② 针刺镇痛的神经生物学机制:在外周和中枢水平阐明针刺镇痛的神经网络机制。通过引入前沿的神经科学相关技术与手段,如转基因动物的构建、病毒标记、光化学遗传学调控、双光子钙离子成像等技术和方法,以今释古,探索针麻治疗慢性疼痛的关键机制,为临床针刺治疗慢性疼痛以及降低术后慢性疼痛的发生提供理论支持。近期实验室也已开展脊髓电刺激镇痛的机制研究,目前已取得阶段性研究成果,并已开展相应的临床试验。③ 探讨围手术期针刺麻醉参与神经保护的机制研究:探讨围手术期针麻在中风后遗症和脊髓损伤的中枢神经保护作用和可塑性调控机制,为针麻在临床转化治疗中风后遗症和脊髓损伤提供理论基础。④ 智能针麻治疗设备开发:以临床需求为导向,科学理论为指引,有针对性地开发新型、智能型针麻临床仪器。目前已着力开发针对慢性疼痛治疗的脊髓电刺激电极,并已取得了良好前期研究结果。为后期智能针麻治疗设备的临床转化奠定了坚实理论基础。

自 2013 年以来承担了国家重点基础研究发展计划("973"计划)"基于临床的针麻镇痛与机体保护机制研究"中的子课题"针药复合麻醉在心肺手术的应用及机体保护效应"(课题编号 2013CB531902)。该课题以针药复合麻醉心肺手术为载体,着重解决针药复合麻醉心肺手术方案的制定、规范与优化问题,即根据中医针灸理论和临床实践,制定出规范、优化、并且可以在临床上推广应用的针药复合麻醉心肺手术方案;在此基础上,重点进行针麻心肺手术临床评价指标的制定、收集、分析和评判,确定针麻镇痛与机体保护效应的临床评价指标,阐明针药复合麻醉在心肺手术围手术期的镇痛效应和机体保护效应的机制;并进一步明确了复合疾病如高血压、糖尿病以及老年患者对针麻镇痛效果以及机体保护效果的影响,为全面推广针药复合麻醉手术打下坚实基础。

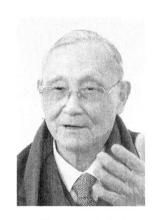

图 3 - 14　秦亮甫

秦亮甫(1924—2019),江苏武进人。上海第二医科大学附属仁济医院教授、主任医师。全国首批 500 名名老中医专家之一,上海市继承老中医学术经验继承班一、二、三、四届指导教师,1995 年被评为"上海市名中医"。享受国务院政府特殊津贴。中国针灸学会理事,上海针灸学会常务理事,上海中医药学会理事,上海中医药大学、上海市中医研究院专家委员会名誉委员。

20 世纪五六十年代开展针刺麻醉在甲状腺手术及脑外科手术方面的临床研究及运用,1972 年参与完成全国第一例体外循环心内直视手术的针刺麻醉,获得全国科学进步奖一等奖,是上海针刺麻醉的奠基人之一。融合秦氏家传、国医经典、西医理论,形成了针药结合,中西并举的海派针灸风格。创立了"头八针取穴法"异病同治,用于头痛、失眠等疾病的治疗,其传承人李鹤教授对其临床疗效进行了循证医学研究。创立了辨证施治的秦氏哮喘敷贴甲方、乙方、丙方,"冬病夏治"用于过敏性疾病的治疗,其传承人沈惠风教授在现代医学机制上作了深入研究。在秦氏家传经验的基础上采用"秦氏皮病一号方"内服,"秦氏皮病外洗方"熏洗联合西药激素软膏外用,中西医结合治疗湿疹、顽固性荨麻疹等皮肤病。曾九次赴法讲学,获得"东方神针"美誉,任法国刘易斯巴士德大学医学院客座教授,获"依堡卡特"奖章,澳大利亚维多利亚中国医药针灸联合会高级顾问。

(二)中西医结合治疗慢性肾脏病肾纤维化

1961 年由陈曙霞、陈梅芳、张庆怡主持中医病房肾病工作,设病床 16 张。1969 年陈梅芳等设立中西医结合病房,采用中西医结合主攻尿毒症。辨证论治配制中药Ⅰ号方,以煎药灌肠法以及结肠透析等给药,同时进行利尿中药的筛选和中药药理的探索,以后又开展了腹膜透析疗法。应用透析疗法辅以中药治疗后,尿毒症患者预后有了明显改善,不同程度地延长了生命。

1979 年成立上海第二医科大学肾病研究室,1986 年张庆怡任室主任,研究了常用中药玉屏风散的药理机制,主要是提高机体的细胞免疫及体液免疫力,而使症状改善,尿蛋白减少。首先报道中药雷公藤多苷治疗特发性 IgA 肾病,通过 279 例肾脏病病因分析及中西医结合辨证施治提高疗效,1981 年、1982 年连续获得上海市中西医结合科技成果奖二等奖和中西医结合重大科技成果奖。肾脏科长期坚持中西医结合研究,应用中西医两法诊断,在治疗慢性肾脏病及慢性肾功能不全、尿毒症上取得了较好的疗效。以治疗各种疑难及危重肾脏疾病为临床特色,如原发性及继发性肾脏病包括红斑狼疮肾病、糖尿病肾病、肾性高血压等。黄芪防治慢性肾脏病和糖尿病肾病的系列研究获得中国中西医结合科技进步奖和上海中西医结合科技进步奖。终末期肾脏疾病的替代治疗始终是本学科的特色,在国内处于较高地位,在国外也享有一定的声誉。

陈梅芳（1930—2020），浙江宁波人，1955 年毕业于浙江医学院，1958 年进入仁济医院工作，曾任中华中西医结合学会常委，中华全国肾脏病学会常委，中华肾脏病学会中西医结合专题研究组组长，上海市中西医结合学会副理事长，上海市肾脏病学会主任委员，上海中医学会常委，仁济医院肾内科、中医科主任，第二医科大学中医教研室主任，传统医学研究中心副主任，仁济医院中西医结合肾病研究室主任，中医教研室主任、内科教研室副主任。上海第五届、第六届政协委员。1989—1993 年美国汉方医药研究所任医学顾问及研究员。

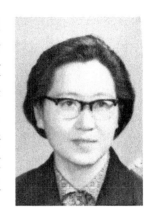

图 3‑15　陈梅芳

陈氏为北京中医研究院西学中学习班第一届学员，研究舌象形成的机制及临床意义。发表《玉屏风散为主治疗病毒性心肌炎及体外药物筛选的研究》《玉屏风散治疗实验性肾炎的研究》《100 例阴虚光红舌临床分析及形成机制的初步探讨》等中英文文章 80 余篇。编写《舌诊研究》《肾脏病知识》等著作 7 本。1980 年获上海市科研二等奖，1982 年获上海市重大医学科技成果奖。1988 年为表彰她在中西医结合领域的成就，中国中西医结合学会和上海卫生局分别授予她"荣誉证书"。任《中华肾脏病杂志》《上海医学》《上海中医药杂志》编委，上海市科委中医药专业委员会委员等职。

张庆怡（1932—2008），江苏吴江人，上海第二医科大学内科教授，仁济医院肾病研究室主任，博士生导师，曾任上海市中西医结合学会理事兼肾病专业委员会主任委员，中华医学会肾脏病分会委员，中国中西医结合学会理事，中国中西医结合学会肾脏疾病专业委员会委员，享受国务院政府特殊津贴。张庆怡教授从事慢性肾炎及慢性肾衰竭的诊断，发病机制及中西医结合治疗方法研究和临床工作 40 多年，对顽固性肾病综合征及慢性肾衰的研究与治疗有特别的造诣。发表学术论文 100 多篇，主编或参编《肾脏病的饮食疗法》《内科理论与实践》《临床肾脏病学》《临床治疗学》等专著 15 部，国家发明专利 1 项，上海市专利发明竞赛一等奖 1 项。

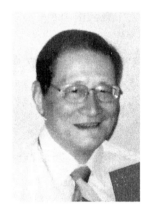

图 3‑16　张庆怡

上海交通大学医学院附属仁济医院肾内科拥有国家中医药管理局中医药科研实验室（三级）肾脏分子细胞实验室，在中西医结合治疗慢性肾脏病肾纤维化的研究方面，尤其是黄芪延缓肾纤维化进展机制的研究方面取得了突出成就，率先发现黄芪可通过抑制 MAPK 信号通路抑制 TGF‑β1 表达和肾小管细胞凋亡，从而改善肾纤维化，揭示了慢性肾脏病肾纤维化的关键信号通路，并将黄芪延缓肾纤维化这一研究成果应用于临床，进行了基础‑临床的转化应用。先后获上海市科技进步奖二等奖及重大科技成果奖、获卫生部科技进步奖三等奖。近年来，学科带头人倪兆慧、牟珊教授团队获中国中西医结合学会科学技术奖一等奖、二等奖,华夏医学科技奖三等奖 1 项、上海医学科技奖二等奖 1 项,上海中西医结合科技进步奖二等奖 1 项等。为延缓我国慢性肾脏病患者的肾纤维化做出了重要贡献,已在全国应用。

此外,仁济医院在 20 世纪 60 年代开始应用中医药治疗心血管疾病,从大量中药中筛选寻求治疗心血管病的有效药物,1965 年黄定九首先采用中药"苏合香丸"治疗心绞痛。1971 年俞国瑞等与第九制药厂合作,研制成丹参制剂治疗冠心病,经 323 例临床应用,有效率达 82%,从而推广使用。1978 年对丹参制剂作药理机制的研究,证实具有使红细胞携带氧能力提高、微循环血流速度增快作用,此项成果于 1978 年获上海市重大科技成果奖。20 世纪 70 年代,在全国首创应用中药牛黄解毒片治疗慢性粒细胞白血病,取得满意的疗效,并推广至其他单位。

20 世纪 80 年代,首先应用中西医结合治疗晚期血吸虫病肝硬化,并成功地运用腹水浓缩回输治疗难治性大腹水,获 1981 年卫生部科技成果奖二等奖。20 世纪 80 年代末 90年代初,经研究试用中草药治疗慢性病毒性肝炎,在国内首先应用冬虫夏草脂质体治疗慢性乙型肝炎,获 1992 年上海市科技进步成果奖三等奖。氧化苦参碱治疗丙型肝炎,经临床使用均取得良好效果,其近期疗效与国外的重组干扰素疗效相近,且已推广应用。

著名眼科中医陆南山,1956 年来院兼职,1966 年转为专职。他开拓了眼科的中西医结合诊治工作,先后发表论文 10 余篇,出版了《眼科临诊录》专著 1 部。运用计算机整理老中医陆南山在整理角膜病方面的经验,获 1980 年上海市卫生局中西医结合科技成果奖三等奖。

余养居,曾任中国中西医结合耳鼻咽喉科专业委员会副主任委员、顾问。扩大和发展了中医对噪音病的认识,在用药方面提出了以补肾为本,活血化瘀为主,咽喉应润津,发声宜益气和宁心安神之品,提高了临床疗效,主编《中西医结合噪音病学》。

三、第九人民医院

上海交通大学医学院附属第九人民医院的前身"伯特利医院"创建于 1920 年。1952年更名为上海第九人民医院(以下简称"九院"),1964 年正式成为上海第二医科大学附属第九人民医院,2005 年上海第二医科大学与上海交通大学正式合并,九院改名为上海交通大学医学院附属第九人民医院。2014 年 11 月,经上海市人民政府同意,上海交通大学医学院附属第九人民医院与上海交通大学医学院附属第三人民医院(前身宝钢医院,属三级综合性医院)整合,统一布局,统一管理。

九院现拥有 5 位中国工程院院士:著名整复外科专家张涤生教授、口腔颌面外科专家邱蔚六教授、骨科专家戴尅戎教授、口腔颌面头颈肿瘤专家张志愿教授及眼科专家范先群教授。

"十三五"以来九院学科临床综合实力逐年提升。整复外科现为国际上规模最大的整形外科医学中心和国内最大的整形外科医教研中心。口腔颌面外科已达到国际领先水平，各类牙科诊疗达到国内领先水平，部分国际先进水平。骨关节外科和脊柱外科处于国内优势地位。眼整形眼眶外科、眼肿瘤治疗达到全国领先水平，耳神经颅底外科在亚专业领域的国内排名近年始终位居全国三甲，辅助生殖中心年取卵周期过万，是全国辅助生殖中心中诊疗不孕症妇女平均年龄最高的辅助生殖中心。心血管介入治疗、钬激光前列腺剜除治疗、周围血管疾病治疗、疝与腹壁外科疾病诊治、病理性肥胖手术治疗、脑卒中介入治疗等方面，处于本市领先水平。

九院的口腔黏膜科是我国口腔医学医教研水平居全国前列的高等口腔医学、临床和科研基地，是国家临床重点专科建设项目和上海市口腔临床医学中心所在地，临床诊疗能力水平属于全国第一方阵，门诊量已超 10 万人次，居全国之首。本学科于 2001 年成为上海市中医特色专科，2005 年成为上海市卫生局医学重点学科，2008 年作为口腔项目首次入选国家中医药管理局"十一五"重点专病建设项目（口腔白斑症）。2012 年入选国家中医药管理局"十二五"重点专科建设项目，2013 年入选国家临床重点专科建设项目，是国内同类学科中唯一一家国家级"双重点"学科。学科以口腔黏膜癌前病变防治为工作重心，研发了 5 种天然药物的特色制剂，治疗口腔黏膜潜在恶性病变近 20 万人。同时探索开展了各种诊疗新技术，如微波技术联合中医药湿敷治疗唇风、中西医结合治疗口腔念珠菌病等。并制定了口腔黏膜白斑症、口糜病、唇风的中西医结合诊疗指南和临床路径，开设中西医结合口腔黏膜病诊疗专病门诊。2016 年，获中华口腔医学会科技奖二等奖。2017 年获批上海市中医药新兴交叉学科建设项目，目前已建成具有特色鲜明的中医口腔黏膜病专科。

四、新华医院、上海儿童医学中心

上海交通大学医学院附属新华医院创建于 1958 年，是新中国成立以来上海自行设计建设的首家综合性医院。新华医院学科设置齐全，特色鲜明，共有内、外、妇、儿等临床、医技科室及诊疗平台 60 个，是全市三级医院中唯一一所同时拥有围产和完整儿科亚专业的综合性医院，为首批国家级儿童早期发展示范基地。医院普通外科、心脏大血管外科、小儿外科、急诊医学科、耳鼻咽喉头颈外科、皮肤科、儿内科小儿呼吸专业、中医儿科、检验科和临床药学等 10 个学科位列国家临床重点专科建设项目。

医院拥有多个省部级临床研究与诊治中心，包括卫生部中国遗传医学中心新生儿筛查和遗传代谢病部、上海市小儿外科临床医学中心、上海市危重孕产妇会诊抢救中心、上海市危重新生儿会诊抢救中心、上海市产前诊断中心、上海市儿童听力障碍诊治中心、上海市新生儿先天性心脏病筛查诊治中心、上海市罕见病诊治中心、上海市儿童罕见病诊治中心等 9 个省部级诊治及抢救中心等。

新华医院拥有上海市儿科医学研究所、环境与儿童健康重点实验室、小儿消化与营养重点实验室、胆道疾病研究重点实验室等 8 个研究基地。近年来共获得国家科技进步奖 2 项、省部级科技进步奖 52 项;教育部新世纪人才、上海市领军人才、上海市优秀学术带头人等市级以上人才项目 156 项。设有新华临床医学院以及上海交通大学医学院临床医学系、临床营养学系、儿科学系、耳鼻咽喉科学系 4 个医学教育学系。

2015 年,新华医院正式成立临床研究中心,该中心是上海第一家基于医院的临床研究系统化支撑创新平台性机构,与加拿大渥太华大学医学院和美国哈佛医学院深度合作,汇聚医生、临床流行病学家、临床药师、统计学家,遵循国际化的科学水平和伦理标准,搭建临床研究的协作网络,推动临床研究项目的质量提升,并为临床医学研究成果的转化提供规范化途径,充实了临床研究人才库。在临床研究中心的支撑下,依托上海交通大学医学院生命早期健康研究院,“千天计划”——国内首个探索人类重大发育源性疾病的航母级临床研究项目已取得初步进展,该项目在生命早期健康领域的研究成果将有力地推动我国妇幼健康以及相关政策的决策科学水平迈上一个新台阶。

上海交通大学医学院附属上海儿童医学中心(简称“儿中心”)于 20 世纪 90 年代立项建设,是由上海市人民政府与世界健康基金会(Project HOPE)合作共建的一所集医、教、研于一体的三级甲等儿童专科医院。1998 年正式建成对外开放,时任国家主席江泽民为医院题写院名,时为美国总统夫人的希拉里·克林顿女士亲临为医院开张剪彩。2017 年 1 月,经国家卫生和计划生育委员会审批同意,成为国家儿童医学中心的建设主体单位之一。2018 年 5 月,医院建院 20 周年之际,时任美国总统唐纳德·特朗普夫妇向医院致以贺信。

医院拥有多个在国内外具有重要影响力的优势特色学科,如小儿心血管、儿童血液肿瘤、儿童保健(发育行为儿科)。心脏中心是国内建立最早、全球规模最大的小儿先心病诊治中心,儿童血液肿瘤中心已成为国内规模最大的诊治中心。儿童保健(发育行为儿科)专业是我国该学科领域的发源地之一。

医院拥有 31 个临床科室,其主要特色有: ① 具有良好的国际化发展背景。医院目前与 10 多个国家的 30 多个国际顶尖医疗机构建立了姐妹合作关系。② 总体疾病诊治疑难度位于市级医院前列。拥有 6 个国家重点学科、国家临床重点专科和若干省部级重点实验室、研究所。小儿心脏中心、血液肿瘤中心是全球最大的儿童诊治中心,医教研结构完善,代表国内该领域最高学科水平。近年来,医院疾病诊治疑难危重度指数(CMI)位列市级领先。③ 医疗质量处于先进水平。2010 年成为国内首家通过 JCI 国际医院认证的儿童专科医院;2018 年问鼎上海市政府质量金奖。④ 科技创新成果显著。近年来,获得国家自然科学基金数量位列全国儿童专科医院榜首,入围《自然》出版集团中国百强医院,先后以第一单位(或第一合作单位)获得国家科技进步奖 8 项(占全国儿童医院获奖总数一半以上)。⑤ 积极主动承担社会责任。率先启动西部、东北地区儿科医护人员培训计划(2002 年);率先开展“一带一路”援助计划(2012 年)。

新华医院和儿童医学中心依托国家儿童医学中心、国家中医儿科临床研究基地中西医结合儿科联合体,以中西医保健为主体,构建了融预防-中西医协同治疗-康复于一体的中医儿科临床体系,确立了以脑系、脾胃系以及肺系病症中西医防治相协调的三个稳定的发展方向,均在国内处于领先地位。脑系病症方面,率先在国内开展输合配穴-抑木扶土针推法干预小儿脑性瘫痪(肝强脾弱证)的临床研究及推广。首倡将"脊背六法"等推拿手法与神经发育学疗法、Vojta疗法等现代运动疗法技术有机融合。结合现代医学的理论研究,提出抽动障碍"肝肺并调"的学术思想,创制"祛风止动方"。经大样本病例回顾分析显示该方总显效率高达94.7%,验证了抽动障碍的发病机制,探讨了中西医结合治疗抽动障碍的临床诊疗方案,并在上海市10余家医院开展了临床路径推广工作,先后诊疗抽动障碍患儿2000余例,同时也吸引了日本、马来西亚等国际患者前来求诊,取得了令人满意的疗效,在国际上也取得了良好的声誉。获得国家自然基金资助、上海市科委、卫生局等各级基金支持项目20余项,在国内外各类期刊上发表SCI、核心等论文百篇。

五、上海市第一人民医院

上海交通大学附属第一人民医院始建于1864年,史称"公济医院",英文名Shanghai General Hospital,为当时国内规模最大的西医医院,也是全国建院最早的西医综合性医院之一。医院"一院两址",分设虹口和松江两部,同时全面接管嘉定江桥医院。

医院名家荟萃,20世纪中后叶汇集了乐文照、任廷桂、胡懋廉、赵东生、张镜人、谢桐教授等国内著名医学专家,在医学上创出了众多国内第一,如:第一例针麻手术、第一例肝叶切除、第一例足趾移植再造拇指、第一台国产心向量图描记器研制、首个国产心脏临时起搏器样机研制等。1958年9月5日《人民日报》报道:"上海市第一人民医院耳鼻喉科和中医科合作,采用针灸代替药物麻醉,已获得成功。"引起全国范围内轰动和效仿。

医院现拥有眼部疾病国家临床医学研究中心1个,教育部重点学科1个,国家临床重点专科建设项目8个,上海"振龙头"项目3项;上海市临床医学中心、急救中心、医学领先重点学科、重点实验室、工程技术研究中心、麻醉质控中心等多个重点中心;形成了一大批具有影响力的特色学科。多人次入选新世纪百千万人才工程国家级人才、卫生部突出贡献中青年专家;多次荣获以国家科技进步奖二等奖为代表的各类国家级、省部级荣誉奖项。

医疗技术水平领先,积极开展无痛、微创等特色诊疗技术,挂牌成立"亚太脊柱外科人工智能临床及转化中心"等10余个疾病诊治中心,完成沪上首台第四代"达芬奇"机器人手术,完成沪上首例Mazor机器人辅助下脊柱肿瘤切除术,开展全国首例裸眼3D腹腔镜下直肠癌根治术等一系列具有代表性的国际国内高精尖手术。

成立上海首家高标准临床研究院,打造创新联合体。积极开展医疗人工智能、分子影像、生物材料、细胞、微创等多方面的科研合作。近几年,获国家科技部重点研发计划等重大研究项目,国家自然科学基金项目数突飞猛进,取得历史性突破。发表一大批以Science、JAMA等为代表的高水平论文。医院现有住院医师规范化培训国家基地20个,上海市基地20个;专科医师规范化培训国家基地3个,上海市基地24个。现有博士生导师 94 名,硕士生导师 177 名,博士点 25 个,硕士点 36 个。代表中国参加世界医学教育联合会评定,高质量通过评审,获得国际认可,被评为国家级临床教学培训示范中心(培育)单位。

中西医结合眼科

通过传承中医理论、利用现代医学方法,首创"眼底出血疾病中西医结合多靶点治疗体系",研制的复方中药制剂灵杞黄斑颗粒(沪药制字 Z05050795)治疗全世界为头号失明的眼病"眼底出血性疾病",临床视网膜黄斑疾病的治疗中表现了显著效果,探讨并提出了具备标本兼治特点的全新中西医结合临床诊疗方案与路径。由上海市第一人民医院眼科中心牵头、复旦大学眼耳鼻喉科医院、上海中医药大学各附属医院参与的"眼底出血性疾病的中西医结合临床体系研究"获 2014 年"上海市中医药三年行动计划"重大科研项目资助。研究表明该方法能有效改善患者的视力预后,提高患者的生活质量。中国中西医结合眼科泰斗、中国中医科学院名誉院长、国医大师唐由之教授认为这是在眼科领域中一个里程碑式的重要技术进步。研究成果共发表中外文核心期刊论文 42 篇,其中 SCI 论文 18 篇;主编出版著作 3 部,获国家专利 2 项;参与国际、国内大会发言 29 次;开办继续教育学习班 17 次,培训人员 3 800 人次;获得省部级以上科研项目 7 项;获得华夏医学奖(2012 年)、上海市科技进步奖(2015 年)等。

六、上海市第六人民医院

上海市第六人民医院始建于 1904 年,2002 年成为上海交通大学附属医院,是一所三级甲等大型综合性教学医院。医院以国家临床重点专科为引领,整合各学科优势,逐步推进多学科合作,引导医院向临床能力强、技术水平高、专科持续发展的方向,不断提高临床专科能力建设水平。医院现有国家临床重点专科 6 个(骨科、内分泌代谢科、耳鼻咽喉科、医学影像科、运动医学科、急诊医学科),国家重点学科 3 个(骨外科学、内分泌与代谢病学、心血管病学),国家中医药管理局重点专科 1 个(针推伤科),上海市"重中之重"临床医学中心 2 个,上海市"重中之重"临床重点学科 2 个,上海市医学领先重点学科 3 个(四肢显微外科、内分泌代谢科、介入影像学),上海市临床药学重点专科 1 个(药剂科),上海市卫生健康委员会中医临床优势专科 2 个(中医脑病,针推伤科)。"十三五"期间,医院加强引进和创新人才培养,重点抓好高端人才和优秀青年人才的培养。目前,医院拥有工程院院士 1 人,国家"青年千人计划"1 人,卫生部突出贡献中青年专家 5 人,国家"973"首席科学家 1 人,国家杰出青年基金 2 人等 50 多位优秀学术/技术带头人。

医院以国际影响力和国内领先的科技创新中心为导向,构建科研创新平台,加速重点实验室建设,建设配套完善、技术先进、功能齐全和开放共享的公共服务平台。"十三五"期间,上海市糖尿病重点实验室分别于 2016 年、2019 年评估中获得优秀;2017 年医院获批干细胞临床研究机构;2018 年医院获上海市睡眠呼吸障碍疾病重点实验室;2019 年医院成立临床研究中心。

医院倡导开展紧密结合临床应用的医学科技创新,建立有效的科技创新评价机制和激励机制,提高科技创新的主动性、积极性和实战能力,以提升医院总体科研实力。"十三五"期间,在科研成果方面,共获院外各类奖项 34 项,其中国家级奖项 2 项、省部级一等奖 6 项。在科研项目、课题及论文方面,共获国家级课题 370 项,其中国家重大项目 18 项,SCI 论文 2 247 篇,IF≥10 的论文 80 篇。

上海市第六人民医院历来重视中医药的发展和中西医结合研究,是全国综合医院中医药工作示范单位,上海交通大学中西医结合硕士、博士学位研究生及博士后培养基地,上海中医药大学硕士、博士学位研究生培养点,国家中医脑病药物临床试验基地,上海市中医住院医师规范化培训基地和中医专科医师规范化培训协同基地,上海市国际针灸培训中心基地,陆瘦燕针灸传承研究中心所在地,上海市针灸临床医学专业委员会主任委员单位以及上海市中医药学会适宜技术分会主任委员单位。中医科与针推伤科分别建于 20 世纪 50 年代和 80 年代,先后拥有 3 名上海市名老中医,是临床、教学、科研全面发展的科室,具备较强的中医诊疗能力,具有鲜明的中医特色,医院各西医科室与中医科、针推伤科开展了中西医结合临床、教学、科研和人才培养。

从 20 世纪 50 年代开始,六院就掀起了西学中的热潮,开始了中西医结合的历史进程。最早与上海中医学院附属第五门诊部建立协作关系,开办中医学习班和针灸学习班,并在院内开设中西医结合病床,建立内科、儿科、妇产科等中西医联合门诊。20 世纪 60 年代,金明渊教授还担任了上海市西医学中医班的教学工作,将中医辨证论治的思想普及到了医院各西医科室。

医院打造中西医并重的人才梯队,中医、中西医结合学历背景执业医师 26 人;西医学习中医医师 20 余人,广泛分布于骨科、内分泌代谢科、肾脏内科、神经内科、肿瘤内科、感染科、老年医学科等各大重要临床科室。在前人的传承和引领下,上海市第六人民医院中医、中药、针推伤方向不仅继承了中医药的传统优势,在发挥中医药原创优势的基础上,坚持中西医并重,促进中医药的创新发展。

医院探索并建立了较为成熟的中西医结合诊疗模式,先后设立糖尿病肾病整合门诊(内分泌科、肾内科和中医科)、腰椎间盘突出症整合门诊(骨科、康复科、介入科、疼痛科和针推伤科)、眩晕整合门诊(神经内科、耳鼻咽喉头颈外科学和中医科),取得了良好的疗效。2021 年成为上海市中西医结合旗舰医院建设单位。

（一）针推伤科

长期以来,科室带头人许帼光主任运用中医、针灸开展针刺麻醉手术,在治疗冠心病、病毒性心肌炎、慢性支气管炎、哮喘、面瘫、肩周炎、腰腿痛、腰突症等各种疾病方面取得显著疗效,是上海市首批名老中医,曾担任上海市针灸学会理事长。经过数十年的建设发展,科室继往开来,现任主任吴耀持教授,主任医师,博士生导师,是国家级和上海市非物质文化遗产名录"陆氏针灸"第四代入室弟子,"陆瘦燕针灸传承研究中心"主任,欧洲世界针灸医师协会副主席、爱尔兰针灸学院院长及法国马塞中医学院院长、上海市针灸临床医学专业委员会主任委员、上海市中医药学会适宜技术分会主任委员和上海市中医药适宜技术专家指导委员会主任委员,上海市"杏林新星"和上海市中医"师带徒"人才培养计划项目导师。

（二）中医科

中医科成立于 20 世纪 50 年代初,是上海市中西医结合学会综合医院中西医结合促进会主任委员单位,国家药品监督管理局中医脑病药物临床试验基地,上海市中医住院医师规范化培训基地和中医专科医师规范化培训协同基地,上海交通大学医学院和上海中医药大学研究生培养点。

杨炳初教授为上海市名老中医,霍清萍主任医师曾任上海中西医结合学会活血化瘀专业委员会主任委员,目前担任上海市中西医结合学会综合医院中西医结合促进会主任委员。现任主任王兵主任医师,长期从事中西医结合临床、科研及教学工作,是纽约州立大学布法罗分校高级访问学者,中华中医药学会脑病分会、健康管理分会委员和补肾活血法分会委员,上海市中医药学会脾胃病分会和络病分会常务委员,上海市中医药学会脑病分会委员。

科室团队坚持实行中西医两套诊断、中西医结合的诊疗方针,注重发扬光大传统中医药学,在临床各种常见病、多发病及疑难杂症的诊疗方面逐渐显现出明显的优势和特色。缺血性脑血管病为本科诊治的绝对优势病种,已逐步形成一套集预防、诊断、治疗为一体的中西医并举、内外兼用、防治结合的独特的治疗方案。科室与诸多西医科室开展联合门诊、会诊、教学科研等多种形式的合作,在中西医结合防治脑病、代谢性疾病、眩晕、糖尿病肾病、消化系统疾病、恶性肿瘤、痔疮等疾病方面具有丰富的临床经验和科研成果。

（三）中药学科

上海市第六人民医院药学部门依托中药制剂和中药特色服务对中医科和针推伤科开展诊疗服务、创建国家综合医院中医示范病区形成了强有力的技术支撑;创立了中药配方颗粒剂药房,可提供 415 个常用品种,服务不同层次患者需求的同时,也对弘扬中医药事业发挥了重要推动作用;建立中医临床药师服务体系,通过查房和联合门诊为中医科患者提供全方位的药学服务。设计并构建了医院临床用药决策支持系统,将中药饮片(中成药)、剂量管理(特别是毒性中药饮片)、疗程管理、帖数管理、医保控量、相互作用(特别是与化学药间相互作用)、适应证等规则纳入审方平台,使得该系统成功实现了事前审方、事中干预和事后点评的一体化药学服务新体系,形成了具有本院特色的中医药临床决策知识库,成为上海市首家医院实现病区全医嘱审方,上海市卫生健康委员会发文全市推广。院内现有 300 个中成药品种,提供常用中药饮片 471 种 589 个品规;中药饮片年门诊处方量近 90 000 张,饮片使用量近 140 万个,可供全院 47 个临床科室使用。

科室团队创建了上海市第六人民医院中药临床转化工作平台,并形成了本院独特的中药学研究与培养体系,带头人郭澄教授长期从事中药免疫学和中药抗肿瘤学的研究和教学工作,培养硕、博士研究生23名,发表SCI论文50篇;核心期刊200篇;申请专利11项;主编专著2部;围绕中药相互作用研究以第一完成人获得上海医学科技奖三等奖和上海中西医结合科学技术奖一等奖各1项。

七、上海市精神卫生中心

上海市精神卫生中心拥有国家精神疾病临床重点专科、国家药物临床试验机构、上海市精神心理疾病临床医学研究中心、上海市重性精神病重点实验室、上海交大医学院985精神疾病样本库、大型神经影像数据共享平台和上海市精神卫生研究所等。1998年被国家食品药品监督管理局批准为首批"国家药品临床研究基地"。曾得到国家"重大新药创制"科技重大专项、国家自然科学基金、卫生部行业基金项目支持,建立了支撑临床研究及动物实验运行的专业团队和执行团队。

上海市精神卫生中心目前具有完备的精神疾病基础研究平台"上海市重性精神病重点实验室",该平台力图综合应用分子生物学、细胞生物学、实验动物学、脑电生理、脑影像、计算生物学等多学科的研究手段,来解决重性精神疾病病因机制研究的瓶颈问题,以寻找重性精神疾病的生物学诊断治疗标志,希冀为临床研发明确的靶向治疗方法奠定基础,来探讨神志病及传统中医药方法治疗神志病的机制。其下设精神疾病临床资源库(精神疾病生物样本库、影像数据库)、生化研究室、遗传研究室、脑电生理和脑电影像研究室、分子神经精神分子生物学实验室、转化神经心理学和认知神经科学实验室。

上海市精神卫生中心从事中医精神科临床工作有着悠久的历史,中西医结合研究室成立于1958年,重点发展的临床技术为:首发精神病的中西医结合治疗,减轻抗精神药物所致不良反应如体重增加、闭经、流涎及心脏、肝脏等方面的问题,缩短诊治时间,增加服药依从性、减轻患者精神创伤及药物不良反应。运用中医理论怒伤肝、喜伤心、思伤脾、忧伤肺、恐伤肾等导致阴阳失调,主张调理阴阳平衡的学术观点,立心、肝、肾论治法治疗神志病。在临床上开展了中药内服与中医外治诊疗模式。建立中医结合治疗病房,有一批老中医专家研发了8种院内制剂,并获得专利授权,应用于临床治疗至今。同时也是上海市中医神志病研究所挂靠单位。

近年来针对抗精神病药物引起的催乳素增高及代谢综合征等不良反应方面联合使用滋肾柔肝汤、调胃承气汤等治疗,开展对癫病、郁病使用归脾汤加减、逍遥散合二陈汤加减及柴胡疏肝散合四君子汤加减汤等临床应用。同时运用中医理论对神志病进行辨证施治,主要针对常见神志病及虚病(药物不良反应)联合中医治疗等提供专业的综合治疗方案,采用传统方法与现代科学方法相结合,提供多元化的治疗模式。开展中医特色早期干预模式的防治方案,采用内服(如中药汤剂、中成药等)、外治(如熏蒸等)等中医治疗。

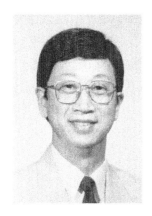

图3-17 张明岛

张明岛(1939—)，上海交通大学医学院(原上海第二医科大学)教授、博士生导师，上海市精神卫生中心主任医师。现任上海市卫生健康委员会卫生信息顾问、中华医学会上海分会、上海市医学会副会长、上海市医学会图书情报专业委员会主任委员、上海市医学科技奖奖励委员会副主任委员、上海市中医药科技服务中心副理事长、上海市传统医学工程学会会长、上海市疾病预防控制精神卫生中心专家委员会副主任委员。

张氏毕业于上海第二医学院医疗系。1981—1983年美国国家卫生研究院访问学者，1986—1989年美国加利福尼亚大学及密歇根大学高访学者。曾任上海市卫生局副局长(主管中医药)、上海市医学会副会长、上海市中医药学会副会长、上海市中西医结合学会副会长(第四届)、上海市传统医学工程学会会长、《上海市发展中医条例》立法组组长、上海市医学科技奖奖励委员会副主任委员、上海市科学技术进步奖评审委员会医疗卫生专业评审组组长、《上海卫生志》主编、上海市精神卫生研究所所长。在国内外发表学术论著300余篇，主编、参编专业著作27部，获奖24项，其中，获卫生部和上海市科学技术进步奖7项。

第三节　同济大学

同济大学历史悠久、声誉卓著，是中国最早的国立大学之一，是教育部直属并与上海市共建的全国重点大学。1907年，德国医生埃里希·宝隆在上海创办"德文医学堂"，是同济大学的前身，也是同济医学专业的开端。20世纪50年代，在全国高等学校院系布局调整中，医学院整体迁出至武汉，但同济人医学情结至深，历经百年沧桑后，同济大学在新世纪之初重建医学。2000年4月，同济大学与原上海铁道大学合并，在原上海铁道大学医学院的基础上恢复设立了"同济大学医学院"。

经过快速发展，临床医学专业在全国第四轮学科评估中排名进入B+，并被列入国家一流本科专业建设点名单，医学学科的整体水平已跻身全国医学院校前10%。2021年，同济大学医科进入QS全球医学排名301～350位，稳居国内第11位。

为探寻同济医科的创新发展之路，近年来，同济大学结合世界医学发展前沿、未来趋势以及国家需求，将医科发展重点集中于对接国家重大需求、未来发展前景看好的"干细胞""肿瘤""脑与脊髓""心脏"等几大领域。2010年成立"转化医学高等研究院"，在各家附属医院布局并成立转化医学中心，聚焦四大方向。在建校110周年之际，基于附属医院的特色医疗资源，分别着力建设干细胞、脑与脊髓、心血管疾病、肿瘤生物治疗等四大研究中心，采用灵活的双聘机制，深化基础研究与临床应用的紧密合作。随着这一战略的深入实施，同济大学在干细胞及转化医学领域的重大研究成果丰硕。同济大学干细胞研究中心,现已成为上海市科创中心建设的重要组成部分。

一、上海市第十人民医院

上海市第十人民医院(暨同济大学附属第十人民医院),创建于1910年,1993年成为卫生部首批"三级甲等"综合性医院。现有国家临床重点专科3个,上海市工程中心2个,上海市技术创新中心1个,上海市技术服务中心1个,上海市医学研究中心2个,"一带一路"国际联合实验室1个,上海市"重中之重"临床医学中心2个,上海市"重中之重"临床重点学科1个,上海市临床重点专科5个,上海市公共卫生重点学科1个,国家药物临床试验机构16个,上海市科普基地2个,是上海市护理质控中心和上海市临床营养质控中心挂靠单位。

上海市第十人民医院以中医、西医汇聚创新为目标,推进中西医结合创新临床研究、基础研究、转化以及科普宣传的立体化建设,打造中西医结合的创新核心技术——"整体＋局部绿色中西医结合防治一体化解决方案"的领先地位。医院立足现有中西医结合治疗优势病种,建立多个难治病种的中西医结合特色诊疗中心。

上海市第十人民医院主要聚焦中西医结合治疗优势的常见病和难治病,重点建设早期肺癌合并多发结节中西医结合防治一体化中心,早期甲状腺癌合并多发结节中西医结合防治一体化中心,早期乳腺癌合并多发结节中西医结合防治一体化创新中心,肠息肉中西医结合防治一体化创新中心以及肥胖中西医结合个体化诊治中心。

2021年成为上海市中西医结合旗舰医院建设单位。医院将以中西医结合中心为基本运行单位的创新模式,促进中西医结合难治病防治创新中心的建设和发展。以早期肺癌合并多发结节中西医结合防治一体化创新中心为示范单位进行建设,并将该中心的成功经验进行总结,在五大学科五大专病中推广,以促进中西医结合诊疗中心的快速建设,逐步形成全院中西医结合诊疗难治疾病的态势。

颜德馨首席名老中医工作室

"颜德馨首席名老中医工作室"成立于2005年8月,旨在收集、整理、研究颜德馨教授学术思想、临证经验,传承祖国传统医学文化。国医大师颜德馨教授是工作室的学术带头人,虽已耄耋之年,却依然怀揣弘扬中医药文化瑰宝、发展中医药事业的高度责任感与使命感,德艺双馨,率先垂范。工作室成员兢兢业业,注重文化传承,加强名老中医经验整理,历年来编撰出版专著多部,参与多项符合中医药自身特点的重大课题研究,同时发扬中医,服务社会,积极参加媒体宣传、社区宣讲、医疗咨询等活动,加强中医、中药文化的传播,并组织义诊赠药,服务百姓大众,深获好评。2009年11月"颜德馨首席名老中医工作室"荣膺"全国先进名医工作室"称号。

颜氏长期从事疑难病症及生命科学研究,在学术上重视继承,更致力于开拓创新,获得了相当高的医学成就。在20世纪60年代,颜氏即致力于中医治疗血液病的研究,首创白血病辨证分型,并在国际上首先提出"雄黄为抑制白血病的有效药物",奠定了中医治疗血液病的总体思路。20世纪70年代其又倡导"久病必有瘀""怪病必有瘀"理论,为众多疑难杂证提出新的研究思路。颜氏从事生命科学研究,至20世纪80年代提出"衡法"治则观点,并主持"瘀血与衰老"科研项目,提出瘀血实邪乃人体衰老之主因的新观点,荣获国家中医药管理局科技进步奖二等奖,其研究成果曾刊载于人民日报头版,蜚声海内外。上海科教电影制片厂根据该科研成果摄成《抗衰老》科教片,向全国放映,在延缓衰老领域独树一帜,影响深远。20世纪90年代,颜氏注重中医临床硬件的建设,在上海铁路局中心医院(现上海市第十人民医院)成立铁道部上海中医技术中心,建造了中医楼,集中医病房、中医实验室、中医研究所于一体,开展具有中医特色的教学、科研、临床研究活动,并通过示范中医科评审。2002年,颜氏又在该院领衔上海市中医心脑血管病临床医学中心的建设。2003年颜老在同济大学成立中医研究所,从事临床科研,硕果累累。

颜氏还主持或指导多项科研攻关项目。已完成的有:瘀血与衰老及"衡法冲剂"延缓衰老的研究、怪病必有瘀的临床和实验研究、"久病"626例血液流变学分析、衡法冲剂对"久病""怪病"的疗效观察、消瘤丸治疗血管瘤的临床研究、龙马定痛丹治疗痹症60例疗效观察、龙马定痛丹镇痛药效实验研究、衡法饮延缓衰老的临床和实验研究、正心冲剂的临床和实验研究、醒脑复智丹对小鼠学习记忆的影响、醒脑复智冲剂治疗老年期痴呆60例、延缓衰老的研究——清心开窍法治疗老年性痴呆精神行为障碍研究、颜氏衡法防治血管衰老的临床与实验研究,温阳活血方对冠状动脉斑块稳定性影响的研究等。并开展中医防治急性病研究、建立中医治疗急性热病应急网络,羌英汤治疗发热类疾病的临床与实验研究(上海市科委课题),清肠方治疗肠系发热性疾病的临床与实验研究,颜德馨教授学术思想的研究(国家科技部"十五"攻关项目)等。在科研成果方面,颜氏主持的项目"颜德馨诊治疑难病经验研究"获1998年上海市卫生局中医药科技成果奖二等奖;"衡法新药调节血脂的研究"是2003年国家中医药管理局十大推广项目及获得上海市科技进步奖三等奖、上海铁路局科技进步奖一等奖;"脑梗灵治疗脑梗塞的临床与实验研究"获2003年上海铁路局科技进步奖二等奖。

在临床工作之余,颜氏悉心研求,重视学术经验总结。历年来发表论文200余篇并出版著作多部。曾多次赴美国、法国、加拿大、泰国、印尼及中国香港、中国台湾等地讲学,备受欢迎,载誉而归,为中医走向世界做出了卓越贡献。

在"非典"流行期间,颜氏不顾高龄,不避危险,为抗击"非典"做出了重要贡献。他担任上海市中医防治专家组顾问、上海市中医治疗指导组组长及华东地区防治"非典"首席科学家,坚持中医特色,应用辨证论治原理,总结出"非典"的病机要点:热、湿、瘀、痰、虚5字。因而在"非典"得到初步控制后,颜氏分别被中国科协和中华中医药学会授予"全国防治非典型肺炎优秀科技工作者""中医药抗击非典型肺炎特殊贡献奖"。

鉴于其为中医事业做出的卓越贡献,颜氏历年来获得"上海市名中医"、"全国名老中医"、第三届"上海市医学荣誉奖"、中华中医药学会终身成就奖、中国医师协会首届"中国医师奖"等多项荣誉称号,2007年7月被文化部确定为第一批国家级非物质文化遗产"中医生命与疾病认知方法"项目传承人之一,2009 年 5 月当选国家首届"国医大师"。

二、上海市第四人民医院

上海市第四人民医院历经百年发展,是学科齐全、设备优良、医疗、教学、科研和预防于一体的综合性医院。2018 年 2 月 2 日,上海市虹口区委、区人民政府与上海同济大学签约共建同济大学附属上海市第四人民医院。历经百年发展,上海市第四人民医院(以下简称上海四院)于 2020 年 9 月整体搬迁至三门路 1279 号,新院区建筑面积 14 万平方米,床位 1 000 张。现任院长为"973"首席科学家、长江学者特聘教授、国家杰出青年基金获得者麻醉学专家熊利泽教授。

追溯历史,上海四院始建于 1921 年,原名福民医院,在当时上海滩几十家具有规模的西医医院中,无论是技术水平、硬件设施以及知名度,都是领先的佼佼者。不少社会贤达、知名人物趋之若鹜,求医祛疾。其中有文坛巨匠鲁迅先生,老一辈革命家邓颖超、张爱萍,茅盾夫妇、电影明星阮玲玉等。1945 年抗战胜利后医院更名为"上海市立第四医院",1949 年更名为"上海市第四人民医院"。是时,上海四院大师云集、名家荟萃。有一等一级教授、中华医学会眼科分会首任会长周诚浒,中华放射学会常委、北京 301 医院放射科主任高育璇,我国胸外科奠基人之一的顾恺时,肝脏外科奠基人之一的徐宝彝,现代骨科奠基人之一的李鸿儒,著名泌尿科专家陈家镳、杨松森,中华耳鼻喉科学会副主委、现代耳鼻喉科奠基人之一王鹏万,中华放射科学会副主委、中国现代放射科肿瘤学先驱的张去病,中医痔科名家林之夏等。

20 世纪 50 年代至 70 年代先后为筹建上海市黄浦区中心医院和复旦大学金山医院输送了人才。在同级医院中率先开展了数例体外循环心脏直视手术及微创胸腔手术,耳鼻喉科曹珏霖主任是我国"人工镫骨手术"的奠基人,获得全国科技大会成果奖。

医院科室齐全,综合实力雄厚。拥有上海市基层名老中医专家传承研究工作室,上海市重点专科和虹口区重点专科 15 个。拥有神经内科、耳鼻咽喉科、眼科、中医科、中医肛肠科、中医肝病学科、疼痛科、消化科等特色学科。"十三五"期间,神经外科、脊柱外科、心胸外科等学科实现从无到有。"十四五"期间将打造临床神经学科、创伤外科、心脑血管病、麻醉与围手术期医学科等重点学科,建设好泛血管病微创治疗中心、妇儿中心、睡眠医学中心、肿瘤精准诊治中心、临床转化医学中心 5 个区域医疗诊疗中心,形成老年病人围手术期管理、康复医疗一体化等特色化服务,为人民提供优质、高效的医疗服务。医院配备顶级科研型 3.0T 超导磁共振、双 C 臂数字减影血管造影 X 射线系统、ERCP 专用下球管胃肠机、高频乳腺钼靶机、全高清腹腔镜摄像系统、电子胃肠镜诊断系统、高级心肺运动康复系统、全自动生化免疫流水线等。

医院员工约 2 000 人,其中高级职称卫技人员 117 人,包括"973"首席科学家、长江学者特聘教授、国家杰出青年基金获得者、"四青"人才、名中医;中华医学会专科学会主委、杂志主编、国家级教材主编和副主编,享受国务院政府特殊津贴。床位1000张,近5年医院获得国家自然科学基金等各类资助科研课题151项;获得各类人才培养22项。

上海市第四人民医院始终肩负"以患者为中心"使命,以"学术立院、科研强院、人才兴院"定位医院业务发展,通过医疗、教学、科研和管理创新,促进医院发展,守护人民健康,提升民众健康福祉,为建设国内一流、国际知名的现代化综合型医院而努力奋斗。

三、上海市皮肤病医院

上海市皮肤病医院始建于1945年,是目前上海市唯一一家以皮肤病、性病为主要诊疗特色的公立三级专科医院,核定床位260张,在职员工500余人,年门诊量100余万人次。2020年初医院成为同济大学附属皮肤病医院,是国家卫生健康委员会及药品监督管理局指定的化妆品人体安全性与功效检验机构和化妆品皮肤病诊断机构、国家化妆品监测评价重点实验室成员单位之一、上海中药外用制剂创新工程技术研究中心、上海市性传播疾病专业技术服务平台、上海市性病治疗质量控制中心挂靠单位、上海市临床病理质量控制中心皮肤专科病理质控工作组组长单位、上海市首批获得互联网医院牌照的医疗机构之一。经上海市医疗机构制剂质量管理规范(GPP)认证生产的自制制剂达80余种。医院连续荣获上海市文明单位、上海市平安单位、上海市卫生系统职业道德基地称号。

医院专科特色显著,拥有齐全的皮肤病性病学亚学科,设有18个临床医技科室及研究部门,设有银屑病、甲病、过敏性皮肤病、毛发疾病、带状疱疹等专病诊疗部,另设痤疮、湿疹、荨麻疹、白癜风、黄褐斑、特应性皮炎等专病门诊。在化妆品安全性与功效性评价、ALA光动力临床应用、神经梅毒诊疗与性病实验诊断等方面,处于国内领先水平。近年来在银屑病诊疗、皮肤肿瘤、中西医结合治疗、医学美容、生物治疗、皮肤微生态诊治、皮肤药理及经皮给药(TDDS)等研究方面不断探索,取得长足进步。

重点学科包括光医学治疗科、性病科、环境和职业性皮肤病、皮肤药理学、肿瘤内科;重点培育学科包括皮肤内科、中医药防治疑难性皮肤病、真菌病科、皮肤分子病理、皮肤性病实验诊断技术与转化应用。2015年和2018年分别挂牌成立同济大学医学院光医学研究所和同济大学医学院银屑病研究所。

医院与哈佛大学麻省总院光医学中心、德国慕尼黑大学激光研究所以及法国贝桑松大学建立了深入、紧密的临床及科研教学合作关系,是上海市住院医师规范化培养基地和专科医师规范化培训基地。医院设立临床研究中心、一期临床试验中心、伦理委员会及国家药物/医疗器械临床试验基地,规范并培育临床研究相关工作。

现任院长李斌教授,为国家重点研发计划首席科学家、国家区域中医皮肤病诊疗中心负责人、国家中医药管理局中西医结合皮肤病重点学科带头人。主攻银屑病、慢性难愈性溃疡的中西医结合临床及基础研究。全国中医药行业高等教育十三五规划教材《中西医结合皮肤性病学》主编。

中医皮肤科是医院一支具有特色的治疗团队,全体医生均为硕士、博士以上学历,将中医特色治疗与现代医学相结合。科室医护人员始终秉承"中西结合,内外共调,标本兼治"的宗旨,开展中西医结合特色治疗。下设"中医特诊部"聘请国家级、省级以上名中医出诊,下设"中医治疗部"开展皮肤病中医特色治疗 20 余项。科室近年承担国家级、市级科研课题 10 余项;发表 SCI 论文、国家中文核心期刊论文共 50 余篇。2014 年科室获批成为中医专业临床药物试验规范基地,目前完成及在研Ⅱ、Ⅲ期中药临床试验多项。科室将带状疱疹及后遗神经痛、慢性湿疹(特应性皮炎)、银屑病、慢性荨麻疹、扁平疣、痤疮、白癜风、慢性皮肤溃疡等皮肤病的中西医结合治疗作为重点发展方向,采用中医药个体化辨证治疗及中医特色外治疗法,以期达到皮肤病的少复发、不复发的效果。

为充分发挥中医药治疗皮肤病的优势,将传统中医与现代西医有机结合,发扬中西医结合方法治疗皮肤病的优势,缩短病程,减轻患者痛苦,将中医治疗理念及技术进行传承和创新。学科主攻方向:① 中西医结合序贯疗法治疗带状疱疹及后遗神经痛。② 中药煎剂配合中药药浴治疗寻常型和红皮病型银屑病。③ 中药煎剂配合中医外治治疗急慢性湿疹、荨麻疹。④ 中药配合耳背刺络放血、无痛火针治疗扁平疣。⑤ 中药辨证论治治疗脂溢性皮炎、黄褐斑、白癜风、脱发等损容性皮肤病。

第四节　中国人民解放军海军军医大学

中国人民解放军海军军医大学,简称海军军医大学(原第二军医大学)。学校高度重视中西医结合工作,早在 1998 年就建成了军队系统第一个中西医结合博士点,中西医结合临床学科是国家教育部中西医结合临床三个重点学科之一,迄今已毕业研究生 318 名。第一附属医院(上海长海医院)1996 年建成上海市第一批"综合医院示范中医科",2008 年被列为"全国综合医院中医药示范单位"。

海军军医大学中西医结合临床国家重点学科

海军军医大学(原第二军医大学)附属长海医院中医科现为国家教育部高等学校中西医结合(临床)重点学科、国家中医药管理局中医内科(肿瘤)重点学科、全军中医内科中心,集医疗、教学、科研为一体的临床科室。

中医科下辖中医门诊、中西医结合病房、中医实验室、《中西医结合学报》编辑部 4 个部门。中医门诊年门诊量达 10 万人次,冬令膏方为中医特色治疗项目之一。

中医科于 1995 年成为硕士学位授权点,1998 年成为全军第一个中西医结合博士学位授权点,2007 年被批准为中西医结合博士后流动站,学科建设坚持以科学研究为源泉,带动临床技术提高;以人才培养为根本,保持学科持续发展;以中西医结合防治肿瘤(肝癌)为龙头;中西医结合防治肝病、糖尿病、妇科病为重点,兼顾针灸、推拿、理疗、中医外科、中医风湿科等专科的全面发展。科室先后完成国家、军队和上海市等科研课题 15 项，获军队科技进步二、三等奖各 3 项，上海市科技进步二、三等奖各 1 项，国家发明专利 4 项，上海市优秀发明奖 1 项。主编、参编专著 6 部，发表学术论文 300 余篇。

目前的主要临床特色：中药预防原发性肝癌术后复发、中西医结合个体化方案治疗原发性肝癌；中西医结合肿瘤治疗；中西医结合治疗肝病；糖尿病的一级预防及中西医结合治疗；中西医结合治疗子宫内膜异位症、多囊卵巢综合征和卵巢癌；中医内外科常见病治疗；针灸治疗多发病常见病；康复理疗、推拿治疗多发病常见病。

一、上海长海医院

上海长海医院创建于 1949 年 7 月，始称华东军区人民医学院附属医院，1951 年 7 月改称第二军医大学附属医院，1958 年 9 月更名为第二军医大学第一附属医院，1962 年起对外称长海医院，2017 年建制为海军军医大学第一附属医院。经过 70 多年的建设发展，已成为一所学科门类齐全、综合实力强劲的现代化大型综合性三级甲等部队医院，发展形成"一院两区三附属"格局。

医院本部位于杨浦区长海路，虹口院区位于虹口区东江湾路，下辖 62 个临床科室，展开床位 2 700 余张。拥有牵头建设国家重点学科 6 个、参与建设国家重点学科 9 个，国家临床医学研究中心 1 个、国家临床重点专科 14 个、全军专科中心(所)16 个、中国工程院院士 3 名。在烧创伤救治、消化系统疾病诊治、泌尿系统疾病诊治、心脑血管及大血管内外科诊治、全器官及造血干细胞移植和中西医结合治疗肿瘤等方面，具有领先水平和雄厚临床综合实力。

1958 年，党中央号召西医学习中医，原第二军医大学积极响应，从医院和基础科室选拔了 5 人参加上海中医学院的第二届"西学中"班。其中，张家庆教授 1951 年在上海中医学院毕业后任长海医院中医科主任，后又任长海医院内分泌科主任。在中西医结合治疗糖尿病的临床研究及四诊科学研究方面成就显著。

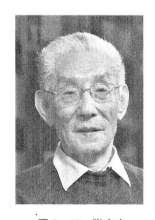

张家庆(1928—　　)，原第二军医大学附属长海医院内分泌学教授，上海市名中医，享受国务院政府特殊津贴。1954 年毕业于第二军医大学医疗系，1958—1960 年参加西医学中医，1979—1981 年任长海医院中医科主任。20 世纪 50 年代于《中华内科杂志》上在国内首例报告糖尿病性肾病及肾小管性酸中毒；20 世纪 70 年代初首先综述激素分泌的周日节律，主编出版了国内第一本《内分泌手册》。历任中国内分泌学会、中国糖尿病学会、中国中西医结合学会糖尿病专业委员会、四诊专业委员会、虚证老年病专业委员会、中医外语专业委员会等的副主任委员、卫生部老年卫生小组糖尿病专家委员会委员等。在国内首先用现代科学方法研究中医中药治糖尿病。获军队科技进步奖二等奖 3 项、三

图 3 - 18　张家庆

等奖 11 项。2009 年中华医学会糖尿病学分会授予杰出贡献奖,2009 年第二军医大学长海医院授予终身成就奖,2010 年 UCLA(美国加州大学洛杉矶分校)中西医学中心授予杰出贡献奖。

医院"十三五"以来获国家科技进步奖二等奖 4 项,军队及省部级一等奖 7 项,是国家首批住院医师规范化培训示范基地、中国研究型医院示范医院、示范高级卒中心。

医院医疗服务特色鲜明,拥有亚洲一流水平的门急诊大楼,先进的诊疗设备。自主研发的室间隔缺损封堵器、定位遥控胶囊内镜机器人等,服务百万患者。1999 年荣膺"全国百佳医院"称号,先后被评为全国"支援西部地区医院工作先进单位",全军"思想政治建设先进单位""医院文化建设先进单位""为部队服务先进医院""创先争优全军试点单位",连续 18 届被评为"上海市文明单位"。

海军军医大学长海中医医院,是以海军军医大学中医系和长海医院中医科为基础成立的全军首家中医医院。肿瘤科是长海中医医院的优势学科,现为国家教育部高等学校中西医结合(临床)重点学科、国家中医药管理局中医内科(肿瘤)重点学科、上海市中医肝癌专病中心,是集医疗、教学、科研为一体的临床科室。肿瘤科以原发性肝癌中西医结合诊疗为学科发展的龙头方向,兼顾食管癌、结直肠癌、胰腺癌、肺癌等常见恶性肿瘤等的中西医结合诊治,形成了独特的中西医结合综合治疗模式;在复发性肿瘤患者的挽救性治疗方面积累了丰富的临床经验。

学科带头人**凌昌全(1957—　)**,安徽怀宁人,主任医师,教授,博士研究生导师。先后任海军军医大学附属长海医院中医医院院长、中国人民解放军中医肿瘤研究所所长,中国中西医结合学会副会长、上海市中西医结合学会会长、中国康复医学会肿瘤康复专业委员会主任委员,上海市医学领军人才,上海市名中医,军队中医药"国医名师",享受国务院政府特殊津贴,国务院学位委员会第七届学科评议组副组长(中西医结合专业),*Journal of Integrative Medicine* 执行主编。国家自然科学基金杰出青年项目获得者,全国中西医结合优秀中青年科技工作者。作为全军第一个中西医结合专业的博士生导师,自 1998 年以来,培养了一批高素质的中医药人才,迄今已经博士后出站 5 名,毕业博士研究生 41 名、硕士研究生 62 名。

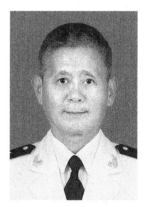

图 3 - 19　凌昌全

凌昌全教授团队致力中西医结合防治肝癌研究 30 余年,从拥有 120 万人口的流调现场获得十多年动态数据,结合 13 511 例次的横断面调查数据,在此基础上首次发现肝癌证候变化特征,制定了《肝癌基本证候诊断规范》,被收录国内临床指南;并开展多项 RCT 研究,先后以高级别循证医学证据证明了中西医结合治疗肝癌的临床疗效优势:降低早期肝癌术后复发风险 30.5%,提高中期肝癌的疾病控制率 16.6%,明显提高晚期肝癌患者生存质量,降低医疗成本,医疗费用仅为索拉菲尼的 1/50。先后获得上海市科技进步奖一等奖 3 项、国家科技进步奖二等奖 1 项,发表论文 316 篇,SCI 论文 58 篇;总被引用 4 110 次,单篇最高被引 175 次。专著 13 部;专利 14 项。

在"中医药应该也可以贯穿于肿瘤防治全过程"这一理论的指导下,围绕龙头方向,肿瘤科建立了系列特色诊疗方法、方案,针对肝癌不同阶段,分别开展了中医药预防小肝癌根治术后复发、华蟾素注射液灌注治疗中期肝癌、肿瘤局部治疗、中药结合射波刀治疗以及个体化中医药治疗晚期肝癌等治疗,并在中药外敷治疗肝癌癌痛、中医药减轻放化疗毒副作用、改善患者生存质量、延长患者生存期等方面具有丰富的经验与特色。肿瘤科在多年临床经验积累基础上,研发出系列中药制剂:包括抗肿瘤制剂"解毒颗粒"、抗放化疗毒副作用药物"四生汤口服液",药食两用防癌药物"甘枣宁"以及外用中药解痛散结散等。

中医内科隶属长海中医医院,全军中医内科中心,拥有中西医结合临床博士学位授予点、中医内科学硕士学位授予点。科室由中医基础理论教研室和中医经典著作教研室合并建设,是一个以教学为主,教、医、研三位一体的科室。在临床上,科室致力内科常见病的中医药防治工作,初步形成了中医药防治慢性肝病、炎症性肠病和糖尿病的学科方向,在实践中形成了中药退黄(治疗难治性黄疸)、中药抗肝纤维化(治疗各种肝硬化)、中药免疫调控联合西药抗病毒(治疗病毒性肝炎)、口服联合灌肠治疗溃疡性结肠炎、中西医结合防治糖尿病并发症等特色与优势。在治疗方式上,除了传统的汤剂给药,辅以膏滋、中药外洗、穴位敷贴、食疗、茶饮、灌肠等多种治疗手段。先后发表学术论文 210 余篇,获军队科技进步奖二等奖、三等奖各 1 项,中国中医药学会科技奖二等奖 1 项,上海市中西医结合科技奖二等奖 1 项。

中医外科隶属长海中医医院,为国家中西医结合(临床)重点学科,科室秉承传统中医理论,结合现代医学技术,运用中西医结合的方法,主要从事慢性难愈性创面、皮肤和骨伤科常见病多发病的诊疗。

中医妇科已成立 20 余年,所在学科中西医结合临床是国家教育部重点学科,是国家教委批准的硕士学位和博士学位授权学科。在中西医结合治疗妇科肿瘤、多囊卵巢综合征、子宫内膜异位症等方面积累了丰富的经验,形成了综合模式治疗妇科疾病的专业特色。多年来,医疗、科研和教学工作全面发展,临床医疗水平、科学研究能力和学科人才建设取得了令人瞩目的成绩。

二、上海长征医院

上海长征医院是一所集医疗、教学、科研为一体的综合性三级甲等医院。医院前身是 1900 年德国宝隆博士创办的"宝隆医院",1930 年更名为"国立同济大学附属医院",1948 年更名为"中美医院";1955 年 10 月,由时任国防部长彭德怀元帅签署命令,成立了"上海急症外科医院";1958 年 9 月,列编为"海军军医大学第二附属医院";1966 年 9 月,经上海市批准对外称"上海长征医院"。

医院学科门类齐全,设有业务科室 47 个,临床科室 35 个,辅诊科室 12 个,临床教研室 20 个,有博士授权学科 28 个,硕士授权学科 33 个,为临床博士后流动站。医院有 10 个国家重点学科,4 个全军医学研究所,6 个全军医学专科技术中心,2 个上海市医学领先专业重点学科,2 个上海市临床医学中心,是全军实验诊断重点实验室,国家药品临床研究基地,军队药品临床研究基地。

医院技术力量雄厚,现有高级职称专业技术人员 244 名,其中,中国工程院院士 1 名,"国家千人计划""长江学者特聘教授"各 1 名,"国家杰青"3 名,在职三级以上教授 11 名,6 人被总政治部和国家人事部批准为有突出贡献的中青年专家。共 60 余人获得国家"百千万人才计划"、上海市"百人计划""曙光计划""科技启明星计划""领军人才"等。担任国际、国内学术组织重要职务 505 个。

医院具有骨科、神经外科、肾内科、泌尿外科、整形外科、急救科六大传统优势学科,形成了器官移植、微创治疗、眼眶肿瘤治疗、肿瘤早期诊断与治疗、骨髓瘤及淋巴瘤诊断与治疗、睡眠障碍治疗、糖尿病及骨质疏松治疗、真菌病的诊断与治疗、外科伤病、颈动脉狭窄及大动脉瘤诊治等九大新兴医疗特色。疾病诊治方面的成就和经验获得数十项医疗成果奖,其中军队、上海市重大医疗成果奖 30 余项。医院拥有 38 层现代化病房大楼,楼顶有可起降直升机的停机坪。拥有国际先进的全净化手术室、层流病房和重症监护中心。医院有先进的网络信息系统和远程会诊中心,形成院前急救-院内急救-ICU 病房的立体急救和战时急救体系,具有 24 小时救治大批量伤员能力。

1959 年 10 月,在著名老中医张志雄主持下建立中医科,床位 14 张。1986 年 7 月编设中医学基础教研室,1996 年、1998 年先后建成为硕士、博士学位授权学科,2006 年获批上海市魏品康教授名老中医工作室。目前科室为国家中西医结合临床重点学科、国家中医药管理局中西医结合胃癌重点专科(专病)、上海市综合性医院示范中医科、上海市中西医结合胃癌特色专科。

科室建有中医病房、中医门诊和中医学教研室。现有病房床位 20 张,门诊 11 间,下设中医肿瘤、中医内科、中医妇科、中医消化、中医肾病、中医内分泌、中医乳腺、中医疼痛和中医皮肤 9 个专科。

医疗特色一:以消化道肿瘤为中心,开发了包括金龙蛇、仙人菇在内的诸多特色突出、疗效卓著的院内制剂。在上海市名老中医魏品康教授的中医"痰证理论"指导下,确立了治疗重大疑难疾病的"消痰八法"。以消痰散结法治疗胃癌及预防术后复发转移、消痰通腑法防治结肠癌及肠息肉、消痰清胞法治疗卵巢癌及宫颈癌、消痰通络法治疗癌性疼痛等领域处于国内领先水平。针对不同阶段的消化道肿瘤患者尤其是胃癌患者提出了中西医结合的一年、三年、五年治疗方案,在延长中晚期肿瘤患者生存时间及提高生活质量方面体现出中医药的治疗优势。

医疗特色二:中医肾病是科室传统内科专长之一。采用"益肾祛浊法""益肾解毒法"等治疗膜性肾病、局灶节段性肾小球硬化、系膜增生性肾小球肾炎、肾病综合征等慢性肾病,可有效减轻血尿、蛋白尿等症状,帮助激素减撤;可显著减少糖尿病肾病引起的大量蛋白尿,抑制肌酐、尿素氮升高等肾功能下降的进展,延缓其向终末期肾病的进展。

医疗特色三:针对激素依赖性皮炎、湿疹等难治性反复发作性皮肤病,采用中医消痰、祛风、清热解毒、止痒等方法辨证论治效果显著;开展放化疗相关皮肤、周围神经病变的诊治,疗效确切。

医疗特色四:长圆针、微针刀治疗训练伤、颈椎病、腰椎病、网球肘、骨关节炎、肩周炎、腱鞘炎等所致的各种慢性疼痛,具有操作简便、费用低、见效快、效果好等优势。

医疗特色五:开展"冬病夏治""夏病冬治"等中药穴位敷贴技术,对多种内科疾病如肿瘤、哮喘、慢性支气管炎、体虚外感、痛经等疗效显著。

第五节　上海中医药大学/上海市中医药研究院

上海中医药大学

成立于1956年9月,是国家首批建立的四所中医药高等学校之一,时名"上海中医学院",由周恩来总理亲自任命中医学家程门雪为首任院长。学校延续发展了近现代中医发展史上具有重要影响力的上海中医专门学校(1917年创办)、上海中国医学院(1927年创办)、上海新中国医学院(1935年创办)的深厚中医底蕴和传统。1956年建校校址初在苏州河畔的河滨大楼,1958年迁入零陵路530号。1959年1月,国内最早的医史专科博物馆——中华医学会医史博物馆(1938年创办)并入上海中医学院,更名为上海中医学院医史博物馆。1960年,在全国中医院校中最早设立针灸学专业。1978年中国恢复研究生教育,学校在全国中医院校中作为第一批招生单位,向全国招收硕士研究生。1981年,经国务院批准,学校成为首批被国家批准的博士、硕士、学士学位授予单位之一。1983年,受世界卫生组织委托,建立传统医学合作中心和国际针灸培训中心。1984年,组建上海市中医药研究院并合署。1993年,经国家教委批准,上海中医学院更名为"上海中医药大学",是全国高等中医院校中最早升格为大学的院校之一。1995年,学校获准设立第一个博士后科研流动站。2000年,原上海医学高等专科学校(成立于1985年)并入。2003年,为实施上海市高校布局调整规划,学校整体搬迁至浦东张江高科技园区,成为"张江药谷"的重要组成部分。2017年12月,教育部公布全国第四轮学科评估结果,学校中医学、中西医结合、中药学3个一级学科排名全国第一,均取得A+的优秀成绩,是全国中医院校中唯一取得3个A+的高校。同年,上海中医药大学成为上海市"高水平地方高校"建设试点单位。

上海市中医药研究院

1984年,由国家科委批准组建上海市中医药研究院,并与上海中医学院(现上海中医药大学)合署。经国家科委和上海市政府批准,上海市中医药研究院于1985年12月26日召开成立大会。该院与上海中医药大学实行两块牌子、一套管理机构,学校校级领导兼任研究院院级领导的管理体制。

研究院设有中医药国家标准化研究所、康复医学研究所、交叉科学研究院、上海中医健康服务协同创新中心等研究机构。下设系列临床疾病研究所,均设立在附属医院相应临床学科,如：中医肝病研究所、中医骨伤科研究所、中医外科研究所、中医肿瘤研究所、中医肾病研究所、中医脾胃病研究所、中医脊柱病研究所、中西医结合临床研究所、中医推拿研究所、中医儿科研究所、特色诊疗技术研究所、中西医结合肿瘤介入研究所、中西医结合关节炎研究所、皮肤病研究所等。上海中医药大学/上海市中医药研究院内设有岳阳中西医结合医院、龙华医院、曙光医院等八家附属医院。

20世纪50年代建校之初,王玉润、吴翰香、黄吉赓等老中医就提倡并带头实践学习应用西医知识发展中医事业,成为中医人发展中西医结合的开拓者;赵伟康、徐长生、王大增等首批中西医结合工作者,在阴虚火旺本质、天花粉引产、急腹症研究等方面的开创性研究成果,奠定了中西医结合学科高水平的发展起点。

历任校领导把中西医结合事业的发展列入学校整体发展统筹规划,大力推进。

首任院长,**程门雪(1902—1972)**,名振辉,号九如、壶公,以字行。江西婺源人。知名中医学术思想家、中医临床家、中医教育家。毕生致力于中医临床和教学工作。专长中医内科,对伤寒、温病学说有深邃的理论造诣,博采古今,熔经方、时方于一炉,善用复方多法治疗热病和疑难杂症,用药以简洁、轻巧、灵动见长。

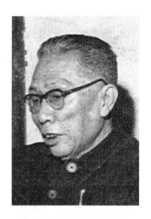

图3-20　程门雪

程氏早年学医于名医汪莲石。在私立上海中医专门学校(1932年改名为私立上海中医学院)攻读中医学,师从名医丁甘仁。中华人民共和国成立前,奋力抗争国民党政府歧视、摧残中医的倒行逆施。1956年9月至1966年12月,任上海中医学院首任院长,历任上海市第十一人民医院中医内科主任、市卫生局中医顾问、市中医学会主任委员,《辞海》中医学科主编,中共中央血吸虫病防治领导小组中医中药组组长,卫生部科学委员会委员,上海市第一届政协委员、上海市第二届人大代表,第二届、第三届全国人大代表。医卫一级专家。

20世纪60年代,程氏倡导、组织10多次近代中医学术流派报告会,推动上海和全国中医界的学术争鸣。1985年11月被中共上海市委血防领导小组追记大功一次。专长中医内科,致力研究伤寒、温病学说,并将两者贯通变化,综合运用。毕生弘扬、继承、发展中医,培养中医人才,在近代和现代中医药发展史上有着重要的地位和影响。著作有《金匮篇解》《伤寒论歌诀》《校注未刻本叶氏医案》《程门雪医案》《程门雪诗书画集》等。

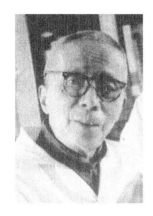

图 3 - 21 黄文东

黄文东(1902—1981)，字蔚春，江苏吴江人。14 岁即考入上海中医专门学校，受业于丁甘仁门下，1921 年毕业后回故里行医。1931 年，应母校校长丁济万之邀，返校任教务长，主讲《本草》《伤寒论》《金匮要略》《名著选辑》及中医妇、儿科学等课程。中华人民共和国成立后，主办上海市中医进修班、中医师资训练班，历任上海市第十一人民医院内科主任，上海中医学院中医内科教研组主任、附属龙华医院中医内科主任，1978 年 8 月至 1981 年 7 月任上海中医学院院长。曾任中华全国中医学会副会长、上海分会理事长，中华医学会上海分会副会长，上海市第三、四、五届政协委员等职。1978 年出席全国科学大会，被选为主席团成员。

黄氏对《内经》《难经》和仲景学说深有研究，强调调整脏腑间升降清浊之功，把握阴阳五行相互制约和依存关系。临证则以调理脾胃为先，认为脾胃乃后天之本，为气血生化之源，久病不愈，体质亏虚，治理外感内伤各类杂病，均应脾胃兼顾，以治其本。治疗慢性肠胃炎、胃溃疡、胃痛、慢性胃炎、再生障碍性贫血等症，善取各家之长，以灵轻之方、平淡之剂，屡见显效，为同道和学生所称颂。黄氏忠诚中医教育事业，精心培育中医人才。教学深入浅出，联系临证，生动易懂，强调重点要突出，难点要攻破，疑点要剖析，深受学生爱戴。辛勤执教 50 年，学生遍及海内外，为前辈中医家所罕见。

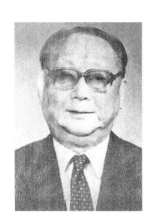

图 3 - 22 王玉润

王玉润(1919—1991)，上海人，我国著名的中医学家、中医教育家，中西医结合研究的杰出代表，1956 年参加中国民主同盟，1985 年加入中国共产党。先后任上海市第十一人民医院、曙光医院儿科主任，上海中医学院儿科教研室主任、医疗系主任，1984 年 2 月至 1985 年 9 月任上海中医学院院长、名誉院长等职。曾任国务院学位委员会学术评议组组长，全国血吸虫病防治委员会副组长、中华中医学会上海分会理事长等职。

王氏出生于中医世家，就读于上海新中国医学院，后又受业于中医徐小圃先生门下，独得海派中医徐氏儿科流派创始人徐小圃先生的心传；20 世纪 50 年代随中医泰斗程门雪先生奔赴血吸虫病疫区，参加血吸虫防治工作。王氏治学严谨，在推崇辨证施治和崇尚临床疗效的基础上，努力学习现代医学，倡导"识病治本"，自设诊所行医时还设立医药化验所和药理研究室，采用中西两法治疗，推进中西医结合研究事业。王氏在中医儿科、中医肝科等诸多方面均有重大成就，其研究成果"桃红饮"、扶正化瘀胶囊等曾获上海市科技进步奖二等奖等奖项。他对推动中医药的国际化做出了重要贡献。曾担任全国高等中医院校《儿科学》《中医儿科学》等教材的主编。

陆德铭(1935—)，顾氏外科第四代传人，中医外科大家顾伯华的首传弟子。上海市名中医,上海中医药大学终身教授、博士生导师,第二至第五批全国老中医专家学术经验继承班指导老师。获上海市中医药杰出贡献奖,享受国务院政府特殊津贴。历任龙华医院副院长,上海中医学院党委副书记、常务副院长、上海中医学院院长兼上海市中医药研究院院长(1985年9月至1992年10月)等职。2012年成为上海市非物质文化遗产项目"顾氏外科疗法"代表传承人。

陆氏擅长治疗乳房病、甲状腺病、痈疽、皮肤病、毒蛇咬伤等。主持国家"七五"攻关和国家自然科学基金项目及市局级科研课题20余项,研究成果获教育部科学技术进步奖二等奖、市级科学技术成果(进步)奖二、三等奖。"复方仙蓉颗粒"获国家六类新药临床试验批文,曾先后主编《中医外科学》教材和著作12部。

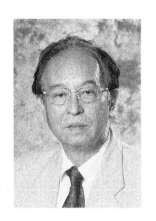

图3-23　陆德铭

施杞(1937—),上海中医药大学终身教授,专家委员会主任委员,主任医师,博士生导师,国医大师,上海市名中医,全国名中医药学家学术经验继承人导师,第一批国家级非物质文化遗产"中医正骨"代表性传承人,上海石氏伤科第四代传人。曾任上海市卫生局副局长、上海中医药大学校长(1992年10月至1998年11月)、上海市政协委员、中华中医药学会副会长。

在中医药医教研工作中坚持"继承、创新、现代化、国际化"发展方向,率先提出"慢性筋骨病"的概念,强调慢性筋骨病"从痹论治",提出"八纲统领、气血为先、脏腑为本、筋骨并重、病证结合、内外兼治、扶正祛邪、法宗调衡"的防治策略,总结临床经验,形成了系列经验方以及"三步九法"筋骨平衡系列手法、"施氏十二字

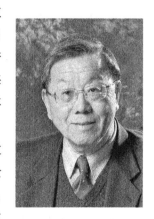

图3-24　施杞

养生功"等导引功法,体现了"内调气血脏腑,外衡筋骨关节"的防治理念。先后主编学术专著及统编教材28部,先后率领团队培养硕士145名,博士72名。施氏先后荣获上海市劳动模范、上海市第二届教书育人楷模、上海医学百年发展终身成就奖、上海中医药发展终身成就奖、上海中医药事业发展杰出贡献奖、上海市医学会骨科分会特殊贡献奖、上海市首届"医德之光"奖、全国党和人民满意的好老师、"中国好医生"、全国中医药高等学校教学名师、首届中医药传承特别贡献奖,为我国中医药事业的传承与发展做出了积极贡献。

严世芸(1940—),上海中医药大学终身教授,博士研究生导师,国医大师。曾任上海中医药大学校长(1998年11月至2005年3月)、上海市中医药研究院院长。获首届全国名中医、全国第六届高等学校教学名师、首届全国中医药高等学校教学名师、上海市文史馆馆员、中华医学会教育分会终身成就等荣誉称

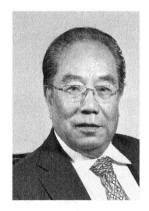

图3-25　严世芸

号。担任《辞海》副主编,全国名中医继承班指导老师,享受国务院政府特殊津贴。曾获国家教育部科技进步奖二等奖、国家优秀教育成果奖二等奖、国家中医药管理局科技进步奖三等奖、中华中医药学会科技进步奖三等奖,国家图书奖提名奖等奖项,第五届张安德中医药国际贡献奖。主编专著和教材近30部,发表论文100余篇,承担各类各级课题30余项。

严世芸长期从事中西医结合心血管疾病临床和基础研究工作,以及中医各家学说、中医学术发展史、中医历代医家学术思想及学术经验、藏象辨证论治体系、中医高等教育、中医学方法论和人才培养规律的研究,近年来在中医药国际化标准化方面做出特殊重要贡献。

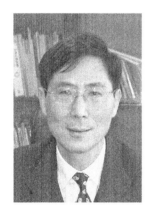

图3-26 陈凯先

陈凯先(1945—),原籍江苏南京,药学专家,中国科学院院士。任国家新药研究和开发专家委员会委员、新药创制专项技术副总师、中国科学院新药研究专家委员会委员、中国新医药博士联谊会理事长;中国药学会、上海市药学会、上海市分子科学研究会理事;中国药理学报、物理化学学报、中国医药工业杂志、分子科学学报、药学进展、药物化学杂志编委;被聘为浙江大学、上海交通大学、复旦大学医学院(上海医科大学)、中国药科大学兼职教授、东北制药专家委员会首席专家。2017年5月,获得全国创新争先奖。

2005年3月至2014年1月,身为现代药物化学家的陈凯先,挑起了上海中医药大学校长的重担。陈氏和上海中医药大学的校领导形成了"两手抓、两手都要硬,实现跨越式发展"的思路。这一思路,不但被上海中医药界的老专家们看好,也让学校的师生们充满了期望。所谓"两手抓",就是一手抓中医药的保存和继承,一手抓中医药的现代化研究。对于第一手,陈氏强调的是原汁原味地传承。就是要将老中医以及中医药本质的东西保护好、继承好,决不做把中医丢掉的事情,而要充分地发挥中医的特色和本色。而另一手,陈氏强调的是在高层次上的合作,推动中医药和现代科技的交叉和结合。在陈氏的组织和推动下,上海中医药大学成功研发"中医四诊仪",可在线远程采集问诊对象的证候信息,并进行健康数据挖掘与分析,这套设备被纳入我国参与的国际航天合作项目"火星500"计划。同时,上海中医药大学的科研和学科建设全面发展,在教育部开展的全国学科评估中,3个一级学科均被评为A+。

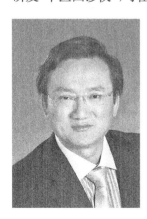

图3-27 徐建光

徐建光(1962—),医学博士,教授、博士生导师。现任上海中医药大学党委副书记、校长(2014年1月至今),上海市中医药研究院院长。

徐氏1985年毕业于上海医科大学医学系。华山医院手外科教授。现任国家中医药改革和发展专家决策咨询委员会委员;中华医学会常务理事、中国医师协会常务理事;上海市医学会会长、上海市医师协会会长;中国医师协会手外科医师分会会长。曾任复旦大学附属华山医院院长，上海市卫生局局长，上海市食品与药品监督管理局局长，上海市卫生与计划生育委员会主任，中华医学会手外科学分会主任委员，中华医学会显微外科学分会副主任委员等。

徐氏在任上海市卫生局局长及上海中医药大学校长期间，推进中医和中西医结合事业发展、中医药国际标准化、中医西医汇聚创新、中西医结合康复学科发展等。

上海中医药大学中西医结合临床和基础国家中医药管理局重点学科

上海中医药大学是最早成立中西医结合学科的院校之一，是中西医结合学科的重要建设基地之一。学科在全国中医院校中首批获得硕士、博士学位授予权和设立博士后流动站，在国内较早开设中西医临床本科、本硕连读专业，为社会输送了一大批高质量的中西医结合人才。学科队伍具有专业背景多元和学缘结构广泛的特点，一批留学归国人员和"985""211"高校现代医学博士的加盟，增加了学科发展的活力。

赵伟康（1931—　），上海中医药大学中西医结合学科创始人之一，1952年毕业于上海圣约翰大学化学系。1958年组织上为支持上海中医学院的发展，选调了一批西医教师至上海中医学院，赵伟康从上海第二医学院调入。赵氏为上海中医药大学终身教授，上海中医药大学专家委员会副主任委员、上海市中医老年医学研究所名誉所长。曾任上海中医学院副校长、上海市中医药研究院副院长、WHO传统医学合作中心主任、国务院学位委员会第三届中西医结合学科评议组成员、国家自然科学奖生命科学学科评委、国家自然科学基金会中医药学科评委、中国中西医结合学会常务理事、上海市中西医结合学会会长等。在衰老机制的中西医结合基础研究领域方面多有建树。先后开展阴虚火旺证

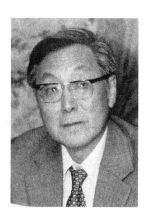

图 3 - 28　赵伟康

机制研究、补肾方药延缓衰老研究以及中医药防治老年性痴呆研究，承担国家"九五"攻关计划项目和国家自然科学基金重点项目等。

上海中医药大学中西医结合学科依托基础医学与附属医院的临床学科的合作平台和运行机制，聚焦中医药防治疑难重大疾病、中医核心理论的科学内涵、中西医结合关键科学问题等方向，充分发挥学科、人才、平台的优势，联合攻关，形成标志性成果，打造一流的学科和人才队伍。2006年，学校通过建立"赵伟康名师工作室"，开展中西医结合学科建设经验传承与实践，项目负责人为施建蓉教授。经过持续努力，中西医结合临床学科与中西医结合基础学科均为国家中医药管理局重点学科。在2012年教育部学位与研究生教育发展中心组织的全国第三轮一级学科评估中，上海中医药大学的中西医结合一级学科位列全国第三。2017年12月上海中医药大学的中西医结合学科在教育部公布的第四轮学科评估中获得A＋的历史最好成绩，位居全国首列。

为了发挥中西医结合学科人才与资源集聚效应，更有效地发挥中西医结合学科在

建设中的平台支撑和引领辐射作用,提升学校和研究院的国际影响力,打造中西医结合学科建设创新示范基地、高水平学科人才培养基地、具有国际影响力的中西医结合学术成果产出高地、国家中西医结合防治重大难治性疾病研究基地,2019年6月19日上海中医药大学整合学科团队,成立中西医结合研究院。以积极推动大学"双一流"高校建设进程,对接上海国家科创中心,进一步整合中西医结合资源、增强中西医结合学科的整体实力和国际影响力。研究院聘任香港浸会大学中医学院院长吕爱平教授担任院长。

中西医结合学科依托大学及附属医院充足的基础和临床研究资源,拥有国家中医药管理局重点研究室、重点学科、三级实验室等平台,致力于采用现代生命科学理论、技术,阐明中医学对生命现象的独特认识,开展中医学与现代医学两种医学体系的相互渗透与相互结合研究;立足于中医学对生命现象和疾病防治规律的独特认识,充实和丰富中西医结合的知识体系,提高临床疗效,推动医学理论创新。

在中西医结合基础研究方面,学科以中医藏象理论在重大疑难疾病防治中的应用研究为重点,在全国中医院校中开创性地进行"肾开窍于耳"的神经生理学机制研究、中药延缓衰老和防治老年性痴呆的神经生物学基础研究、"心主血脉"等中医藏象理论的现代研究,研究成果"还精煎""固真方"等在临床广泛应用。组建了多专业参与的科研大协作,施玉华、王楠、章育正等从事形态学、病理学、免疫学研究的专家团队共同参与衰老机制的中西医结合基础研究。以中医体质病理学为基础,系统研究寒热体质的流行规律、代谢特征和辨质论治方案,促进了亚健康中医药理论体系建立和学术发展。应用复杂科学的研究思路和手段,从方证病理学角度解释疾病证候分类的科学基础,为中西医结合研究提供了新思想、新方法。中药抗病毒及结核耐药的机制研究及其团队建设,承担了科技重大专项"十二五"计划——重大传染病防治。

在中西医结合临床研究方面,立足于中医学对疾病防治规律的丰富实践,充实和重构中西医结合的知识体系,提高临床疗效,推动医学理论创新。学科是国家中医临床研究基地中医肝病联盟组长单位,带领全国中医医疗机构,证实中西医结合方案有效降低病毒变异,提高了乙肝的临床疗效;建立糖尿病多学科诊疗模式,中西医结合诊疗路径在社区推广,有效降低了糖尿病并发症发生率和截肢率。心血管病中西医结合防治研究及其团队,开展慢性心力衰竭中西医结合诊疗优化方案研究及其中医药治疗的多靶点作用机制研究。脑病的中西医结合防治研究及其团队建设,以入选卫生部脑卒中筛查与防治基地为抓手,积极开展中风筛查与防治,制订全国中西医结合治疗急性缺血性卒中专家共识,建立中西医结合防治急性缺血性卒中数据库。中西医结合防治恶性肿瘤的机制研究及其团队建设,以卫生部国家临床重点专科为依托,开展中药介入治疗恶性肿瘤的临床疗效评价、诊疗标准规范及新型介入制剂开发研究,中医药防治幽门螺杆菌相关性胃癌、中医药防治大肠癌多药耐药的研究。

学科长期坚持开展针药复合麻醉手术,发挥针刺麻醉的优势及其他麻醉方法不可替代的作用,近年来在心脏和颅部手术过程中成功地应用针药复合麻醉,引起国际学术界的高度关注,保持针药复合麻醉研究领域的国内领先地位,并进一步在针药复合麻醉自主呼吸状态下的心、肺、脑、腔镜等大型手术方面产生有国际影响的相关成果。运用计算机技术在三维空间上重构针灸穴位立体结构,指导针灸临床和教学,有助于提高针刺疗效与安全性。

坚持教学、科研同步发展,是解剖、生理、生化等多门西医基础课全国中医院校教材主编单位,在国内较早开设中西医临床本科、本硕连读专业;承担了全国首批住院医师规范化培训与临床硕士专业学位相结合的培养模式试点,为社会输送了一大批高质量的中西医结合人才。

2010 年中西医结合临床学科为国家中医药管理局重点学科,2012 年中西医结合基础学科成为国家中医药管理局重点学科。经过长期的学科建设,在中西医结合防治心脑血管病及肝炎等疑难病种的临床研究、中医藏象理论的现代科学基础研究、针药复合麻醉等中西医结合关键问题的协同创新研究等方向的科学研究,形成了明显的优势特色。2017 年上海中医药大学的中西医结合学科在教育部第四轮学科评估中获得 A+ 的历史最好成绩,位居全国首列。

上海中医健康服务协同创新中心

是上海市首批重点支持的协同创新中心之一。中心以上海中医药大学的优势学科、知识服务平台、交叉学科中心、国家中医临床研究基地等平台为基础,坚持开放协同,构建科研组织新机制。2013 年中心被列为上海市政府重点支持的协同创新中心,同意建设"健康辨识与评估"上海市重点实验室。2014 年被国家中医药管理局列为浦东国家中医药综合改革试验区的重要技术支撑单位,并批准建设"中医药健康服务模式与应用"重点研究室。2017 年在上海市教委对协同创新中心的绩效评价考核中,获得"优秀"(四个之一)。2018 年通过上海市教委对上海中医健康服务协同创新中心实地考察评估,获批申报教育部认定申请。同年 12 月,中心获教育部认定建设"上海中医药慢性病防治与健康服务协同创新中心"。

中心按照"国家急需、世界一流"的要求,助力上海全球有影响力科创中心建设,推动上海中医药大学"双一流"学科发展。中心坚持开放协同,服务社会,与相关高校和企业合作,大力推进中医健康服务新模式的研究以及中药健康产品的研发,在机制体制改革中,积极融入先行先试。聚焦重大慢性病"中国防治方案"与疗效提升的协同攻关、基于人工智能的中医药产品研发与转化以及中医药国际技术标准研究三大方向,瞄准建立中医药国际标准研究中心,主导和引领中医药的话语权;惠民生,发挥中医药"治未病"的特色优势;建立一流的中药新产品与新技术的创新基地、一流的中药产业战略研究平台,打造上海乃至全国生物医药产业的升级版,推动中医药的现代化发展。

中医药国际标准化研究所

2015 年 7 月,上海中医药大学、上海市中医药研究院中医药国际标准化研究所在上海中医药大学附属曙光医院揭牌成立。该研究所立足上海张江的科创高地,打造以中医药国际标准化的研制修订、学术研究、交流、评价为目标的平台。

随着中医药国际化热潮的蓬勃发展,国际市场上对天然药物、针灸推拿等中医药医疗保健的需求与日俱增,中医药国际服务贸易的快速增长对中医药国际标准化的发展提出了更高的要求。2009 年 3 月,上海中医药大学承担了世界卫生组织(WHO)国际疾病分类第十一版(ICD11)传统医学国际疾病分类项目,2009 年 12 月,国际标准化组织/中医药技术委员会(ISO/TC249)秘书处设于上海中医药大学。至 2015 年,中医药国际标准化建设已取得了重大进展,一是国际标准化组织/中医药技术委员会已发布了一个国际标准(IS)和一个技术规范(TS),已经立项正在制定中的中医药标准还有 33 项。二是 WHO 国际疾病分类代码(ICD‐11)第十一版传统医学部分的编制和临床测试工作进展顺利。在上述两个国际组织推进实施的传统医学国际标准化和中医药国际标准化工作中,中国专家起到了主力军的作用,上海中医药大学的专家作为核心团队并承担了项目的组织管理工作,为中医药的国际标准化做出了重大的贡献。

中医药国际标准化研究所所长沈远东为上海中医药大学附属曙光医院终身教授、国际标准化组织/中医药技术委员会(ISO/TC249)主席;副所长桑珍教授,现任国际标准化组织/中医药技术委员会(ISO/TC249)秘书长;副所长窦丹波教授领衔完成了世界卫生组织(WHO)传统医学国际疾病分类工作。该研究所核心组织构架主要由一个秘书处和两个中心构成,即 ISO/TC249 秘书处、上海中医药大学中医标准化中心以及 WHO 传统医学国际疾病分类研究与服务评价中心,每个中心下设相应工作组。研究所的主要研究方向将包括国际标准的研究及制修订工作、中医药标准化战略及体系研究、传统医学服务评价和国内各级标准的研究及制修订工作。

2014 年 12 月,世界中医药学会联合会(WFCMS)标准化建设委员会落户上海中医药大学。2019 年 ICD‐11 传统医学国际疾病分类项目由 WHO 正式发布。截至 2020 年 12 月,ISO/TC249 已发布中医药国际标准 64 项。

2020 年 12 月 16 日,上海中医药大学中医药国际标准化研究中心成立。中心项目的启动是上海市委、市政府深入贯彻落实中医药传承创新发展战略的重要部署,也是发挥中医药原创优势助力上海科创中心建设的举措。新建的中医药国际标准化研究中心将以 3 个国际组织的工作机构为核心,以中医药国际标准化相关研究为基础,秉承国际标准化的理念,实行开放式、国际化、跨行业、多元化的运行模式,努力建成世界传统医学标准化高地和研究中心,进而在上海科创中心建设中打造一个全球传统医学的总部。

交叉科学研究院

2016 年研究院成立,建立伊始就致力于中医药学与生命医学相关学科的交叉融合,旨在通过发挥多学科交叉和人才聚集优势,打造面向国际、国内一流的中医药多学科交叉和生物医学前沿的系列研究平台。研究院围绕国家重大需求和国际生命医学领域前沿问题,立足中医药现代化与国际化的关键难题,加强中医药自主创新与国际合作,促进中医药学与生命医学相关学科的交叉融合,加快中医药基础研究向临床研究的转化和应用,为我国日益增长的全民健康服务需求做出重要贡献。

研究院成立至今,先后从海内外引进了一批具有国际水准的高水平研究团队,并建立了一系列具有国际领先水平的技术平台,如组学分析、化学生物学、系统药理学、药代动力学、生物信息学等。相关科研团队在中医药系统生物学、中药系统药理学及精准用药、系统药代及新型递药系统、中医药大数据分析等领域开展了大量创新性研究工作。

康复医学研究所

于 2016 年 12 月正式批准建立,致力于解决重大疾病、多发疾病导致的功能障碍,促进患者和老年人的生活独立、提高生活质量。宗旨是发挥中西医结合优势,注重学科交叉与团队合作,促进高效科研产出及研究成果转化,为教师及研究生提供良好的科研环境。发展目标是在中西医结合康复的理念和技术上取得突破,获得国际一流的科技成果,引领康复行业发展。争取发展成为中国一流、具有国际影响力的康复医学研究所。

鉴于脑疾病的"防-治-康"在国务院提出的"健康中国 2030"规划纲要中的战略地位及神经科学对脑疾病诊治与康复的重要影响,研究所以"脑与神经康复研究"作为核心方向,与"骨与关节康复""传统康复技术""全身系统性运动康复""老年病康复"组成研究所五大研究方向。设有基础研究平台及应用基础研究平台,下设细胞力学实验室、分子生物学实验室、传统功法与运动科学实验室、认知与心理实验室、听力-言语-语言实验室、脑成像与神经信息实验室等各类实验室。设有心肺康复实验室、三维步态分析实验室、等速肌力评定与训练实验室、人体平衡功能实验室等。

有 6 个独立法人设置的研究所:上海市中药研究所、上海市气功研究所、上海市针灸经络研究所、上海市老年医学研究所、上海市中西医结合脉管病研究所、上海市中医文献研究所。

一、中药研究所

上海中医药大学中药研究所经上海市卫生局批准,创建于 1985 年 6 月,为专门从事现代中药基础与应用研究的二级部门。中药研究所是在生物技术研究室的基础上逐步发展壮大。胡之璧院士为创所所长,她用心血和智慧为中药研究所、中药学科的发展奠定了基石。

胡之璧(1934—),中国工程院首批院士,上海中医药大学中药研究所名誉所长,终身教授。胡之璧院士主要从事中药生物技术研究,将近代分子生物学、植物基因工程与细胞工程等高新技术应用于中药研究。她在德国图平根大学期间,应用基因工程与细胞工

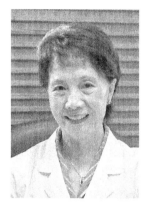

图 3 - 29 胡之璧

程等技术,在国际上首先培育出转化率最高的洋地黄细胞株,即著名的"胡氏细胞株";首先将农杆菌 Ri 质粒成功地引入几十种中草药基因组中,培育出多种转化器官培养系,部分品种有效成分含量达到了天然中药的几十倍,处于国际领先水平,为中药资源的可持续利用提供了新的思路与策略,为现代中药生物技术研究与应用奠定了基石。从科技和学术层面对中心协同创新的总体设计和实施提出咨询意见,对技术产品研发与转化平台的协同攻关进行指导。

胡氏致力于研究基地、学科、团队建设,高瞻远瞩,在先期成立中药生物技术研究室的基础上,创建中药研究所,搭建现代中药研究平台,引进与培养相结合,组建老中青相结合、学科交叉融合、学缘结构合理的学科团队。带领团队先后组建了中药生物技术国家中医药管理局重点研究室、上海市复方中药重点实验室、上海市中药标准化研究中心、中药标准化教育部重点实验室,在中药现代生物技术、中药质量标准研究领域形成特色和优势。作为中药学一级学科重点学科奠基人和首席科学家,上海中医药大学中药学学科先后成为教育部重点学科、上海市重中之重学科、一流学科、高峰学科,国家一级学科重点学科,并在 2009 年、2012 年连续 2 次在教育部全国高校学科评估中名列第一。

现任所长王峥涛教授,为我国中药学学科首位国家杰出青年基金获得者。中药研究所作为中药学国家一级学科重点学科的挂靠单位和主要建设部门之一,为学科建设做出突出贡献。中药学科在 2007—2009 年、2010—2012 年、2013—2016 年教育部一级学科评估中,蝉联全国第一名。同时也是国家中医药管理局重点学科、上海市一流学科(A 类)、高峰学科(I 类)建设学科。2011 年被评为教育部创新团队(2014 年验收优秀,获滚动资助),2011 年、2015 年 2 次被评为全国优秀博士后流动站。

围绕国家中药现代化、国际化的战略需求,在中药生物技术与资源可持续利用、中药品质与功能评价、中药及复方药效物质基础与作用机制、创新药物研发等方向进行重点建设,在中药生物技术、中药标准化研究领域形成特色和优势。

中药研究所成立 30 多年来,秉承继承、发展、提高、创新的宗旨,以国家重大需求为导向,以学科建设为抓手,基础研究与开发应用相结合,人才培养与基地建设并重,形成一支学缘结构优化、专业结构合理、富有创新精神的学科团队。现有在编人员 45 人(含上海中药标准化研究中心),其中正高 15 人,副高 9 人,24 人具有博士学位,12 人具有硕士学位。团队成员中有院士 1 人、"国家杰青"1 人、"国家优青"2 人、"教育部新世纪人才"4 人、人社部"香江学者"1 人,上海市"东方学者"2 人,"上海市优秀学科带头人"3 人、"曙光学者"5 人、"科技启明星"9 人,可谓群星荟萃,构筑了现代中药研究人才高地。

中药研究所拥有中药标准化教育部重点实验室、中药新资源与品质评价国家中医药管理局重点研究室、上海市复方中药重点实验室、上海中药标准化研究中心等研究基地和技术平台。承担国家重大新药创制(关键技术、临床前、候选药物)、国家自然科学基金(重点、面上、青年基金)、国家"973"项目(子课题)、"863"计划、国家科技攻关、教育部、国家中医药管理局、药典委、上海市科委、教委等资助各类科研课题 200 余项。发表论文 850 余篇,其中 SCI 收录论文 480 余篇,4 篇被评为 ESI 高被引论文;获授权专利 54 项;作为主编、副主编、编委等出版专著 21 部。研究成果先后获国家科技进步奖二等奖 4 项、上海市科技进步奖一等奖 3 项、教育部自然科学一等奖 3 项。将先进技术、方法应用于中药国家、地方、企业标准的制订、修订,提升中药标准水平,84 项中药标准为中华人民共和国药典(2005 年、2010 年、2015 年版)采纳。

中药研究所作为学科的人才培养基地,已培养博士研究生 112 名,硕士研究生 210 名,博士后 28 名。4 人获得全国优秀博士论文提名奖,3 人获全国博士后国际学术交流项目,1 人获得人力资源与社会保障部"香江学者计划"。

二、上海市气功研究所

上海市气功研究所是上海中医药大学附属单位,成立于 1985 年 3 月 12 日,是目前中国规模最大的专业气功研究机构。学术研究范围涉及传统气功的研究、教学、医疗、文化等多个领域。机构设置有医学气功综合实验室、医疗门诊部、中医气功学教研室、气道书院、中华气功史陈列馆等。

数十年来,研究所坚持实事求是的科学态度,对祖国传统文化瑰宝之一"气功"进行了一系列基础研究、临床观察与文化交流,取得了丰硕成果。研究所承担着国家自然科学基金、国家体育总局、上海市科委、上海市教委、上海市卫生局、上海市体育局、085 学科建设等各级各类科研项目及其他横向研究项目。长年坚持举办"中国·上海国际气功科学研讨会",已先后举办 15 届,历届海内外参会总人数达万余名,正面弘扬优秀的气功文化,推动传统学术的科学发展。

三、上海市针灸经络研究所

上海市针灸经络研究所(简称针研所)是上海市中医药研究院和上海中医药大学下属市级研究机构。前身是上海市针灸研究所(1958 年成立)和上海市经络研究所(1964 年成立),也是我国最早建立、规模最大的针灸专业研究机构之一。2002 年为了促进科研与临床的紧密结合,上海市针灸经络研究所与岳阳医院合并。

历经几代人传承创新,现为针灸推拿学国家重点(培育)学科建设单位、国家 973 计划项目首席科学家单位、上海市针灸推拿学重点学科带头人单位和建设单位,具有一支在临床、教学、科研等方面能力较强的针灸专业技术队伍。其主要任务是充分运用现代科学知识和方法,研究针灸临床治病的规律及其作用原理,针灸文献的研究,继承和发扬我国传统针灸医学。设有针灸免疫研究室、针灸神经泌尿研究室、针灸文献研究室、《上海针灸杂志》/《针灸推拿医学》编辑部。拥有国家中医药管理局针灸免疫效应重点研究室,3个国家中医药管理局三级实验室(针灸免疫实验室、针灸分子生物学实验室和脑神经生物实验室)。20世纪80年代至今先后承担国家973计划项目课题3项,国家自然科学基金课题50余项,部市局级课题100余项,获各类科技奖70余项。

建所以来,针研所在针灸治疗耳聋获得卫生部嘉奖。与上海市第一肺结核病防治院(现为上海市肺科医院)合作应用针刺麻醉肺叶切除手术获得成功,针刺麻醉临床研究成果通过国家科委鉴定。在针灸免疫领域内处于国内领先地位,针灸治疗甲状腺病、类风湿关节炎、哮喘、溃疡性结肠炎、艾灸延缓衰老、糖尿病和膀胱尿道疾病,针法(项从刺、骶髎刺、子午流注)灸法(化脓灸、隔物灸、穴位敷贴)等方面研究取得了较大进展。在隔药饼灸治疗溃疡性结肠炎的临床及机制研究、艾灸对细胞免疫的调节作用研究、针刺治疗支气管哮喘与皮质激素关系的研究、针灸神经刺激疗法治疗尿道综合征的机制和临床应用研究、针灸文献的计算机检索与分析等多项研究获部市级科技奖。

针研所在针灸流派的传承、挖掘、研究方面做出了不懈努力,是上海市针灸学术流派传承研究中心。"陆氏针灸疗法",2009年被列为"上海市非物质文化遗产名录项目",2010年被列为"国家级非物质文化遗产名录推荐项目"。

针研所是承担针灸博士、硕士研究人才的培养机构,已培养针灸学博士50余名,硕士100余名,出站博士后5名。同时是中国针灸学会实验分会、上海针灸学会针法灸法专业委员会、文献专业委员会、实验针灸专业委员会挂靠单位。

针研所1959年起设立门诊部。目前医疗门诊部开设"针灸科""推拿科""中医内科"和"康复科",以及"特需门诊",为"上海市城镇职工基本医疗保险定点医疗机构""中国上海国际针灸培训中心临床实习基地"。近年来针研所对免疫、内分泌、神经、运动、心血管、消化、泌尿、生殖等系统疾病的针灸疗效机制进行深入研究。对针刺治疗某些免疫性、内分泌性疾病和各种疼痛性疾病有明显效果。临床上逐步形成以针灸为主结合中西药、现代针灸仪器等综合手段治疗中风后遗症、溃疡性结肠炎、慢性排尿障碍(尿道综合征、尿失禁)、耳鸣耳聋、肠易激综合征、帕金森病、震颤麻痹、脑萎缩、颈腰椎病、肥胖症等的业务特色。

针研所拥有2名上海市名中医陈汉平教授、吴焕淦教授,2个"名中医工作室"陈汉平名中医工作室、赵粹英名中医工作室。2004年经上海市卫生局批准"中医针灸溃疡性结肠炎专科"为上海市特色专科,尿道综合征专科、中医针灸溃疡性结肠炎专科为上海中医药大学特色专科,以上2个项目均为国家中医药管理局向全国推广项目。

四、上海市中医老年医学研究所

上海市中医老年医学研究所的前身为上海中医药大学老年医学研究所,1990年成立,2003年经上海市人民政府批准为市级公益型科研机构,隶属于上海中医药大学,下设临床研究室、基础实验室、新药研发实验室等部门。

建所以来,以中医老年医学理论与技术研究、中医药防治老年病新技术新产品研发为主要任务,重点开展中医药防治老年性痴呆、动脉粥样硬化以及延缓衰老等科学研究,先后承担省部级以上课题 19 项,其中国家重大项目 3 项("八五"攻关计划、"九五"攻关计划、"十一五"科技支撑计划)、国家自然科学基金项目 4 项(重点项目 1 项),获省部级科技成果二等奖 3 项、三等奖 5 项以及产学研优等奖 1 项。

五、岳阳中西医结合医院

岳阳中西医结合医院源头是创建于 1952 年 10 月 1 日的"上海市公费医疗第五门诊部"(通称"五门诊"),是中华人民共和国成立后上海市第一所由国家成立的中医医疗机构。成立之初,第五门诊部曾汇聚了包括时任上海市中医学会第一届主任委员的陆渊雷、孟河丁派传人章次公、石氏伤科第三代传人石筱山和石幼山兄弟、朱氏妇科第二代传人朱小南、喉科张赞臣、针灸陆瘦燕、一指禅推拿流派嫡传弟子和擦法推拿流派创始人丁季峰、眼科唐亮臣、痔科闻茂康等在内的一大批各科中医名家。此后,在北京、上海各大中医医院成立时"五门诊"先后支援并输送了 29 名中医名家。

1976 年,"五门诊"和上海中医学院推拿门诊部合并扩建成具有住院、门诊综合诊疗能力的中医医院,成为上海中医学院附属岳阳医院,地址设在岳阳路 45 号。1995 年根据上海市区域卫生规划的统一部署,整体搬迁至虹口区大柏树甘河路 110 号,床位规模扩增至 400 张,并于 1998 年经批准转为中西医结合医院,成为当时上海唯一一所三级甲等中西医结合医院。2002 年岳阳中西医结合医院和上海市针灸经络研究所合并,2003 年成立青海路名医特诊部,正式形成本部、名医特诊部和针研所构成的"一院三地、一体两翼"格局。2008 年底,经上级卫生部门批准,床位规模扩大至 900 张。

目前岳阳中西医结合医院拥有中医内科、中医外科、西医外科、妇科、儿科等 27 个临床科室,8 个医技科室,设有各级各类专科专病门诊 99 个。拥有包括 64 排螺旋 CT、MRI、大 C 臂 DSA 等先进诊疗设备和 GMP 认证的中药制剂设施。医院拥有国家教育部重点培育学科 1 个(针灸推拿学),国家中医药管理局重点学科 3 个(中西医结合临床学科、推拿学科、针灸学科)、重点专病专科 7 个(中医妇科、血液科、康复科、推拿科、针灸科、痛风、胃食管反流病)、上海市临床医学中心 1 个(上海市针灸推拿临床医学中心)、上海市重点学科 2 个(针灸推拿学、中医妇科)、上海市中医特色专科 7 项,上海市首席名中医工作室 1 个、上海市名中医工作室 5 个等。在中西医结合治疗血液病、皮肤病、消化道疾病、颈性眩晕、女性更年期综合征、痔病、压力性尿失禁等领域在上海乃至全国具有较高声誉。此外,2008 年起,医院进一步探索将现有医疗资源进行重新整合,形成以科学规范的临床路径为指导,以多学科中西医交叉渗透为特点,以医院优势学科力量整合为支撑的新型专病单元的医疗管理服务模式。先后开设了卒中单元、脊柱病单元病房,代谢病整合门诊等，通过建设已经初显成效。

岳阳中西医结合医院大力推进"人才建设工程"，以建设中医师承队伍、中西医结合创新队伍、西医综合保障队伍的三支基本队伍和打造学科带头人/学术带头人群体、博硕士群体的两个精英群体为抓手，各专业、各层次人才队伍建设取得了显著成效。目前在医院临床、科研、教学领域，承担各类项目的负责人和主要研究者平均年龄为40～45岁，博士、硕士学历学位人才占据了绝对优势，承担获得医教研项目、经费资助以及各类成果的数量均有显著增加。医院拥有"国家杰青"获得者、"东方学者""上海市启明星""上海市医学领军人才"等一大批医学优秀人才。医院现有职工已发展至1600人，其中具有副高职称以上的专家200余人，硕士生导师、博士生导师80余人。医院拥有国家"973"项目首席科学家2位，有多人先后入选"全国名老中医继承班"、国家中医药管理局优秀中医临床人才等国家级人才培养项目。

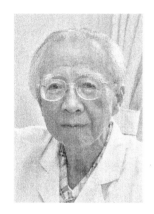

图 3 - 30 黄振翘

黄振翘(1936—2020)，江苏吴江人，上海市名中医，主任医师、教授、博士生导师，全国老中医药专家学术经验继承工作指导老师，中华中医药学会血液病专业委员会第一届、第二届主任委员。

黄氏投身于中西医临床、教学和科研工作近60载，在学术上恪守"茹古涵今，兼收并蓄，立足临床，重在创新"的治学思想，总结出"脾肾精气内虚，必有邪毒伏火"的中医血液病发病观，在国内率先提出"调治脾肾、清泻伏火、化瘀解毒是中医血液病辨证论治核心"的论断，在中医及中西医结合血液学界具有很大学术影响。研制出"补肾生血合剂"系列、"生血灵"系列、"造血再生片"、"定清片"等中药制剂15余种，疗效确切，安全无毒，服用患者遍及全国及世界各地。发表学术论文80余篇，主编和参编专著9部，科研获奖6项，国家发明专利5项。黄氏一生教书育人，桃李天下，依托"黄振翘全国名老中医药专家传承工作室"，为上海及全国中医血液病学科培养骨干人才。

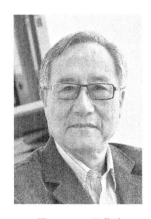

图 3 - 31 严隽陶

严隽陶(1942—   )，江苏苏州人，上海市名中医，主任医师、教授、博士生导师、博士后合作导师，丁氏推拿流派代表性传承人，全国老中医药专家学术经验继承工作指导老师。

严氏在学科发展的历次关键阶段准确把握和引领学科发展的趋势与方向，做了许多开创性的工作。以推拿的传承为起点，推动了推拿的临床和基础的研究，提高了推拿教育层次；与康复医学结合，走向学科发展的未来。提出推拿理论体系的多元结构论，突出"经筋"理论的临床应用价值，将推拿手法和功法紧密结合，建立"康复推拿"亚学科，提出"柔疏筋，刚致强"的手法治则，指导临床的镇痛治疗，对推拿学科的理论构架做出了杰出贡献。同时，他不仅为上海中医药大学康复医学专业设置奠定了坚实的基础，还为上海中医药大学中西医结合临床医学专业的建立和发展做出了重要的贡献。

依托"严隽陶全国名老中医药专家传承工作室",为上海及全国中医推拿康复学科培养骨干人才。

　　何立人(1942—　　),江苏仪征人,上海市名中医,主任医师、教授、博士研究生导师,全国名老中医药专家学术经验继承工作指导老师,全国优秀中医临床人才研修项目指导老师。

　　何氏业医 50 余年,致力于中医临床、科研以及教学管理事业,继承孟河学派"轻、清、效、廉"的特色,主张"以和为贵,以平为期",以"精充、气顺、神安,天人得应"为上,临证实践"辨证为主,辨病相参",以"心"为先,"治心不可唯心",为中医心病及内科疑难病证提出了一系列具有特色的理论体系和治疗方法。曾完成部、局级课题 9 项,发表论文著作 30 余篇(部)。培养中医内科硕博士研究生 50 余名,任职遍布国内多地,曾获上海市优秀教学成果二等奖,上海市育才奖。在何氏的指导下,岳阳医院急诊医学科先后成为国家级重点专科、上海市重点专科等。何氏耄耋之年仍坚持出诊,周门诊量达 200 余人次,依托"何立人全国名老中医药专家传承工作室",为上海和全国中医急诊及心病学科培养骨干人才。

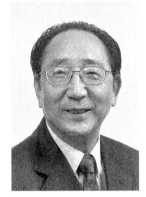

图 3 - 32　何立人

　　东贵荣(1950—　　),黑龙江克山人,上海市名中医,主任医师、教授,博士生导师,非物质文化遗产"东氏针灸"代表性传承人,全国名老中医药专家学术经验指导老师。

　　东氏首次提出了针灸治疗中风病是针刺解除中风病灶对大脑神经细胞兴奋性抑制性泛化理论学说,在此基础上开展了系列针刺治疗中风病临床及机制研究,特别对推动针刺治疗急性脑出血的研究做出了重要贡献。提出"证候动态演变性""穴敏性与穴敏化""经络内联脑"等理论以及"阴阳调衡、气血为先、任督为根、天癸统治"治疗法则。创立了"东氏头针""阴阳调衡针法"和"东氏一术式针刺补泻手法"等针灸技术 14 项,主持和承担国家级课题 15 项,获部省级科技奖 5 项,国家专利 5 项,发表论文 200 余篇。针刺治疗急性脑出血新技术参加国际及国家科技成果展览。急性心梗紫舌-淡白舌机制研究收入美国 INDEX MEDICUS。依托"东贵荣全国名老中医药专家传承工作室",为上海及全国针灸学科培养骨干人才。

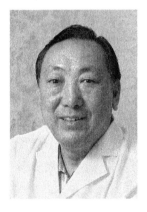

图 3 - 33　东贵荣

　　朱生樑(1948—　　),上海川沙人,主任医师、教授、博士生导师,海派中医丁氏内科陈存仁学术思想研究基地负责人,全国名老中医药专家学术经验指导老师。

　　朱氏临证 40 余载,创新了临床疗效显著的脾胃病诊治理论和治疗方法。其脾胃病辨治倡导"通化宣平,以胃气为本""圆执

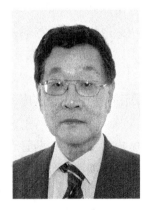

图 3 - 34　朱生樑

活变，重临床实效"，对胃食管反流病、慢性胃炎、急性胰腺炎、溃疡性结肠炎等疾病的中医及中西医结合诊治方面取得很多成效，尤其对胃食管反流病的中医诊治做出了较大贡献。于国内首创"从胃治咳"治疗胃食管反流病伴夜间呛咳，执笔完成了《胃食管反流病中医诊疗专家共识意见》等4份国家级规范。领衔团队立项国家自然科学基金等省部级科研项目20项，培养硕、博士研究生56人，发明专利7项，发表文章112篇，主编专著6部，获国家与省部级奖励8项。在他的带领下，岳阳医院消化科先后入选国家"十一五""十二五"脾胃病重点专科。依托流派基地和工作室，为上海及全国脾胃病学科培养传承人才。

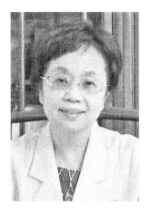

图3-35 张秋娟

张秋娟（1951— ），二级教授，主任医师，研究员。历任上海中医药大学附属岳阳中西医结合医院院长，上海市中医脑血管、垂体瘤重点专科学术带头人，中华中医药学会活血化瘀专业委员会副主任委员，中华中医药学会络病专业委员会副主任委员，中国医师协会中西医结合医师分会副会长，中国中西医结合学会管理分会副主任委员，上海市中医学会副会长，上海市中西医结合学会副会长，上海市中医药学会瘀症分会主任委员，上海市中医药学会络病分会主任委员等。

张氏领衔承担的国家"十一五"支撑项目"中西医结合卒中单元治疗急性缺血性中风"及上海市卫生局中医药科研重大项目"中西医综合方案治疗脑卒中的疗效评价"，集中医、西医、针灸、推拿、康复为一体的单元模式，找准中风急性期最佳治疗的时间窗，把治疗优势最大化集中，并制定了单元模式的规范化方案、诊疗常规，为有效降低中风的发病率、致残率、死亡率做出了卓越的贡献。2007年获上海市科学技术成果奖，2008年获上海市科技进步奖三等奖，2009年获中华中医药学会科学技术奖三等奖，2012年获上海中医药科技奖一等奖。

上海中医药大学岳阳临床医学院成立于1996年，至今发展成为拥有19个临床教研室，8个硕士点，8个博士点，5个博士后流动点，并成为WHO上海国际针灸培训中心临床实习基地，每年承担上海中医药大学近700名研究生和本科生、近300名留学生的教学任务的办学规模。基本形成了以本科教育为主体，加速发展研究生教育的人才培养体系，成为医疗、教学、科研协调发展的临床医学院。近三年主编、主审全国统编教材8部，主编、副主编上海市教委多媒体临床系列教材7部，在建上海市教委重点课程2项。

医院重视科技创新，目前拥有上海市针灸经络研究所、上海市中医药研究院推拿研究所和中西医结合临床研究所，设有研究室9个，实验室10个，经国家中医药管理局的批准，推拿生物力学、针灸免疫、免疫实验、分子生物学（针灸）和脑神经生物实验室5个实验室成为国家中医药管理局三级实验室，研究平台已经初具规模。经过努力，医院科研项目显著增加，科研成果取得突破，奖励级别大幅提升，论文发表质量提高，学科建设成绩喜人，创新团队基本形成。近年来先后获得包括上海市科技进步奖一等奖、国家教育部科技成果二等奖在内的9项科研奖励，发表SCI论文9篇，获专利7项，科研成果不断累积。

目前医院已发展成为集医疗、教学、科研为一体的三级甲等中西医综合性医院。全国首批重点中西医结合医院示范单位以及全国卫生系统先进集体、全国医院文化建设先进单位、卫生部数字化医院示范点单位,连续七届蝉联上海市文明单位。

六、龙华医院

上海中医药大学附属龙华医院创建于1960年7月,是全国最早建立的四大中医临床基地之一。近60年来,医院坚持"名医、名科、名院、名药"的发展战略,走中医为主、中西医结合的道路,已成为集医疗、教学、科研为一体,中医特色鲜明和中西医结合优势突出的全国著名中医医院、全国示范中医院、全国三级甲等医院。

建院之初,医院由当时沪上名中医领衔,创立了内、妇、儿、外、针、伤、眼等科室,开始探索中医为主、中西医结合的治疗模式;同时也储备了一大批"西学中"的人才,如妇科王大增教授,呼吸科邵长荣教授,均为1956年中央卫生部委托上海市卫生局举办的第一届西医离职学习中医研究班学员,是新中国第一代中西医结合人才。

王大增(1924—2020),上海中医药大学附属龙华医院教授,上海中医药大学专家委员会委员,上海市第五、六、七届政协委员,享受国务院政府特殊津贴专家,首届上海市名中医。1949年毕业于国立上海医学院,1956年参加中央卫生部委托上海市卫生局举办的第一届西医离职学习中医研究班,是新中国第一代中西医结合学者。1960年至上海中医药学院附属龙华医院,长期从事中西医结合妇科医教研工作。学术上主张妇科病重在治肝,重视调理气血和冲任,主张传统的辨证论治与现代医学的病理生理相结合,独创清心平肝法治疗围绝经期综合征,化瘀通腑法治疗子宫内膜异位症和活血补肾法治疗先兆流产。发表论文50余篇,主编、参编《中医妇科学》《中医妇科临床手册》等多部著作。20世纪70年代领衔研制成功中药一类新药结晶天花粉蛋白,并荣获1978年第一届全国科学大会奖、卫生部金奖、全国医药卫生科技成果展览会奖状和金杯奖。

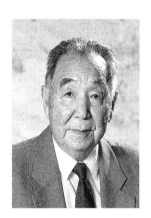

图3-36　王大增

邵长荣(1925—2013),上海中医药大学附属龙华医院教授,博士生导师,著名中西医结合肺病专家。1951年毕业于国立同济大学医疗系,1956年参加"西学中"研究班深造,是新中国第一代中西医结合学者。从医从教60余载,率先在中医界成立肺病科及研究室从事中西医结合研究,研发芩部丹、川芎平喘合剂等十余种效验中药,撰写论文论著近150篇,培养中西医结合人才30余人,获1978年全国科技大会表彰及中国中西医结合贡献

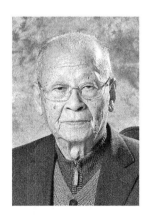

图3-37　邵长荣

奖、优秀工作者奖,为我国中医、中西结合肺病学发展做出重要贡献。

通过 60 年来的建设,医院中医特色鲜明,在中西医结合治疗恶性肿瘤、骨退行性病变、肾病、胆石病、肺病、风湿病、眼病、乳腺病、肛肠病、脾胃病、疮疡病等方面有显著的疗效。医院获中国中西医结合学会科学技术奖一等奖 3 项、上海中西医结合科学技术奖一等奖 3 项。总结了中西医结合治疗各科疾病的学术思想,同时在中医理论指导与现代药理学相结合的临床研究思路下,不断总结凝练,形成了临床方案及一大批临床效果显著的院内制剂。如国医大师刘嘉湘教授揭示了扶正方药调节机体免疫、抑制肿瘤细胞增殖和诱导凋亡的"双重"作用,研制治疗肺癌的国家新药金复康口服液、芪天扶正胶囊(正得康胶囊);邱佳信教授以"健脾法"为基础结合清热解毒、软坚散结、补肾培本法等辨证治疗消化道恶性肿瘤;邵长荣教授"从气论治 COPD",研发芩部丹、川芎平喘合剂;施杞教授提出"动力失衡为主,静力失衡为先"的颈椎病形成机制的理论以及"痰瘀兼顾,肝脾同治"治疗伤科内伤疾病,领衔研发了芪麝丸、芍芪颗粒;朱培庭教授"胆病从肝论治",采用"养肝利胆法治疗胆结石",研发了锦红片、清胆胶囊;陆金根教授创立"拖线引流法"治疗窦瘘类疾病,研发了复黄片;徐蓉娟教授研制了芪丹糖肾颗粒等。

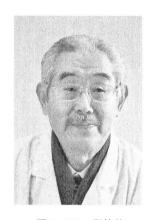

图 3 - 38 邱佳信

邱佳信(**1937—**),上海中医药大学附属龙华医院中西医结合内科学教授、博士生导师,上海市名中医,全国名老中医药专家学术经验传承指导老师。享受国务院政府特殊津贴。从医 50 余年,坚持在中医理论指导下开展中西医结合恶性肿瘤防治工作,创建了龙华医院中西医结合肿瘤科;最先提出消化道恶性肿瘤其本在"脾","脾虚"贯穿疾病始终的病机理论,建立了以"健脾法"为基础结合清热解毒、软坚散结、补肾培本法等辨证治疗消化道恶性肿瘤的中医模式。先后承担国家级攻关项目、国家自然科学基金等多项课题,曾多次获国家中医药管理局和上海市科技进步奖,并曾评为"上海市劳动模范"。

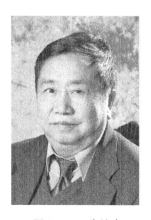

图 3 - 39 朱培庭

朱培庭(**1939—**),上海中医药大学附属龙华医院终身教授,上海市名中医,博士后合作导师,全国卫生系统模范工作者,享受国务院政府特殊津贴。历任国家中医药管理局全国中医胆石病中心主任、教育部及上海市医学领先专业重点学科中医外科学科带头人、中国中西医结合学会普外科专业委员会副主委等。师从已故著名外科大家顾伯华、徐长生教授。致力于中西医结合防治胆石病和胆道感染研究,走转化医学之路,成功研发防治胆石病中药新药 3 项(胆宁片、升清胶囊及芍杞颗粒)。承担各级课题近 40 项(含国家自然科学基金 4 项)。获各级奖项近 20 项(含上海市第一届优秀产学研工程一等奖,上海市科技进步奖一等奖,全国中医药优秀科技著作一等奖及第四届徐光启科技金奖等),发表论文 150 余篇、学术论著及教材 9 部(以《实用中医胆病学》为代表)。培养博士后、博士生及硕士生 30 余名。

陆金根(1947—),上海中医药大学附属龙华医院终身教授,主任医师,博士生导师,博士后流动站合作导师,顾氏外科流派第四代传人,陆金根全国名老中医药专家传承工作室导师,第五批、第六批全国老中医药专家学术经验继承指导老师,上海市名中医。曾任上海中医药大学附属龙华医院院长。现任中华中医药学会常务理事,世界中医药学会联合会肛肠病专业委员会名誉会长,上海市中医药学会副会长兼秘书长,《上海中医药报》副社长,《中西医结合学报》副主编,国家教育部重点学科、国家临床重点专科、国家中医药管理局重点学科及国家中医药管理局重点专科-中医外科学科带头人,全国中医学术流派传承工作室-顾氏外科负责人,上海市海派中医流派传承研究基地-顾氏外科负责人,国家非物质文化遗产

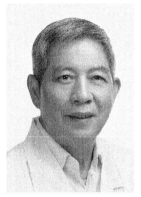

图 3 - 40　陆金根

"顾氏外科疗法"代表性传承人。

陆氏全面继承"顾氏外科"精髓,从事中医外科医、教、研工作近 50 年,通晓理论,精于手术。命名"瘰痈"和"肛疽"两个病名,被编入国家级教材。创立"拖线引流法"治疗窦瘘类疾病,创立"痔外静脉丛剥离术"治疗复发性血栓外痔。研发"复黄片",获得国家食品药品监督局中药新药临床批件。先后获得各级奖励 10 项,拥有国家专利 11 项,主编教材与专著 5 部。主持 973、863、国家自然科学基金、国家科技支撑计划项目等国家级课题 5 项。首创"名中医工作室"传承模式,在全国推广。曾获"上海工匠"称号,荣获上海中医药事业发展杰出贡献奖,为我国中医药事业的传承与发展做出了积极贡献。

徐蓉娟(1940—),上海中医药大学附属龙华医院内科教授,博士生导师,主任医师,内分泌代谢科创办人和学科带头人。1963 年毕业于上海铁道医学院医疗系,毕业后留上海铁道医学院任教病理生理,1975 年调入龙华医院,长期从事中西医结合内科医、教、研工作。1987 年毕业于上海市第九届"西学中"研究班。1994 年晋升为主任医师、教授。兼任世界中医药学会联合会糖尿病专业委员会常务秘书、中国中医学会糖尿病学会全国委员、上海副主任委员、中华医学会上海内分泌学会委员。徐氏擅长以中医为主,中西医结合诊治各种内分泌代谢疾病,尤其是糖尿病及其各种并发症、各种甲状腺疾病,主攻早期糖尿病肾病、弥漫性甲状腺肿伴甲亢及突眼、代谢综合征。通过长期临床实践,

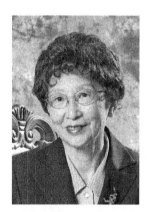

图 3 - 41　徐蓉娟

认为早期糖尿病肾病多有气虚血瘀兼肾亏,故治拟益气活血补肾,研制芪丹糖肾颗粒等多种院内制剂,已完成临床前研究。对弥漫性甲状腺肿伴甲亢采用辨证分型治疗,突眼采用分期及分型治疗,共同研制调脂降糖片等多项自制制剂,并产生良好的经济及社会效益。

医院重视中西结合人才培养,定期为西医临床医师培训中医药"三基"知识;鼓励西医临床医师考取中西结合在职学历;承担上海市西医学习中医人员学习班的课程;承担上海市西医学习中医高级人才培养项目;医院平均每年由相关科室承办中华中西医结合学会专业分会、上海市中西医结合学会专业委员会年会及继续教育学习班 8~9 项。

同时,作为上海中医药大学龙华临床医学院承担本科生(含 5+3 一体化)、研究生、留学生和住院医师规范化培训等教学工作。目前拥有中医学、中西医结合医学 2 个博士后流动站。

七、曙光医院

上海中医药大学附属曙光医院创建于清朝光绪三十二年(1906 年),医院初办时是一所中医院,1942 年起,先后增设 X 线室、手术室等,1960 年将市立第十、十一人民医院合并,逐渐发展为一所三级甲等综合性中医院。

中西医结合学科肇始于急诊科和心血管内科,1965 年,医院专门安排 4 位中医师进入急诊室,迈出中医中药治疗急症的第一步。20 世纪 70 年代,在中西医师协作下继续开展中医急症工作,对急症观察患者采用以中医中药为主和中西医结合的综合治疗措施占80%左右,当时研制成功的"感冒退热冲剂"获国家银质奖,并在市中西医结合工作表彰会上受到表扬。1978 年起,医院以中医内科急诊和中医制剂剂型改革作为重点突破口,继承名老中医经验、培养中医专科人才、孕育了一大批中医名家,如王左、夏德馨、胡婉英、王灵台、吴翰香、刘平、丁学屏等。医院开展中医药科研,产出许多科技成果:中医外科下设的痔科研究的"消痔灵"注射液获 1979 年卫生部重大科技成果奖;急症研究室开展的"参附青""平哮液"相关研究分获国家中医药管理局甲级与科技进步奖三等奖。

从 20 世纪 80 年代开始,医院加快中西医结合步伐,目前医院拥有国家临床重点专科6 个,国家中医药管理局重点专科 14 个,上海市中医临床优势专科(专病)8 个,国家中医药管理局区域中医诊疗中心 3 个(肝病、内分泌、公共卫生研究中心),全国名中医 2 名(蔡淦、严世芸),上海市名老中医 28 名。

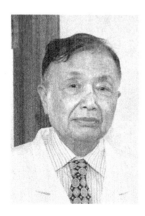

图 3-42 蔡淦

蔡淦(1938—),上海中医药大学附属曙光医院终身教授,主任医师,博士生导师,中国中医科学院博士后导师,首届全国名中医,上海市名中医,全国老中医药专家学术经验继承第三、四、五、六批导师,中华中医药学会内科分会顾问,上海市高等院校教学名师,享受国务院政府特殊津贴。现任上海市中医脾胃病医疗协作中心主任、国家中医药管理局重点专科脾胃病学科带头人。长期以来临证遵循李东垣脾胃学说和吴鞠通"治中焦如衡"的学术思想治疗中医内科疑难疾患,以脾胃为核心调摄五脏,被媒体誉为"东方名医"。主持各级课题 20 项,获省部级及以上科技进步奖 6 项。撰写论文 120 篇;主编或编写教材、专著共 56 部,其中《高等中医院校教学参考丛书·中医内科学》获国家科技成果奖。

　　丁学屏(1935—　　),浙江余姚人,上海中医药大学附属曙光医院终身教授,博士生导师,上海市名中医,全国名老中医药专家传承工作室导师,上海中医内分泌学科的奠基人。曾任中华中医药学会糖尿病分会副主任委员。丁学屏从事中医内科临床、教学、科研 50 余年,擅长诊治中医内科疑难重病,尤其对糖尿病及糖尿病周围神经病变、糖尿病肾病等慢性并发症、肥胖、甲状腺疾病的诊治独具匠心。他系统阐述了消渴病的转归传变规律,建立了中医防治糖尿病及慢性并发症的理法方药、辨证论治体系。倡导"复方多法、以平为期辨治糖尿病",在国内率先提出"内风窃络"理论诊治糖尿病周围神经病变,"健脾益肾,燮理阴阳"论治糖尿病肾病。他著有《程评王九峰出诊医案(未刻本)》《程门雪未刊医论选集》《肥胖病的中医辨治》等专著,为中医防治糖尿病做出了重要贡献。

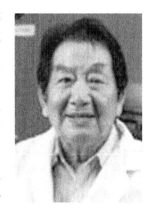

图 3 - 43　丁学屏

　　王灵台(1940—　　),上海中医药大学附属曙光医院教授,上海市首批名中医,全国名中医学术传承指导老师,享受国务院政府特殊津贴。曾担任国家科技攻关传染病重大专项中医专家组组长,中华中医药学会内科肝胆病分会副主任委员,上海市中医药学会肝病、感染病专业委员会主任委员。王氏率先以"补肾为主、清化为辅"治法治疗慢性乙型肝炎,创建的补肾方治疗慢性乙型肝炎 30 余年,取得了良好的临床疗效;他提出的黄疸"介黄"中医辨治体系,丰富了中医治疗理论;王氏还创立了柔肝方用于抗肝纤维化,石军颗粒用于治疗肝性脑病,肝舒贴外用治疗胁痛,都取得了很好的疗效。

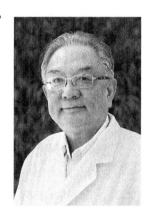

图 3 - 44　王灵台

　　胡婉英(1931—　　),第四届上海名中医,任中国中西医结合研究会心血管专业委员会顾问,上海市中西医结合研究会心血管专业委员会顾问,上海市中西医结合临床科研人才导师,中西医心血管研究所博士生导师,国家级重点中医临床学科学术带头人,上海中医药大学附属曙光医院终身教授,享受国务院政府特殊津贴。是著名的中西医结合心血管专家和教育家,成立了上海市首个中西医结合名医工作室。

　　胡氏毕业于上海第二医科大学(现上海交通大学医学院),作为当时第一位留科的女医师,入职于仁济医院心血管内科,在职期间仍潜心学习、进修先进的西医学技术,参与建立新华医院心血管内科、心电图室、心脏超声室以及心脏导管室。

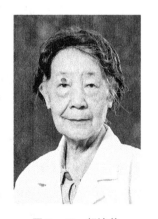

图 3 - 45　胡婉英

　　20 世纪 70 年代,胡氏为响应"西医学习中医"的号召,她再一次重拾课本,进入了新华医院"西学中"学习班学习中医理论。胡氏深受赵有才、张伯臾等一代名中医的悉心指导和影响。在60多年的医疗生涯中,胡氏灵活运用西医或中西医结合的方法治疗各种心血管疾病,尤以冠心病和慢性心力衰竭最佳。她在张伯臾教授门下跟诊抄方,从张老的中医诊疗思路以及遣方用药中积累了丰富的临床经验,继承前辈补肾方的精髓,以中医辨证论治为根基,运用现代科研手段探索和发掘祖国医药治疗心血管疾病的有效方法,深入研究心力衰竭,开拓中医药治疗心血管疾病的新思路、新途径,从而提出了"治心之所以治肾"的学术见解核心理论,在临床中以病证结合作为诊疗模式,运用西医的病因、病理和病生观察与中医的因时、因地、因人的整体观念相结合,达到中医和西医互补互助,取长补短,执简驭繁,事半功倍。在20世纪90年代初,以"从肾治心"的理论基础将鹿角、淫羊藿等药组成的"鹿角方"应用到治疗慢性心力衰竭的治疗中,获得了业内人士的一致好评,其后更衍生出鹿红、鹿芪等新药,为心力衰竭的治疗定义了新的高度。

2008年,上海中医药大学附属曙光医院被批准成为"国家中医药管理局国际交流合作基地",曙光医院的国际影响力不断扩大,目前与来自捷克、荷兰、法国、德国、英国等多个欧洲国家的有关机构签订了合作框架协议。曙光医院也是国家中医药管理局对中东欧国家中医药工作协作组首批成员单位。

目前设有中西医结合一级学科学位点,招收中西医结合临床及中西医结合基础二级学科专业硕、博士研究生,经过30余年中西医结合学科的发展,目前已拥有中西医结合博士生导师20人,硕士生导师50人,每年招收中西医结合硕、博士研究生30余人,为医院中西医结合学科发展奠定良好的基础。

党的十九大以来,在习近平新时代中国特色社会主义思想的指导下,医院实施高速度、高质量发展战略,为实现建设亚洲中医临床医、教、研中心,打造现代化、标准化、国际化的临床研究型中医院的战略目标奠定了稳固的基础。

八、上海市中医医院

上海市中医医院创建于1954年,是一所中医特色浓厚、临床科室齐全、医学人才汇聚,集医、教、研为一体的三级甲等综合性中医医院。

医院坚持以中医为主,中西医结合的治疗模式,同时也培养了一大批"西学中"的人才。目前设有上海市名老中医诊疗所和上海市中医、中西医结合专家诊疗所2个专家诊疗中心,现拥有卫生部国家临床重点专科3个;国家中医药管理局重点学科2个;国家中医重点专科6个;国家中医药管理局重大疑难疾病中西医协作试点项目1个。

经过60余年的发展,医院中医特色鲜明,神志病、儿科、脑病、肿瘤、骨伤、耳鼻喉、风湿病、甲乳外科等临床科室在中西医结合治疗方面优势明显。与瑞金医院、儿童医学中心、上海市第四康复医院、上海市第一人民医院、长征医院构建以提升疑难危急重症诊疗能力的中西医合作专科医联体。医院曾多次获得各级各类科学技术进步奖。医院以师承教育为平台,培养新一代中医"名医",拥有全国名老中医药专家传承工作室 5 项、上海市名中医工作室 7 项。同时医院重视中西医结合人才的培养,鼓励西医临床医师参加西医学习中医高级人才培养项目。

医院作为上海中医药大学市中医临床医学院,承担了上海中医药大学本科生和研究生理论教学及实习带教任务,是国家医师资格考试实践技能考试与考官培训基地、住院医师规范化培训国家基地。目前有中医学 5 个、中西医结合学 2 个博士学位授予点。

王翘楚(1927—2020),著名中医学家,上海中医药大学终身教授、主任医师,首届上海市名中医,享受国务院政府特殊津贴。历任上海市卫生局科研处副科长、中医处副处长、上海市中医文献馆馆长。上海市中医医院中医睡眠疾病优势专科创始人、中医睡眠疾病研究所名誉所长,中国睡眠研究会理事会顾问、全国老中医药专家学术经验继承工作指导老师、上海市名老中医师承高级研修班博士生导师、全国名老中医药专家王翘楚传承工作室导师。主持"落花安神合剂""花丹安神合剂"等科研课题 10 余项。获中华中医药学会、上海市科技进步奖、上海中医药科技奖等省部级奖励 6 项。2015 年获上海市医师协会"仁心医者"特别荣誉奖;2016 年获教卫工作党委系统优秀共产党员·医德标兵;2017 年获中华中医药学会"最美中医"称号;2020 年获上海市中医药杰出贡献奖。

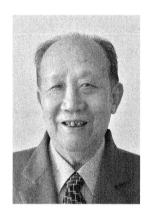

图 3-46 王翘楚

虞坚尔(1952—),教授,主任医师,博士生导师,享受国务院政府特殊津贴。上海市中医医院院长,儿科主任。中华中医药学会儿科分会副主任委员、中医药高等教育学会儿科分会副理事长、上海市中医药学会副会长、上海市中医药学会管理分会副主任委员、上海市中西医结合学会副理事长、上海市中医药学会儿科分会主任委员、上海市中医儿科呼吸病医疗协作中心主任、上海中医药大学学位评定委员会委员、国家医师资格考试中医儿科学学科成员。从事中医儿科临床、教学和科研工作近 30 年。擅长中医药防治儿科呼吸系统疾病及营养性疾病,承担国家科技部"十五"攻关计划课题、国家自然科学基金课题、国家中医药管理局课题、上海市科委课题及上海市卫生局课题多项。

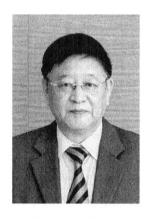

图 3-47 虞坚尔

九、上海市中西医结合医院

创建于 1932 年,始为华德巡捕医院,1949 年更名为上海市公安局警察医院,1960 年更名为上海市虹口区中心医院,1985 年上海市卫生局确定为上海市中西医结合试点医院,并报市政府同意列为上海市卫生事业发展规划之一,1989 年被列为上海中医学院教学医院,2013 年被国家中医药管理局批准为三级甲等中西医结合医院,2014 年 5 月正式获批为上海中医药大学非直属附属医院,院址位于保定路 230 号。医院人才殷实,现有职工 751 人,专业技术人员 692 人。

多年来,上海市中西医结合医院始终坚守走中西医结合之路,不断拓展常见病多发病的治疗手段,目前医院已经具有中西医结合治疗特色,设有国家级重点专科脉管病专科、风湿病专科、中医外科,上海市优势专科:中医重症肌无力专科、中医脉管病专科、中医科等。医院设有 1 个国家级名老中医传承工作室,即奚九一全国名老中医传承工作室,设有奚九一、李庚和市级名老中医学术经验研究工作室。

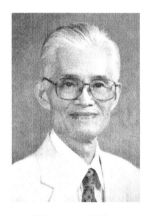

图 3-48 奚九一

奚九一(1923—2018),上海中医药大学教授,博士生导师,上海市中西医结合医院主任医师,上海市名中医,享受国务院政府特殊津贴。曾任上海市中西医结合医院脉管科主任、脉管病研究所所长、国家中医药管理局全国中医脉管病医疗中心主任。1953 年于上海同德医学院毕业,1958 年于上海市在职"西学中"研究班结业。曾担任中国中西医结合学会周围血管病专业委员会副主任委员、顾问,中华中医药学会周围血管病分会顾问;全国名老中医药专家学术经验传承指导老师。

奚氏从事中西医结合医、教、研工作 60 年,是我国中西医结合脉管病事业的奠基人之一。他首先提出了"奚氏糖尿病足筋疽"的新概念,以及脉管病"因虚感邪、因邪致瘀、分病辨邪、分期辨证、扶阳为本、祛邪为先"的学术观点。他采用中医、中西医结合诊治动脉硬化闭塞症、静脉血栓形成、糖尿病足坏疽、免疫性血管病、痛风、肢节疼痛等病症,疗效显著,并在临床实践中总结了一系列内服及外用中药经验方。曾负责国家"八五""十一五"攻关项目及上海市重大研究项目等多项课题,获各级科技成果奖 12 项,培养了 20 余名硕士、博士,带教了全国各地进修医师 90 余名。

1991 年 10 月,全国著名中西医结合脉管病专家奚九一教授创建了上海市中西医结合脉管病研究所。研究所依托上海中医药大学附属上海市中西医结合医院。该所在长期临床研究中,研制了内服及外用制剂数十种,用于治疗血栓闭塞性脉管炎、肢体动脉硬化性闭塞症、糖尿病足坏疽、深静脉血栓形成、游走性浅静脉炎、静脉郁血性溃疡、自身免疫性狼疮、类风湿、白塞氏等血管炎、多发性大动脉炎、复发性丹毒、淋巴肿、痛风等 30 余种,其临床总有效率达到 95% 以上,截肢率平均降至 2%～4% 左右,达国内外领先水平。后成为国家中医药管理局全国中医脉管病医疗中心、全国脉管病重点专科、上海市脉管病重点专科,在国内外均享有很高知名度和良好的声誉。《奚氏糖尿病足筋疽—肌腱变性坏死新病症的研究》获 1999 年卫生部医药卫生科技进步奖三等奖。

十、上海市第七人民医院

上海市第七人民医院位于浦东新区外高桥区域,紧邻上海自由贸易试验区,是集医疗、科研、教学为一体,健康管理、康复为特色的三级甲等中西医结合医院,是上海中医药大学附属医院。

医院始建于1931年,由海上闻人杜月笙创建,经过90余年的风雨历程,现医院建筑面积80 000余平方米,核定床位730张。医院拥有各类高端医疗设备及中医体质辨识仪等。医院设有临床科室29个,医技科室10个,其中国家级重点专科1个,市级重点学科/专科/专病10个等。

上海市第七人民医院重点学科建设卓有成效,拥有国家中医药管理局"十二五"重点专科肾病科;上海市医学重点专科康复科、烧伤科;上海市中医临床优势专科肾病科、骨伤康复科;上海市中医临床重点学科中医肿瘤病学;上海市中西医结合重点病种湿疹;上海市中医医疗机构综合治疗区上海市中西医结合儿科专项等。医院拥有优质的中医学科资源,设有叶景华全国名老中医药专家传承工作室、叶景华上海市名中医工作室。

叶景华(1929—),上海市第七人民医院肾病科主任医师,上海市名中医,第三、第四批全国老中医药专家学术经验继承工作指导老师。曾任上海市第七人民医院中医科主任、副院长;中华中医药学会肾病分会委员、上海中医药学会常务理事、上海市中医学会肾病专业委员会主任委员。临床诊治中提倡辨病与辨证相结合,内治与外治并用,中医辨证施治与现代科技手段的运用相结合,唯疗效是重。在长期的临床实践中,对外感热病和内伤疑难杂症的诊治有独特的见解和治法,尤其以治疗肾病著称,提出以益肾清利、活血祛风法治疗慢性肾炎;以扶正解毒、化瘀泄浊利湿法治疗慢性肾功能衰竭,在提高临床疗效的基础上,还开展实验研究探讨其机制。发表论文60余篇,著有《叶景华医技精选》

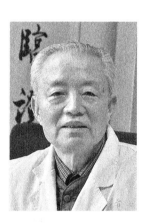

图3-49　叶景华

《简明中医诊疗手册》《叶景华诊治肾病集》等专著。曾荣获"上海市卫生战线先进工作者""全国卫生文明先进工作者""上海市中医药杰出贡献奖"、上海市首届"医德之光"奖等荣誉。

医院注重建设中西医结合的教学质量保障体系和督导体系,拥有中医学、中西医结合2个一级学科,1个博士点,8个硕士点,14个教研室,拥有硕、博士导师共计74人。设有国际留学生教学培训基地,是境内、外中西医结合人才培养的重要基地,是国家中医药住院医师、全科医师规范化培训(培养)基地、上海中医药大学国际教育临床基地、美国心脏协会(AHA)心肺复苏培训基地,是上海中医药大学卫管临床带教示范基地,护理学、营养学实践教学基地。

医院立志做浓中医,做实西医,做大做强中西医结合,秉承医院服务宗旨——"患者信赖,员工幸福,社会责任",不断提升医疗服务质量,将医院建设成为全国一流的三级甲等中西医结合医院。

十一、上海市长宁区光华中西医结合医院

该院主院址在新华路 540 号,建立于 1958 年。1983 年上海市卫生局确定为中西医结合试点医院,2012 年通过国家中医药管理局三级专科医院评审,2013 年正式被授牌三级甲等中西医结合专科医院。2017 年成为上海中医药大学的附属医院。

医院开放床位 280 张,设有关节内科、关节外科、关节矫形外科、痛风科、风湿病科(中医科)、特需科、康复医学科、内科、急诊科等病区。关节病床位 244 张,占全院开放床位的 87.1%。医院医疗设备齐全精良,拥有四肢关节磁共振、16 排 CT、双能 X 线骨质疏松检测系统等先进检测仪器,有力地推动了业务发展,增强了医院的核心竞争力。

医院以中西医结合治疗类风湿关节炎和其他各类关节病而闻名。在关节病诊断方面,拥有关节 B 超、关节核磁共振等先进的诊断仪器,开展了抗 CCP 抗体、HLA－B27、GPI 抗原、类风湿因子滴度等检测项目,使关节病早期诊断的准确率处于较高水平。同时类风湿关节炎实验室还开展了骨质疏松检测、抗核抗体线性免疫分析等项目。在关节外科手术方面,医院已开展了各种关节置换手术和关节微创手术,在国内关节外科同行中处于领先水平。在关节内科诊治方面,医院擅长类风湿关节炎、强直性脊柱炎、骨关节炎、痛风性关节炎、系统性红斑狼疮、混合结缔组织病、多发性肌炎等疾病的诊治。同时,医院在中医治疗关节病方面开展了药浴、自制中药外敷等特殊治疗,拥有蛇制剂、问荆合剂、舒筋合剂等自制制剂,创新了中西结合综合治疗关节病的新理念。

经过多年努力,医院成为全国第三批重点中西医结合医院建设单位,入选为国家中医药管理局"十二五"重点专科建设项目,上海市医学重点专科、中医特色专科等。逐步形成专业人员聚集,技术力量雄厚的关节病专科品牌,在国内外享有较高声誉。

十二、上海市宝山区中西医结合医院

该院院址在宝山区友谊路 301 号。始建于 1956 年,经过 60 年的不懈努力,2012 年正式成为一所三级甲等中西医结合医院,并被列为上海市首批中西医结合重点建设单位。医院占地面积 36 亩,建筑面积 4.2 万平方米,床位 508 张,三期工程结束后床位将达到 850 张。经过多年努力,医院人才不断涌现,科研层次不断提升。现有职工 918 人,中、高级职称 418 人,其中高级职称 94 人,硕、博士 88 名,有国家 863 首席科学家 1 人,全国和上海市名中医经验继承人各 1 人,上海市卫生拔尖人才 1 人,上海市高层次针推伤人才培养对象 1 人,上海市医务职工科技创新能手 2 人,上海市中医青年人才培养计划 2 人,上海市"医苑新星"1 人,上海市卫生系统"五十佳"后勤人员 1 人,上海市及以上专业委员会主委、副主委 4 名,委员 20 余名。医院仪器设备较为齐全,下设 27 个临床学科,6 个医技科室,18 个病区,市、

区级重点专科 16 个。医院设有上海市中医优势专科眼科，上海市中医优势专科急诊科，上海市中医重点专科肛肠科，上海市中西医结合重点病种肺病科，上海市传统医学示范中心中医内科，其中肺病科为上海市中西医结合重点专科，该院致力于发挥传统中医药的特色，以西医的综合实力为保障，发展成为具有中西医结合为特色的区域医疗中心。

此外，上海的中西医结合特色医院还有上海市黄浦区中西医结合医院、上海市黄浦区香山中医医院。

（一）上海市黄浦区中西医结合医院

该院位于上海市黄家路 163 号，是一所集医、教、研于一体，中西医并重发展的二级甲等医院。占地面积约 11 亩，建筑面积约 10 810 平方米，医院现有职工 601 人，专业技术人员 504 人，其中高级职称 23 人，中级技术人员 101 人。设有床位 380 张，分内、外、骨伤、儿科、针灸、推拿、眼、耳鼻喉科、口腔科、肛肠、急诊科等 20 个临床科室及 10 个医技科室。该院致力于医疗专科和特色研究，在降低脑中风急性期死亡率和恢复生活能力的疗效上具有市级领先水平，尤其是中医针刀是其特色专科，运用其特制的微型针刀治疗骨质增生或软组织损伤性此类难愈性疾病，如腰椎间盘突出症、足跟痛、肩周炎、颈椎病等，具有疗效佳、见效快、痛苦少等优点，成为上海独具特色的医疗优势。医院拥有方宝华、席德治、朱葆初等德高望重的老中医。中西医结合治疗哮喘、不孕症、烧伤、老烂脚、骨质增生、肿瘤、脑卒中、颈椎病、脂肪肝、更年期情绪异常和超声乳化治疗白内障等 10 余种专病颇有特色。医院同复旦大学附属中山医院和上海中医药大学附属曙光医院分别组建了联合诊疗中心，共同对心血管、消化系统、肾病、糖尿病、心律失常、神经内科、肛肠等疾病开展治疗，数年来取得了良好临床疗效，深受患者好评。

（二）上海市黄浦区香山中医医院

上海市黄浦区香山中医医院（原上海市卢湾区香山中医医院）建于 1985 年 10 月，是上海市最早成立的二级甲等中医医院之一，上海市文明单位。医院坚持以传承发扬中医特色为宗旨，形成了特色鲜明、疗效可靠、口碑享誉沪上的公立中医医院。医院开设内、外、骨伤、康复、针灸、推拿（包括小儿推拿）、妇、儿、眼、五官、皮肤、肛肠、口腔等多个临床科室及特色专科专病门诊。

特色专科：施氏伤科为上海市临床中医重点学科，施氏伤科疗法是以中药内服、外敷及手法治疗为特色，辅以物理治疗，结合功能训练和健康教育，对骨伤科疾病进行"预防—诊疗—康复"全过程干预的重点学科。中医肛肠科为上海市中医临床优势专科，针对国际公认的"三大难治"肛门疾病之一环状混合痔，在传承祖国医学"中医结扎法"的基础上，结合现代肛垫学说的理论，提出了"肛垫修复"理论，独创"微创、无痛、无并发症"的手术方式，以优异的疗效赢得广大患者及家属的口碑。

医院开设有国内唯一"淋巴管肌瘤病（LAM）"罕见病中医专病门诊，团队攻坚克难，坚持中医思维指导临床，实现疑难罕见病中医诊疗新突破。在上海市黄浦区香山中医医院就诊 LAM 患者 313 人，占全国总确诊人数 1/3 以上。医院针对中医内科在干预治疗优势明显，但在诊断判定、疗效评价、基础研究等环节较薄弱的问题，2015 年起联合上海交通大学医学院附属瑞金医院呼吸科申报上海市综合医院中西医结合专项重点项目，连续两轮纳入"上海市中医药事业发展三年行动计划"。

针灸科为海派中医陆氏针灸传承研究基地香山分中心，在"陆氏针灸"代表性传承人指导下，传承老一辈针灸名师的针灸特色技术，兼收并蓄，形成了传统特色突出、临床疗法丰富的学科特点。

特色服务：医院设有"香山名医馆"，特邀多位上海市名中医、沪上著名学术流派传承人开设特需门诊，以师承形式培养后备梯队，以进一步增强医院医疗实力和中医特色。院内建有获"全国中医药系统 2018—2020 年改善医疗服务先进典型"荣誉的区域中药饮片管理服务平台。该平台联合黄浦区 18 家医疗机构，打造黄浦"智慧中药云"。患者可通过微信公众号查询药品产地、代煎配送实时状态，实现区域内中医药服务让"病人舒心、医院安心、政府放心"的目标。

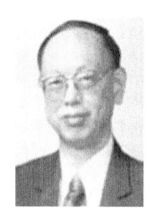

焦东海(1938—)，1962 年毕业于上海第一医学院，1972年在卫生部中医研究院西学中班学习中医。上海市黄浦区香山中医医院主任医师，教授，博士生导师，享受国务院政府特殊津贴专家，全国中西医结合突出贡献奖获得者，全国优秀医务工作者，全国劳动模范，并获得五一劳动奖章。曾任中国中西医结合学会理事、中国保健学会肥胖分会会长。用大黄为主中西医结合治疗急性胃十二指肠出血、胰腺炎、肥胖等 11 种病症。发表学术论文150 篇，科普文章 100 多篇，主编《大黄研究》等著作 15 部，获得省部级科技进步奖 3 项，优秀发明二等奖 1 项，优秀新产品奖 1 项。

图 3-50　焦东海

为进一步弘扬中医药传统文化，拓展学生课外知识，激发学生了解中医药的兴趣，医院"香杏中医学堂"作为中小学拓展类课程，33 名中医师、中药师以讲故事的形式重现中医经典，同时让学生通过对中药实物的观察与体验、学习中医传统养生功法、参与搓药丸、制作香囊等互动环节，接触中医、体会中医，从而播下热爱中医的种子。

30 余年来，医院秉"承岐黄古道，建特色香山，创中医未来"的理念，为中医药事业发展不懈努力，奋力前行！

第六节　中国科学院上海药物研究所

中国科学院上海药物研究所前身是国立北平研究院药物研究所，1932 年由中国第一位有机化学博士赵承嘏教授在北平创建,为首任所长。次年迁至上海,2003 年搬迁至浦东张江高科技园区,是中国历史最悠久的综合性创新药物研究机构。高怡生、谢毓元、白东鲁、陈凯先、丁健、蒋华良、李佳等院士专家先后任研究所所长。

上海药物研究所瞄准国际生命科学发展的前沿领域以及药物研究的重要科学问题,开展创新药物基础和应用基础研究,发展药物研究新理论、新方法和新技术。重点围绕治疗恶性肿瘤、心脑血管系统疾病、神经精神系统疾病、代谢性疾病、自身免疫性疾病及感染性疾病等开展新药研发,并加强现代中药的研发。现设有 5 个国家级研究中心:新药研究国家重点实验室、国家新药筛选中心、中药标准化技术国家工程实验室、国家化合物样品库、国家中药质量第三方检测(南方)中心,并建成了功能齐全、技术先进、综合集成、无缝衔接、运行高效、国际规范的综合性创新药物研发体系。

中药标准化技术国家工程实验室以上海药物研究所为依托单位,于 2008 年 6 月获得国家发改委首批批准建设,2012 年 5 月通过国家发改委验收。经过多年建设已成为具有广泛国际影响、设备先进、技术研发能力一流的现代化实验室。实验室立足于中药质量标准化与国际化研究,创建中药活性成分系统分析方法和中药整体质量标准体系,建立了系列被国际主流药典采纳的中药质量标准及相关指导原则,有力地推动了中药标准的国际化与中药产业的标准化发展。

我国中药领域的第三方质量检测平台极少,检测能力与公信力有限,难以对中药产品的质量开展客观公正的评价。为推动中药产业链的标准化建设,国家发改委、国家中医药管理局在全国范围内开展"中药标准化行动专项",其中将"在南北不同区域组建 2 家具有独立法人资质的中药质量第三方检验机构,开展优质中药种子种苗、中药材、中药饮片及中成药的质量检测工作……"作为中药产业链标准化建设"强化基础,完善体系"的重要举措。中国科学院上海药物研究所"中药标准化技术国家工程实验室"长期保持在中药标准研究和国际认可方面的领先地位,在实验室主任果德安研究员的带领下,率先建立了中药复杂体系的系统分析方法学,构建了中药整体质量标准体系,应用于《中国药典》《美国药典》《欧洲药典》等国际主流药典标准中,开辟了我国学者制定《美国药典》和《欧洲药典》中药标准的先河,为中药标准国际化做出了开拓性贡献。目前已有灵芝、丹参提取物、昆布、海藻等 20 多个标准收入《中国药典》;丹参、灵芝、三七等 7 种中药的药材、粉末、提取物等 26 个标准被《美国药典》收录,桔梗、钩藤等 2 个中药标准载入《欧洲药典》。继"中药复杂体系活性成分系统分析方法及其在质量标准中的应用研究"获得 2012 年度国家自然科学奖二等奖后,"国际化导向的中药整体质量标准体系创建与应用"获得 2016 年度国家科学技术进步奖二等奖。通过多年的建设,该实验室已经在中药标准化领域拥有行业引领地位、国际影响力、专业技术及人才,充分突显出中科院的综合优势。鉴此,国家发改委于 2016 年初正式批复以中国科学院上海药物研究所为技术依托单位,建立具有独立法人资格和固定场所的"国家中药质量检测中心(南方)"暨第三方中药质量检测技术平台。

按照发改委要求,第三方质量检测技术平台已于 2015 年 12 月注册成立"鉴甄检测技术(上海)有限公司",公司注册资金1亿元。

第三方质量检测技术平台具有按照国家标准、国际标准、行业标准等内容形成的基础标准、等级标准以及优质标准进行种子种苗、中药材、中药饮片、中成药等品种的质量检验检测能力,开展优质种子种苗、中药材、中药饮片及中成药的质量检测工作,提供不少于300项获得中国计量认证(CMA)资质认定、中国合格评定国家认可委员会(CNAS)认可的检测项目的质量控制检测服务。检测项目主要基于目前国家和国际药典标准中采纳的基本方法以及实验室确认的方法,范围涵盖优质种子种苗、中药材、中药饮片及中成药的鉴别、检查、含量测定等质量控制的多个层面。

中国科学院上海药物研究所充分发挥中药标准化技术国家工程实验室平台优势及获批第三方中药质量检测平台的契机,有效利用西南分部、西北分部在特有植物和动物来源的天然药物研究以及傣药、维药、藏药等民族药现代化研究的基础和资源优势,形成合力,结合"一带一路"倡议,完善和提升中药及民族药质量控制研究技术体系,已经成为研究院的亮点和特色。

中药产业是一个惠及亿万人民福祉的高技术产业,中药产业迫切需要创新发展,激发形成产业竞争的良性循环。通过第三方中药质量检测技术平台的建立及相关目标的实施与完成,将充分发挥中国科学院的专业技术优势,健全我国中药标准化技术服务体系,形成中药标准化建设长效机制,全面推动我国中药产品质量的提升。

天然药物研发中心起源于中国科学院上海药物研究所最早的"中药研究室"。1932年建所后,首任所长赵承嘏先生一直主持相关工作,此后历经"药物植物化学研究室"和"天然药物化学研究室"等发展阶段,一直是国内外知名的天然药物化学研发单位,2020年更名为"上海药物研究所天然药物研发中心"。天然药物化学是上海药物研究所历史最悠久的学科领域。天然药物研发中心以原始创新药物研发为使命,主要从事传统中药、药用植物、海洋生物以及微生物中次生代谢产物的分离纯化、结构鉴定、结构改造及其生物活性研究,并对候选分子开展新药研发。同时,天然药物研发中心还致力于常用中药化学成分以及中药复方药效物质基础研究。

中国科学院上海药物研究所2004年成立上海中药现代化研究中心,旨在研究传统中药,为实现中药现代化和国际化奠定坚实基础。上海中药现代化研究中心拥有一支100余人的专业从事中药现代化研究的高水平人才队伍和先进的仪器设备,承担国家发改委、科技部、自然基金委、地方基金课题200余项。上海中药现代化研究中心引领中药标准体系建设及国际标准制定,研发中药新药"注射用丹参多酚酸盐"惠及1000万以上患者,分获国家自然科学奖二等奖、国家技术发明奖二等奖、国家科技进步奖二等奖各1项。

第四章

上海中西医结合科学研究的发展

现代科学技术高速发展，不断孕育着新的学科和科技革命的发生，在医学领域，随着疾病谱发生改变和人们日益增长的健康需求，促使医疗建设也需不断创新和发展。中西医结合就是各学科交融渗透的结果，顺应科技时代发展趋势，也满足了人们对防病治病的需要。70 年来，上海中西医结合科研领域探索实践的主要成果总结如下。

第一节　中西医结合基础理论的研究

中西医结合基础理论的研究是将目前生命科学中最前沿、最热点的研究与中医药研究联系起来，引进现代医学的先进技术，微观地认识机体的结构和功能特点，结合中医学的宏观调控，多层次多角度地融合中医学和西医学，在系统层次上加深对于中医理论的理解，促使中西医结合医学更加系统化和规范化。围绕着阴阳、藏象、经络、气血、诊法、治则等中西医结合研究较为集中展开。

一、阴阳学说的中西医结合研究

"阴阳学说"是中医药理论的核心内容，故中西医学的结合离不开对其进行研究。目前，阴阳的研究成果显示，不仅局限于器官水平，而且在组织水平、细胞水平、基因水平等多方面都存在着阴阳现象。

阴虚阳虚研究

1958 年上海市高血压研究所首先开展与中医虚证相关的动物模型的研制。当时主要利用西医制作的高血压动物模型，以附子、肉桂等助阳药或六味地黄丸等滋阴药进行治疗，根据对相应中药的疗效反应以方测证来判断动物模型的阴阳属性，这是最早的有关中医阳虚、阴虚动物造型的报告。1963年邝安堃教授在前期探索的基础上采用大剂量激素成功建立了"阳虚"动物模型，为虚证的科学研究开辟了新的途径。

邝安堃教授注意到多肽激素和许多生物活性物质挥发生物效能都是通过细胞内的介质cAMP（环磷酸腺苷）和cGMP（环磷酸鸟苷）的调节，而细胞内cAMP增多引起的生物效应和cGMP增多引起的作用是相反的，这和中医的阴阳学说相似。1974年邝安堃、夏宗勤等建立了血浆的cAMP、cGMP测定方法，并在具有阴虚和阳虚特征的甲减、甲亢、糖尿病、高血压和冠心病患者中做了研究。大致结果显示，阳虚者cAMP有偏低趋势，cGMP有偏高趋势，cAMP/cGMP降低；而阴虚者则出现相反的变化，cAMP偏高，cGMP有偏低，cAMP/cGMP升高。经过中医针对疾病和阴阳调节的治疗，血浆cAMP、cGMP的水平和治疗前比较，都出现向正常水平恢复的变化。

1979年上海市内分泌研究所成立，邝安堃教授任第一任所长。他从内分泌的角度运用现代科学技术验证中医理论经验，借助西药可的松首创阳虚的实验动物模型，稍后又成功造模阴虚及阳虚高血压的动物模型，为中医现代化研究建立动物模型提供了思路并作出了榜样。此外，还借助西医同位素手段，发现虚证患者的血浆中cAMP与cGMP的比值与甲亢、甲减、阴虚、阳虚有关，从而进一步探索人体各种虚证导致体内激素及内分泌的失调与高血压、糖尿病、冠心病的发病有一系列的关系，并认为激素作用于人体的对抗与反馈作用与中医"阴阳学说"与"五行学说"有相似关系，并将科研成果转化为中西医结合思维模式指导临床治疗，在代谢性内分泌失调疾病的治疗中获得了满意的成果。同时又研究了阴阳学说在临床上的应用，按中医辨证甲状腺功能亢进和减退，以独到的见解和科学手段进行中西医结合研究的成果为医学界所瞩目，并受到卫生部及上海市的嘉奖。

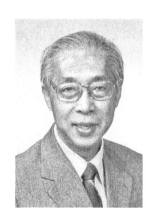

夏宗勤（1930—2011），上海第二医科大学教授，博士生导师，著名的核医学专家，享受国务院政府特殊津贴，1997年被评为上海市劳动模范。曾连续7届担任国际同位素学会顾问委员会委员，并任中华核医学会理事及《中华核医学杂志》编委、副主编；上海核学会理事兼实验核医学核药学专业委员会委员、主任委员和《核技术》编委；《中国医学百科全书核医学分册》副主编，《实验核医学与核药学》研究生教材的主编。培养博士研究生30余名。长期坚持核医学先进技术和中医中药结合的方向，进行细胞调控机制的理论研究，曾参加国家"七五"攻关课题研究，并因"滋肾阴药对细胞调控机制的调节作用"的研究成果2次获国家中医药管理局乙级奖。"八五"期间担任上海市重点课题"脑萎缩

图4-1 夏宗勤

前期的诊断及中药干预研究"协作组组长，获1995年上海科委二等奖。1995年以后把分子生物学技术和核技术融合在一起，从事中药活性成分抗神经退行性病变的研究，获2008年教育部二等奖。

二、藏象学说的中西医结合研究

藏，指深藏于体内的脏腑组织器官；象，指脏腑组织器官的功能在机体外部的表现。藏象学说是通过对人体外部生理、病理现象的观察，来研究人体各个脏腑组织器官的生理功能、病理变化及其相互关系的学说。五脏（心、肝、脾、肺、肾）不是这五个解剖的脏器，而是对其生理病理现象的整体概括。国内 20 世纪 50 年代开始，使用现代科学技术对中医"藏象学说"进行了大量的研究。其中"肾本质研究"的研究在上海开展最广最深。

（一）肾本质的研究

以肾本质为核心的藏象学说研究早在 20 世纪 50 年代末就从肾虚证的研究开始。在制备模拟肾阳虚证动物模型的同时，观察到肾阳虚证患者存在下丘脑-垂体-肾上腺皮质轴的功能减退，以后又证实，肾阳虚证的功能紊乱以下丘脑为中心，不同程度地累及肾上腺皮质轴、甲状腺轴和性腺轴，随着神经内分泌免疫网络学说的提出，中医肾与这一网络的联系受到高度重视，上海医科大学、上海中医药大学等大量的研究资料表明，中医肾在一定程度上涵盖了神经内分泌免疫网络的调节功能。肾的研究开创了中西医结合藏象学说研究的先河，其意义不仅仅是用现代科学方法在一定程度上阐明了中医肾的本质，证明了中医脏腑相当于机体相关功能的组合，或称之为功能网络，证明脏腑证候有功能代谢或形态学的改变作为其客观基础；更重要的是从思路和方法学方面为中医基础理论的现代研究提供了可借鉴的经验。在对肾本质进行研究的同时，阴虚心火旺、肝火旺的代谢基础研究，阴虚和阳虚的调节研究、肾主耳的研究等也取得了瞩目的成绩。

中医学认为，肾是人体的先天之本，在人体生命活动中占有十分重要的地位。自 20 世纪 50 年代末，复旦大学附属华山医院（原上海医科大学华山医院）沈自尹在临床总结汇报中注意到，西医全然不同的 6 种疾病，如功能性子宫出血、支气管哮喘、红斑狼疮、冠心病等，在某个阶段都有相同的肾虚症状，都可以用相同的补肾法提高疗效，推测这些不同疾病之间一定有其共同的物质基础或发病规律，进而揭开了藏象学说现代科学研究的帷幕。

沈自尹院士，是我国最早运用中西医结合思路与方法研究中医肾本质和老年病医学的专家之一。沈自尹院士发展了中西医汇通理论，提出了"同病异证、异病同证、同病异治、异病同治""辨病与辨证相结合""宏观辨证与微观辨证相结合"等著名原则。对于中西医结合辨证模式，率先提出要将辨病与辨证进行结合，改善了之前中西医用药简单叠加使用的"原始思维"，稍后提出将辨证微观化的学术思想，推动了中医辨证客观化、现代化的发展，对中西医结合医学的发展产生了深远影响。

20 世纪 50 年代，华山医院就在国内率先开展肾阳虚证科学内涵的研究。首先与上海市的老中医合作制定了统一的中医肾虚证辨证标准,同时与上海第一医学院生理生化教研室合作,经过大量指标筛选发现只有尿 17 羟皮质类固醇(简称尿 17 羟)测定在肾阳虚患者中普遍显著降低,提示可能有潜在的肾上腺皮质功能减退,而肾阴虚或其他证型则无此改变。从 1979 年起,沈自尹、王文健、蔡定芳等循此进一步研究证实,通过对肾阳虚患者的下丘脑-垂体所辖甲状腺、性腺、肾上腺皮质轴这三条内分泌轴进行了全套功能测定和治疗前后分析比较,并同时与同病异证的无肾阳虚证患者作为对照组进行对比观察,结果证明肾阳虚患者在这三条轴的不同水平上,都有不同程度的紊乱,推断肾阳虚的主要病理改变可能在下丘脑(或更高中枢)。从 20 世纪 90 年代开始起,采用以药测证方法,通过相应温补肾阳治疗,肾阳虚证患者在临床病变和症状缓解的同时,其内分泌轴的功能也获得明显改善,一方面说明下丘脑可能是温补肾阳药物作用的主要靶点,同时也验证了对肾阳虚证的病理定位是正确的。进入 21 世纪后,运用基因组学研究手段,则揭示出肾阳虚证在下丘脑、垂体、肾上腺、淋巴细胞等存在神经、内分泌、免疫相关调节基因表达的特征性异常,刻画了肾阳虚证的分子特征,补肾治疗具有一些特殊的调节基因表达特征。上述肾阳虚证的研究还扩展到了老年医学领域,经比较有研究发现肾虚证的神经内分泌、基因表达和衰老过程极为相似,沈自尹、王文健等由此提出了衰老是生理性肾虚,而肾阳虚证则是属于神经内分泌免疫网络系统早衰的观点,研究证明,温补肾阳治疗在一定程度上具有延缓衰老的作用。肾藏象研究成果还指导和提高了糖皮质激素撤退、哮喘等疾病的治疗和临床疗效。原上海医科大学的各附属医院,在"异病同证"和"异病同治"的理论指导下,将肾本质的研究成果应用于多种疾病的治疗,如儿科医院用滋阴泻火法治疗儿童性早熟、帮助肾病综合征患者戒断激素依赖综合征;妇产科医院用来治疗妇女功能性子宫出血症、习惯性流产、针刺促排卵等,都明显提高了疗效。

上海中医药大学赵伟康教授团队长期进行中医药延缓衰老的研究。主要开展三个方面的工作:阴虚火旺证机制研究;"还精煎"延缓衰老机制研究;观察"调心方"对阿尔茨海默病患者的临床疗效变化。中医学认为"肾"与衰老的关系最为密切。肾中精气在人体生长、发育、衰老过程中由盛至衰,肾虚随年龄增长而递增。中西医学以人体为共同研究对象,又各有特点,中医通过调和阴阳来达到阴平阳秘的生理状态,与西医的替代疗法不同。20 世纪 70 年代,赵伟康教授率先观察了阴虚火旺证与尿 17 羟皮质类固醇(17 - OHCS)、儿茶酚胺(CA)排量的关系。发现阴虚肝火旺患者尿 17 - OHCS 排量增高,阴虚心火旺患者尿 CA 排量增高,阴虚心肝火旺患者两项指标均增高。患者经用滋阴泻火法治疗,随着阴虚火旺证的改善,尿 17 - OHCS 和 CA 排量也趋向正常。甲亢患者常伴有阴虚火旺的证候。研究证实,这个结论同样适用于阴虚火旺甲亢患者。阴虚火旺甲亢患者经益气滋阴泻火法治疗后,尿 CA 及 17 - OHCS 排量降低。随后又发现,阴虚火旺甲亢患者血清皮质醇显著低于正常,而非阴虚火旺甲亢患者血清皮质醇与正常组无明显差异。进一步发现,阴虚火旺甲亢患者尿去甲肾上腺素(NE)+肾上腺素(E)含量明显高于正常组,提示阴虚火旺患者交感-肾上腺功能活动增强。此外,阴虚心火旺患者尿多巴胺(DA)含量正常,而肝火旺患者则明显降低。因此,阴虚火旺甲亢患者体内儿茶酚胺代谢与调节都出现不同程度的紊乱。他们在研究补肾方药固真方(方含何首乌、覆盆子、肉苁蓉等)延缓衰老的过程中发现该方可减轻肿瘤患者放疗、化疗的毒副作用,改善外周血象,提高免疫功能。又如临床研究中药调心方(党参、石菖蒲、远志、茯苓)治疗阿尔茨海默病(AD)的作用机制,用β淀粉样蛋白注射造成大鼠AD模型,结果发现中药调心方不仅能改善海马、皮质胆碱乙酰化转移酶活性,还能有效控制Aβ启动的炎症和免疫级联反应,多系统多层次发挥整体调节的功能。团队经过长期深入钻研和探索,结合生化与分子生物学,从神经内分泌免疫和基因调控角度,开展阴虚火旺证、补益方药延缓衰老机制以及中药防治阿尔茨海默病研究,在衰老机制的中西医结合基础研究领域方面多有建树。

曾兆麟(1924—2010),曾任卫生部医学科学委员会专题组委员,上海中医药大学、中医药研究院专家委员会委员,上海生理科学会副理事长,中国生理学会理事,中国生理学报编委,常务编委及上海针灸杂志编委会副主任。曾氏原系第二军医大学从事生理学教学和科研的教师,1958年作为年轻有生力量支持调到上海中医学院(现为上海中医药大学),除了担任生理学教学工作外,还利用自己谙熟的现代科学方法对中医肾藏象理论肾主耳进行研究探索。

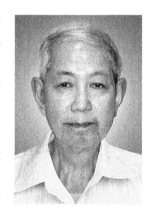

图4-2 曾兆麟

曾氏自20世纪60年代开始从事中医肾与耳的研究。通过观察药物性耳聋和肾阳虚动物模型的内耳生物电、内耳形态学、组织化学、超微结构的改变以及醛固酮、甲状腺素与补肾中药对内耳的作用,提出与中医"肾"有密切关系的肾上腺盐皮质激素醛固酮、甲状腺素在内耳功能的神经内分泌调节中具有重要意义。实验研究发现:① H³-醛固酮在内耳的含量较高,与小肠、肾等靶组织相似。醛固酮可显著改善耳毒性药物利尿酸对内耳生物电的抑制作用。而醛固酮受体拮抗剂-安体舒通则明显增强利尿酸对内耳生物电的抑制作用;② 甲状腺素具有减轻卡那霉素和庆大霉素对听觉功能的损害作用,切除甲状腺动物的内耳生物电幅值下降(仅为正常动物的50%);③ 补肾中药六味地黄汤能减轻卡那霉素、庆大霉素对内耳听觉功能的损害作用;温补肾阳药右归丸能增强氢化可的松肾阳虚动物的听觉功能,减轻耳毒性药物对内耳的损害作用。提示内耳组织中存在醛固酮受体。中医肾的重要内容肾上腺皮质激素、甲状腺激素通过神经内分泌系统调节内耳功能,是中医"肾"与耳联系中的重要物质。补肾中药可能是通过这一途径增强内耳对耳毒性药物的抵抗力,或者是对内耳细胞功能的直接促进作用。从理论上阐明"肾"与耳关系的现代生理学机制,同时对现代生理学中关于内耳功能的神经内分泌调节提出新的内容。有关醛固酮、甲状腺素对内耳功能影响的论点,得到国内外研究的证实。曾获1989年国家中医药管理局科学技术进步奖三等奖;1990年上海市科学技术进步奖三等奖;1994年国家教委科学技术进步奖三等奖等。

（二）脾本质的研究

王文健教授在协助沈自尹院士完成了肾阳虚证患者和老年人的下丘脑-垂体-靶腺轴功能的比较研究项目后，又结合代谢综合征的防治，进行了中医脾的症候研究。

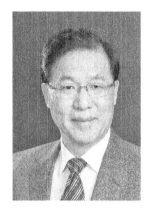

王文健（1947—　），复旦大学附属华山医院教授，博士生导师，上海市名中医。享受国务院政府特殊津贴，获全国优秀科技工作者荣誉称号。国家重点学科复旦大学中西医结合临床学科负责人。先后任复旦大学中西医结合研究所所长，复旦大学上海医学院中西医结合系主任，上海市中医药研究院中西医结合临床研究所所长，上海市中西医结合心血管病研究所名誉所长，美国UCLA东西方医学中心客座教授。兼任中国中西医结合学会副会长，中国中西医结合学会虚证与老年学专业委员会名誉主任委员，上海市中西医结合学会名誉会长、监事长。担任《中国中西医结合杂志》《中西医结合学报》《疑难病杂志》《中成药》与 *Journal of Integrative Medicine* 等杂志副主编，以及 10 余种学术期刊编委。获国家科学技术进步奖二等奖 1 项，省部级以上科学技术进步奖 9 项，发表论文100 余篇。

图 4-3　王文健

王氏先后师从姜春华教授和沈自尹院士，是我国培养的第一位中西医结合博士。王氏从文献学习、临床调研和治疗验证出发，提出"脾主运化"应该分为"主运"和"主化"两部分；而脾的运化失常，也应分为"脾虚不运"和"脾虚不化"两种证型，"脾虚不化证"不同于"脾虚不运证"，患者虽有脾气虚弱症状，但更多的是表现为脾的"气化"不足。西医认为这是由于患者胰岛素抵抗而引起血糖和血脂代谢障碍，出现中心性肥胖、高血糖、高血脂、脂肪肝、高血压等；中医认为是"脾虚不化"，进入体内的营养物质不能转化为精华被人体利用，"物不化正，反而为害"，使得郁热、湿浊和瘀血等病邪积聚。因此需要通过补益脾气促进气化，消散邪实，化解积聚来治疗。这些理论和实践，丰富了藏象学说中有关脾的功能和症候的认识。

在病证关系方面，沈自尹教授最早提出了"同病异治，异病同治""辨病与辨证相结合""微观辨证和辨证微观化"等具有广泛影响力的观点。但在实践中"同病异证，同病异治"的概念遭到曲解。同一疾病个体之间的差异被扩大化，而其因"同病"所致的相同的形态、代谢或功能改变反被忽略，而这些共同改变同样是中医辨证分型的依据；临床上同一疾病错误地被人为划分成互不相干的几个证型，并施之以截然不同的治法。为了纠正对病证关系认识的这一偏差，王文健教授在和沈自尹院士探讨后，提出以"同病类证，同病类治"替代"同病异证，同病异治"，并在代谢综合征不同组分疾病患者的治疗中贯彻这一理念，简化了辨证分型，获得了满意疗效，证明这一病证关系理论的科学性经得起实践的检验。

代表性科技成果获奖

1. 肾本质理论研究和临床应用——2005 年获中国中西医结合学会科学技术奖一等奖

主要完成人：沈自尹，王文健，俞瑾等。

主要完成单位：复旦大学附属华山医院，复旦大学附属妇产科医院，复旦大学附属儿科医院。

"肾本质理论研究和临床应用"项目在国内外率先对中医核心理论——"肾"进行系统而深入的研究，首次发现肾阳虚证具有特定的物质基础，肾涵盖了神经内分泌免疫网络的功能，下丘脑起调控整合作用。提出了"异病同治、同病异治""辨病与辨证相结合""宏观辨证与微观辨证相结合"的中西医结合原则。创立了一些新的治疗方案，使疗效显著提高。如先滋阴、后温阳治疗激素依赖综合征的序贯疗法；对性早熟患儿在性腺轴提前发动时用滋阴降火，在青春发育期用温肾填精的序贯疗法。提高了相关疾病的临床疗效，产生了巨大的经济社会效益。

2. 补肾药淫羊藿组分延长健康寿命的基础研究——2013 年获中国中西医结合学会科学技术奖一等奖

主要完成人：沈自尹，张新民，黄建华等。

主要完成单位：复旦大学附属华山医院。

课题来源背景：973（2007CB507400）衰老的机理和干预的基础研究；国家自然科学基金青年基金（20873319）；补肾延缓干细胞衰老的机制研究。技术性能指标：本课题在研究肾虚与衰老具有相同的神经内分泌免疫（NEI）网络功能紊乱低下，淫羊藿总黄酮（EF）和淫羊藿苷（ICA）可以代表温肾复方调整提高 NEI 网络功能的基础上，进一步采用包括细胞、低等模式生物、小鼠、大鼠等在内的多个实验动物模型，进行了寿命实验以及健康寿命相关的一系列指标的检测，并利用基因芯片、代谢组学、数学模型等多手段来进行更深层次的效果和机制的探索。结果首次揭示补肾药淫羊藿的主要组分 EF 和 ICA 能够延长包括人二倍体成纤维细胞、果蝇、秀丽线虫以及小鼠在内的多个生物模型的健康寿命。进而发现衰老时机体的基因组、代谢组、单个信号通路、干细胞的数量及增殖能力都在发生增龄性变化，EF、ICA 能够部分逆转机体在这些层面的增龄变化，改变主要脏器组织的基因表达谱、NF - κB 信号通路相关基因网络、血清的代谢标志物以及激活沉默的神经干细胞。进一步研究发现，EF 和 ICA 可能通过对抗自由基、减轻 DNA 损伤、延缓端粒缩短、增强 SIRT6 的活性从而提高基因组的稳定性以延长健康寿命。

技术创造性与先进性：寻找能够延长健康寿命的药物是国际上衰老研究的热点，但目前还无可推广应用的药物；补肾延缓衰老是中医对衰老的主要认识，但目前还无科学证据证明补肾能延年益寿。本课题组发扬中医药的延年益寿的保健特色，以"肾虚衰老"为切入点,通过补肾延缓衰老的系列研究证实补肾药淫羊藿组分总黄酮(EF)及其主要单体淫羊藿苷(ICA)能延长健康寿命,其机制与对抗自由基、减轻 DNA 损伤与炎症、延缓端粒缩短、增强 SIRT6 的活性,从而提高基因组的稳定性相关,这在国内外尚属首次。技术的成熟程度、使用范围和重要性:本项目属于中西医结合医学基础和临床领域、衰老相关疾病的防治及延缓衰老。本工作为补肾延缓衰老的中医理论提供了直接的科学证据。本项目的研究思路和方法可为相关的中医药研究提供参考。该项技术有望推广应用于延长人类的健康寿命,为老龄化社会减负,是一项具有极大的社会经济效益的基础研究。应用情况及存在问题:已发表 SCI 文章 9 篇,博士论文 2 篇,中文核心期刊论文 18 篇。已获专利证书,专利名称:淫羊藿总黄酮提取物在制备延缓免疫衰老药物中的应用,专利号 ZL 03 1 41780.9。申请中的专利:淫羊藿苷在制备延缓衰老和改善健康状态制剂中的用途,专利申请号:201010238582.9。

3. 肾虚衰老理论指导下的老年性痴呆防治研究——2015 年获上海市科学技术进步奖二等奖

主要完成人:安红梅,顾超,谢燕,胡兵,许丽雯,史云峰,靳淼,张占鹏,陈久林,林晨。

主要完成单位:上海中医药大学附属龙华医院。

项目组在前期研究的基础上,进一步系统整理了“肾藏精生髓,脑为髓海”理论,完善了补肾生髓中药复方组成及制备工艺。本研究结果表明实验大鼠双侧海马微量注射 Aβ1-40 复制 AD 模型,具有 AD 的相关特征。模型动物学习记忆能力下降;海马 CA1 区神经元、突触等超微结构较空白组明显受损并随时间延长至 4 周时损害仍持续存在;2 周、4 周时脑组织中 ChAT 活性均较空白组低、AChE 活性较空白组高,从而判定模型成功。补肾生髓中药对 Aβ1-40 所致老年性痴呆模型大鼠空间学习记忆能力有着比较明显的改善作用,能够提高 AD 模型大鼠的 ChAT 活性,降低 AChE 活性。其促进模型大鼠的学习记忆能力可能与减少 ACh 的分解,提高 ACh 含量,促进 ACh 合成增加,从而增强胆碱能神经元的功能有关。补肾生髓中药可改善海马 CA1 区神经元结构、减少突触的丧失,能够保护和改善 AD 模型大鼠脑组织的病理损害,防止其进一步发展,体现了中医药早期治疗的优势。总体观察,从剂量、时间综合考虑,小、中剂量的补肾生髓中药显示出一定的优势,作用更为显著,提示该复方可以用于老年性痴呆的治疗。

本项目特色以细胞周期为切入点,进一步观察补肾生髓中药对 Aβ 所致老年性痴呆模型大鼠海马神经元异常细胞周期及其相关调控蛋白的影响,以探索中医肾虚衰老理论与老年性痴呆联系,进一步充实补肾生髓生物学基础研究。我们的研究表明,0 周、2 周、4 周模型组 cyclin D1、CDK6 光密度值升高,推测在 0 周时神经元细胞启动进入周期,以 G1 期为主。2 周时 cyclin E 光密度值升高,说明细胞周期在 G1-S 期为多,另外 cyclin E 可能与 AD 早期病理变化有关。p16 是细胞周期的负调节因子,0 周、2 周无变化,4 周模型组升高,说明 4 周细胞周期有可能开始被阻断,最终导致神经元凋亡,引发神经元退变。

此外,本研究中 p53、CDK2 在 0 周、2 周、4 周均未检测到改变。上述研究初步证明 AD 模型大鼠早期存在脑细胞周期蛋白异常表达现象,补肾生髓中药复方小、中、大剂量对 Aβ1 - 40 所致老年性痴呆模型大鼠脑细胞周期蛋白 cyclin D1、cyclin E、p16 以及 CDK6 异常表达有一定调控作用。研究证实 Aβ1 - 40 造模后 Tau 磷酸化增加,同时细胞凋亡调控基因 Bax 表达上调,细胞凋亡执行蛋白 caspase3 表达增加;补肾生髓中药复方治疗 2 周后可抑制 Tau 异常磷酸化,以及 Bax、caspase3 表达,提示补肾生髓中药复方可改善 Aβ1 - 40 导致的异常细胞周期、细胞凋亡调控蛋白表达,值得进一步深入研究。针对给药后 0 周、2 周、4 周,各组大鼠的脑细胞周期 G0/G1、S、G2/M 各期的分布无统计学差异的结果,项目组将在今后研究中增加体外实验部分,进一步开展研究。

三、中医四诊的中西医结合研究

中医望、闻、问、切四种诊断方法作为中医辨证论治的重要依据,至今还在被广泛应用。中医四诊的客观化研究在中医现代化发展中具有重要意义。20 世纪 50 年代起就系统进行了舌象的临床流行病学调查,并从形态学,舌体表面理化性质、舌质、舌苔的色度、干湿度、酸碱度及舌象变化与中医八纲辨证及人体生理、生化学改变的联系、病理舌象的形成机制等多方面进行了探索,出版了专著。尤其是对青紫舌与血瘀证关系的研究对于提高临床辨证论治水平发挥了积极作用。脉诊的研究集中在脉象表述和辨识及脉象形成的原理探讨方面,提出了多维空间集合这样一种脉图识别的数学模型和线化脉搏波模型。

(一) 舌诊研究

舌诊方法简便、直观,对临床辨证、用药等都有非常重要的指导意义,它是中医诊法中应用得最多的诊察手段,中西医结合对舌诊的研究正在逐步深入,并取得了可喜的成果。

以陈泽霖为主的舌诊研究团队从中医古代文献的复习中,学习并整理了中医舌诊传统理论和宝贵的临床经验,从《内经》开始,经汉唐、宋代一直到明清以后的进一步发展,还包括中华人民共和国成立前后关于舌诊研究的材料,为今后中西医结合舌诊研究打下了扎实的文献基础。

陈泽霖(1931—　),男,上海人。主任医师,教授。1955 年毕业于浙江医学院,后经中医研究院"西学中"班脱产学习中医,曾任上海医科大学附属中山医院中医科主任。学术兼职曾任全国中西医结合四诊专业委员会主任委员、中国中西医结合研究会上海分会常务理事、中华全国中医药学会上海分会理事。临床上

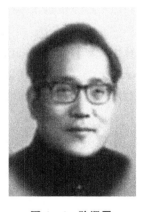

图 4 - 4　陈泽霖

擅长望舌诊病及中西医结合治疗胃病和肾病。为中医舌诊客观化研究的先驱。承担了多项国家攻关课题。有关舌诊研究论文近 80 篇,专著《舌诊研究》获 1978 年全国科学大会奖,在国内外均有很大的影响。"舌象的研究""舌苔的电子显微镜研究""青紫舌综合研究"分别获 1980 年、1981 年、1982 年卫生部科技成果奖乙等奖。是全国第一批名老中医药专家学术经验继承工作指导老师。

中西医结合的舌诊研究从较大规模的 5 403 例正常人舌象调查开始,以后又动用了各种现代科学的研究手段(解剖形态、病理、生化、放射同位素等手段)对以下几个方面进行了深入的研究:① 健康人舌苔形成原理,包括正常薄白舌苔的形成原理、正常人淡红舌质的形成原理。② 病理舌象的形成原理(包括各类病理舌质、舌苔)。③ 中西医结合"望舌诊病"临床诊治模式的创立。

1983 年成立的中西医结合学会四诊研究专业委员会及以后改名的诊断专业委员会推动了全国的舌诊研究工作。

(二) 脉诊研究

20 世纪 70 年代中期,复旦大学柳兆荣教授将弹性腔理论引入中医脉象的研究,通过描记桡动脉的脉图计算动脉顺应性、外周阻力等心血管动力学参数,开创了应用血液动力学原理和方法开展中医脉象研究的先河,奠定了脉象时域分析法的理论基础。上海市医疗器械研究所与上海市中医门诊部等多方协作攻关,研制出可描记 12 种脉象图形的第二代脉象仪 MX-3C。

20 世纪 80 年代,上海中医药大学中医诊断教研室在费兆馥等老一辈教授带领下,研制的"脉象模拟装置及信息处理系统"获 1985 年卫生部、中医管理局重大科技成果乙级奖,"三头脉象仪研制及临床运用研究"获上海市科研成果奖三等奖等。1990 年,主编《中医诊法图谱》获国家教委优秀学术专著奖。

(三) 四诊客观化研究

上海中医药大学为中心的产学研合作团队致力于四诊客观化、标准化研究,在中医四诊的客观化研究方面取得了突破性成果。学科近几年研制的中医生命信息采集与分析系统、中医舌面诊仪、中医脉诊仪在国内多所高等中医院校及科研机构应用,在中医诊断相关仪器的开发研制方面列于全国同行首列。2011 年,中医四诊仪被选为国际大型试验项目"火星-500"地面模拟仓内航天员健康信息采集、分析的唯一中医设备。2017 年发布了标准号为 ISO20498-2 的中医计算机舌象分析系统—光源环境。2017 年发布了标准号为 ISO19614 的中医脉诊压力传感器。2019 年 1 月 11 日,国际标准化组织(ISO)发布了由上海中医药大学王忆勤教授团队主导制定的中医舌诊仪舌色与苔色获取与表示方法的国际标准 ISO20498-5。

四、活血化瘀的中西医结合研究

20 世纪 60 年代初,上海第二军医大学就发表论文探讨血瘀证异病同治的规律;20 世纪 70 年代初,上海医科大学姜春华教授对血瘀和活血化瘀的文献进行了系统的整理和研究,上海医科大学以血液流变学作为切入点,对血瘀证的本质和活血化瘀药物的作用原理做了全面的探讨,从研究有关测试仪器始,进而建立了一整套通过血液流变性检测血瘀证的指标,与此同时,开展了对以丹参为代表的活血化瘀方药的临床应用研究,推进了活血化瘀治则在多种疾病中的广泛应用。

中医血瘀证和活血化瘀方药在临床上有重要价值,但血瘀本质及活血化瘀药物的作用原理尚不清楚。早在中华人民共和国成立初期的血吸虫病防治工作中,姜氏就用活血化瘀法治疗血吸虫病肝硬化,并取得很好疗效,20 世纪 70 年代初姜氏对血瘀和活血化瘀的文献理论进行系统的整理研究。继后,上海第一医学院各附属医院对血瘀和活血化瘀从临床、基础进行了全面的研究,从血液流变学、病理形态学、免疫学等方面基本阐明血瘀证的实质及活血化瘀药物的作用原理。其中梁子钧、施永德等从血液流变学角度,通过研制血液黏度计、渗透压计、红细胞电泳仪、血小板凝聚仪等为临床建立了一套检测血瘀证和活血化瘀的客观手段和指标,在本市和全国各大医院得到推广应用。金惠铭老师应用微循环研究技术开展微血管功能调节的中西医结合研究也取得重要进展,同样成为各地进行活血化瘀研究和阐明药物作用机制的重要手段。

梁子钧(1931—　　),复旦大学上海医学院生物物理学教授。1950 年毕业于大连医学院医学系。1955 年获莫斯科大学生物系生物物理专业副博士学位。在细胞静息电位研究方面获罗曼诺索夫科学奖。后任上海医科大学生物物理教研室主任,中国生物物理学会常务理事,上海生物物理学会副理事长,中国中西医结合学会活血化瘀专业委员会副主任,中国生物物理学会血液流变学专业委员会主任,《中国医学百科全书·生物物理分册》副主编等。梁子钧发表血液流变学论文近百篇。主持研究"FM-1 型冰点渗透压计"获 1979 年卫生部科技成果甲级奖。"简便微量正方形毛细管式细胞电泳装置"获 1979 年卫生部科技成果乙级奖。参加编写《活血化瘀研究》等著作。

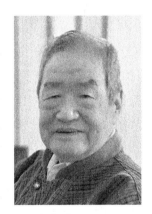

图 4-5　梁子钧

华山医院心内科在活血化瘀研究的基础上提出了"气血相关"的理论,并将此用于冠心病的治疗。戴瑞鸿教授及其团队成功研制了麝香保心丸,进行了一系列全面深入的麝香保心丸疗效、作用机制等方面的研究。华山医院心血管内科在戴氏的带领下,发展成为一个门类齐全,集医学、教学、科研于一体的临床科室,1988 年经国家教委审核评为全国重点学科,成为国家科委、卫生部指定的国家级新药评审中心,创立了复旦大学临床药理研究所心血管药理研究室、国家中药制药工程技术中心临床与生化联合实验室、复旦大学中西医结合研究所心血管研究室等一批重点实验室。

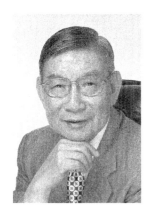

图4-6 戴瑞鸿

戴瑞鸿(1930—),浙江温州人,1949年肄业于上海圣约翰大学医学院,1955年毕业于原上海第二医学院医学系。复旦大学附属华山医院终身教授,博士生导师。历任华山医院副院长、心血管内科主任、内科教研室主任、中华医学会上海分会心血管病学会理事、中国中西医结合学会心血管专业委员会主任委员等,1992年被美国心脏学院选为院士(F.A.C.C.),被英国剑桥传记中心及美国传记中心载入世界名人录,1996年由华山医院授予"终身教授"称号。享受国务院政府特殊津贴。

数十年来,戴氏积极开展了心血管领域的中西医结合临床治疗和药理研究工作。在临床研究方面,1976年首先在国内报告了冠心病的血液流变学指标异常和急性心肌梗死的动态变化,阐明了"血瘀"的本质,于1978年获国家科技大会二等奖;1978年,成立了上海地区心肌梗死科研协作组并担任组长,为防治心肌梗死、降低病死率提供了第一手资料,主持并总结的"上海地区20年来急性心肌梗塞的临床研究",获得卫生部科技进步奖;完成了"气血相关理论及其冠心病治疗中的作用",首次从中西医结合角度阐明了气血相关理论的实质,提出了芳香开窍、活血化瘀、宣痹通阳、扶正养阴治疗冠心病的辨证论治方法,为冠心病的治疗开辟了一条新途径,该课题获国家中医药管理局科技进步奖二等奖。

临床药理方面,观察到丹参治疗后冠心病患者血流变学指标明显改善,初步阐明了丹参治疗冠心病的作用机制;在丹参治疗基础上,合并应用黄芪注射液,阐明了黄芪丹参合并兼有正性肌力及扩血管作用,1988年获国家中医药管理局科技进步奖二等奖。此外,对恬尔心、双异丙吡胺、FDP等多种心血管药物进行了临床疗效和机制的研究,为临床合理用药起到了指导作用。早在20世纪70年代,根据"芳香温通、行气止痛"的原理,在宋代名方苏合香丸的基础上,应用现代的临床和药理筛选方法,历经冠心苏合丸、苏冰滴丸、人参苏合丸等过程,于1981年成功开发了目前广泛使用的冠心病治疗药物——麝香保心丸,并随即带领科内人员共同进行了深入的临床和药物机制研究,发表了"麝香保心丸对兔动脉壁一氧化氮代谢的影响""血管内超声评价麝香保心丸对血管内皮功能的保护作用""麝香保心丸减少高脂血症对动脉壁损害作用的实验研究""麝香保心丸对大鼠心肌梗死后左室胶原改建影响的研究""麝香保心丸对缺血再灌性损伤大鼠心肌的保护作用""麝香保心丸改善心肌缺血作用的核心脏影像学研究""麝香保心丸对鸡胚绒毛尿囊膜及培养的血管内皮细胞的促血管生成作用"等数十篇研究论文,阐明了麝香保心丸具有扩张冠状动脉、保护血管内皮、减少心梗面积、抑制心室重构、改善心功能、促进治疗性血管新生等作用,并在临床应用中取得了满意的疗效,其中的成果获得了1989年国家中医药管理局科技进步奖二等奖、2002 年国际现代中医药发展论坛大会"创新医学科技成果"一等奖、2005 年中国中西医结合学会科学技术奖等众多奖项。2006 年发表在中国医学论坛报的一篇"从麝香保心丸的研究与临床应用看中药现代化"中提出了遵循传统、尊重科学、发扬创新的观点,为今后中药现代化提供了参考,为我国中西医结合心血管病临床和药理研究发展作出了积极的探索。

五、体质学说的中西医结合研究

中医体质学以生命个体的人为研究出发点,旨在研究不同体质构成特点、演变规律、影响因素、分类标准,从而应用于指导疾病的预防、诊治、康复与养生。中医对体质的论述始于《黄帝内经》,如阴阳二十五人学说。1975 年,匡调元教授在"中西医结合途径之探索"一文中提出了中医辨质论治的观点,指出中医学的"体质学说是西医理论中没有的,正是中医学的精华所在,也是我们创立新医理论的主要着眼点"。1977 年,匡氏发表了"体质病理学研究",论证了体质学说中几个主要问题:① 提出了体质的概念,认为人类体质学说是人群及人群中的个体在遗传的基础上,在环境的影响下,在其生长、发育和衰老的过程中形成的功能、结构与代谢上相对稳定的特殊状态。这种特殊状态往往决定着它对某些致病因素的易感性及其所产生病变类型的倾向性。② 对体质形成的主要机制及其物质基础进行了探讨。③ 根据中医学关于阴阳、寒热、虚实、气血、痰湿等基本理论并结合临床观察将体质分成六型,即正常质、燥红质、迟冷质、腻滞质、倦㿠质和晦涩质,这种分型既不同于阴阳二十五人,也不同于西方的各种分型学说,而是从功能性生物类型学上进行分类的。④ 对体质与病因、体质与发病的关系进行了病理学的论述。⑤ 论述了中医特有的辨质论治原理,并使之落实在药物和食物的宜忌上,从而为临床治疗个体化与食疗的个体化奠定了理论基础。1989 年,匡氏发表了"体质要素理论",指出体质要素是构成人体的生命物质在功能、结构与代谢上反映出来的、必要的、可测定的"分析单元"。该文还设计了测定体质状态的定量公式。这样,人体体质学研究向现代科学体系迈进了一步。

匡调元(1931—　　),上海中医药大学教授,曾任中国中西医结合学会中医基础理论专业委员会副主任委员,自 1960 年起一直从事中西医结合临床病理研究。曾于 1977—1991 年间首创建"人体体质学",包括体质生理学、体质病理学、体质治疗学(辨质论治)、体质气质学、体质养生学及体质食养学等内涵,钱学森教授认为其"是个里程碑"。1979 年提出了"人体新系猜想",为中西医结合的生理学导入了哲学思想;77 岁后又亲身实践科学与艺术的结合,运用中国传统水墨画理法将显微镜下的组织细胞形态学转构成了现代彩墨画,创建了"生命微观意象艺术"新画种,多次举办个人画展。

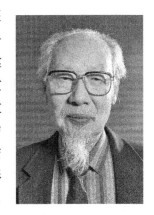

图 4 - 7　匡调元

主要著作有：《中医病理研究》《人体体质学——中医学个性化诊疗原理》《调元·体质·食养》《体质病理学与体质食疗学实验研究》《人体新系猜想——匡调元医论》《中医病理学的哲学思考》《生命微观意象艺术》《无极哲学》等，并主编了《中医病理研究丛书》10卷。

从20世纪80年代起，匡氏带领研究团队开展了寒、热体质的中西医结合基础研究。寒、热体质是各种体质分类中两种性质相反的基本体质类型。寒体相当于迟冷质或阳虚质，热体相当于燥红质或阴虚质。研究工作从群体大鼠中筛选寒、热体质的大鼠，并经不同实验室指标验证：寒体组、热体组和常体组大鼠的掌温及自主活动存在明显差异，大鼠的自主活动情况与体温变化呈正相关，热体组大鼠热痛甩尾潜伏期显著低于寒体组。这些研究从动物的整体行为角度反映寒、热体质的客观指标。

机体的寒热感知及相伴随的行为是体内能量代谢的反映。研究结果显示：寒体大鼠三碘甲状腺原氨酸（T_3）、甲状腺素（T_4）、孕酮含量比热体大鼠低，但寒体与热体组与正常对照组比较差异无统计学意义；寒体大鼠脾淋巴细胞的体外增殖能力、外周淋巴细胞DNA损伤后的复制合成能力弱于热体大鼠；寒体大鼠肝细胞酶活性、细胞能荷、肝脏 $Na^+ - K^+ - ATP$ 酶活性比热体大鼠低，寒体大鼠肾脏铁、锌、铜含量明显高于热体大鼠。瞬变感受器电位离子通道蛋白（TRP）在温度感知和温度调节中起重要作用。检测发现，热体组大鼠大脑皮质 TRPV1 mRNA 和蛋白相对表达量显著高于寒体组。应用全基因组芯片技术筛选出寒热体大鼠表达差异基因31条，其中表达上调的基因26条，表达下调的基因5条，特征性基因2条，证实寒热体质大鼠在基因表达水平上存在显著差异。进一步显示了中医寒热体质的生物学基础。

阴阳的偏盛偏衰使机体表现出寒热体质。在内外因作用下，机体调节代偿作用逐渐减弱，产生一系列生理病理指标的改变，寒热体质易向寒热证转变。治疗时可以遵循"热者寒之，寒者热之"的用药原则，利用寒热性中药干预、调节机体功能，使相关指标恢复正常，从而调整寒热体质或纠正寒热证，发挥中药的有效性。研究发现，寒、热体质大鼠体温及行为的差异，可在服用中药金匮肾气丸或知柏地黄丸3个月后消失。调理体质的中药和热性、寒性的饮食如五香粉、冰淇淋对上述指标有一定的调整作用。

六、病证结合的中西医结合研究

病证结合是指辨病与辨证结合。其实质是将西医的疾病概念体系与中医的证候概念体系相结合，研究疾病的发生发展规律，指导疾病防治。

上海中医药大学中医肝病研究团队遵循中医学的特点，病证结合，以现代疾病肝炎后肝硬化（明确诊断标准及排除标准）为研究对象，规范、细致、较系统地采集中医四诊信息及相关实验室检查资料，综合应用现代信息处理、数理分析、综合建模方法，紧密结合辨证论治方案对照研究，构建"病-证-效"结合、辨证论治治疗肝炎后肝硬化综合评价模式。明确提出了肝炎肝硬化"气虚血瘀"的共性基本证候病机与不同个体的肝肾阴虚、湿热内蕴、痰热内蕴、脾肾阳虚及肝郁脾虚 5 个证候类别特征,揭示了中医证候研究"病证结合"的新特点,为分析疾病证候分类这一复杂性问题提供了新思路。基于聚类与模糊综合评价,建立证候判别方程式,为解决不同症状、体征对中医辨证的贡献度提供了较为可行的定量方法。通过中医证候病机与主要病理生物学指标的回归分析,建立主证候与影响因素之间的回归方程,显示肝硬化中医证候病机可以通过疾病病理生物学指标变化的综合分析而获得"病-证相关"病理状态的部分还原。设计并成功实施了中医辨证论治综合治疗方案对照临床试验,其研究结果显示中医辨证论治治疗肝炎后肝硬化这一重大难治性疾病不仅对改善临床证候、提高生存质量方面有明显优势,对与疾病病理实质变化相关的实验室指标、包括 Child 记分(国际上公认的判识肝硬化病情程度的综合判定指标)的改善同样具有显著的有效性。"病-证-效"结合综合评价模式为中医辨证论治临床疗效评价体系的建立提供了可行性思路与方法。

代表性科技成果获奖

1. 阴虚动风证帕金森病异动症研究与应用——2013 年获上海市科学技术进步奖二等奖

主要完成人:何建成、袁灿兴、孙永宁、浦斌红、庄燕鸿、龚其淼、洪芳、滕龙、丁宏娟、冉秋。

主要完成单位:上海中医药大学。

课题来源与背景:针对帕金森病异动症(LID)的有关问题,基于方证相应原理,从文献挖掘、动物实验和临床应用三方面开展了 10 余年的研究。其间分别得到了国家自然基金面上项目、国家"十一五"科技支撑计划、上海市科委科技攻关项目、上海市教委基金等项目的资助。技术原理及性能指标:① 建立了 LID 中医证候诊断标准及文献资料库。遵循循证医学原则,整理了古、现代文献,结合临床回顾性研究,并应用数据挖掘技术,梳理出常见证候、治法及方药,建立了中医证候诊断标准,填补了此类研究的空白。② 首次提出了 LID 病机"毒"的概念。在文献研究的基础上,结合临床经验,提出 LID 的发生、发展与"毒"邪密切相关。病机为虚、瘀、痰、风、毒互结为患,基本治法应为"滋阴熄风为主,兼活血化瘀,解毒散结法"。该思路被国内同行广泛关注,相关论文被多次引用并多次应邀在学术会议上作报告。③ 首次建立了阴虚动风证 LID 大鼠模型,并探讨了物质基础。采用 2 点法于脑部单侧注射 6-羟基多巴胺损毁黑质,并进一步腹腔注射左旋多巴/苄丝肼 2 周,通过分析症状、体征、行为学、舌象、有关客观指标、药物反证等结果,确定该模型为阴虚动风证 LID 大鼠模型。物质基础研究表明,在 2 周、4 周、6 周不同时间点,模型大鼠在行为学、氧化应激、兴奋性氨基酸、细胞凋亡、多巴胺、多巴胺 D1 受体、多巴胺 D2 受体、前脑啡肽原、前强啡肽原、DAT、TH 及基因表达、GDNF 等多方面有明显变化。该成果为今后阴虚动风证 LID 的中西医结合研究提供了良好载体,也为开发临床治疗药物奠定基础。④ 在文献资料库基础上,结合阴虚动风证 LID 病因病机,创立了治疗该病的基本方-地黄方。本方的研制成功为 LID 的优化治疗及创新药物的研发提供了思路和依据。

⑤ 将地黄方推广运用于临床。临床应用表明地黄方能明显改善患者运动功能,可延缓疾病的发展,对有"开关"现象者可延长开期时间,减少关期时间。目前已获上海市中药领域科技支撑项目资助进行新药研发。

技术的创新性与先进性:首次建立了 LID 的中医证候诊断标准;首次提出了 LID 病机"毒"的概念;首次建立了阴虚动风证 LID 大鼠模型,并探讨了其物质基础;创立了治疗该病的基本方-地黄方;将地黄方推广运用于临床。技术的成熟程度、适用范围和安全性:动物造模方法成熟;地黄方初步用于临床治疗帕金森病,取得了满意的疗效,和西药合用,可增效减毒,未见不良反应。

2. 基于病证相关、方证相应理论解析不同功效古典方剂治疗肝硬化的方证效应基础——2012 年获中国中西医结合学会科学技术奖一等奖

主要完成人:刘平、胡义扬、孙明瑜、王晓玲、刘成海、慕永平、都广礼、李风华、陈高峰、王磊、龙爱华、刘成。

主要完成单位:上海中医药大学附属曙光医院。

项目基于肝硬化病证病机临床调查结果,围绕证候病机及其与疾病和方剂相关性这一证候研究的重要科学问题,探索并建立基于临床病证病机的"方-效-证"研究范式,为研究病证相关、方证相应的病理基础以及发掘"古方新用"开拓新途径。

针对肝硬化气虚血瘀基本病机及肝肾阴虚、湿热内蕴的主要证候病机,采用 4 首不同功效的古典方剂,对 4 种不同因素诱导的大鼠肝硬化模型进行干预比较研究,以综合药效学为基础,紧密围绕肝纤维化、肝硬化病理生物学机制的研究进展,结合基因芯片与蛋白质组学技术,系统阐释病证相关、方证相应的效应基础。明确黄芪汤益气作用主要表现为抑制转化生长因子(TGF)β1 的生成、肝星状细胞(HSC)的活化以及肝内细胞的异常转分化(肝细胞→胆管上皮细胞→肌成纤维样细胞);下瘀血汤祛瘀效应主要体现在抑制肝内血管的异常增生以及促进胶原降解;茵陈蒿汤清热利湿的关键环节为抑制促炎库普弗(KC)的激活和抗脂质过氧化损伤;一贯煎养阴作用在于提高肝细胞生物转化功能,抗氧化应激及线粒体损伤,抑制骨髓细胞、肝卵圆细胞向肌成纤维样细胞的分化等。黄芪总皂苷与甘草酸组分配伍是黄芪汤抗肝纤维化的主要物质基础并阐释了其配伍作用机制。

项目在一定程度上实现了中医病机理论与现代疾病病理生物学在基本概念上的沟通,即"气虚"表现为 HSC 的活化及肝内细胞异常转分化;"血瘀"表现为纤维组织的沉积与血管生成的异常;"阴虚"体现在肝实质细胞的衰减、蛋白质代谢异常及肝窦内皮细胞损伤;"湿热"是以 KC 经典激活途径为主体的炎症反应及脂肪酸代谢异常。

项目得到国家自然科学基金重大计划重点项目、面上项目等 11 个项目资助。研究内容在国际、国内学术会议做特邀报告 38 次;已发表学术论文 97 篇,其中 SCI 论文 17 篇,单篇影响因子最高 10.88,总影响因子 47.22,Pubmed 共收录 56 篇,70 篇论文被他引 492 次。另有国际和国内学术会议论文 45 篇。申请发明专利 8 项(国际发明专利和已授权专

利各 2 项）。培养博士生、硕士生各 8 名，博士后 7 名。本项目所提出和论证的新观点和理论，对中医药防治肝硬化的学术发展及临床实践具有重要的推动作用。

3. 精准证候医学关键技术建立及应用——2020 年获上海市科技进步奖一等奖

主要完成人：季光、吕爱平、张莉、吕诚、葛广波、玄振玉、张磊、杨凌、周文君、吴涛、党延启、徐汉辰、朱明哲、李萌、戴亮。

主要完成单位：上海中医药大学附属龙华医院、中国中医科学院中医临床基础医学研究所。

项目组从代表性慢病及其典型证候入手，开展疾病证候精准辨识、病证结合疗效精确评价和证候靶向组合药物精细开发研究，取得多项创新性成果。

建立疾病证候精准辨识关键技术，突破了主观症状客观化评价技术瓶颈，阐述了临床常见基本证候的生物学基础，开创了疾病证候诊断精准化新领域：患者报告结局（PRO）量表作为一种新的结局分类，正在成为疾病诊断和疗效评价新方向。项目组建立了常见基本证候 PRO 量表研制关键技术，通过慢性乙型肝炎（CHB）和非酒精性脂肪肝（NAFLD）两组疾病的临床测试，证实了证候精准辨识在疾病诊断和预后判断中的临床价值。深入研究了类风湿关节炎（RA）、NAFLD、糖尿病并发症等常见慢病基本证候的系统生物学特质，首次从代谢组学-基因组学-细胞生物学层面阐述了中医基本证候的科学基础，推动了以疾病证候精准辨识为核心的精准证候医学模式的建立。

建立了证候疗效精确评价、疾病预后精细判断关键技术，突破了中医药临床疗效评价科学性和重现性的关键技术瓶颈，开创了疾病证候疗效评价和预后判断精细化新路径：开展证候精准辨识 RA 多次临床试验探索研究，建立基于疗效反应性的证候精确评价关键技术，并在 NAFLD 湿热证和 NAFLD 脾阳虚证两个 RCT 研究中进行了验证，为证候疗效精确评价研究提供了示范技术与方法，负责起草了《证候类中药新药临床研究技术指导原则》等 8 项国家/行业标准规范。基于 5 万人队列研究构建了病证结合预测代谢危险因素新方法，建立 NAFLD 脾阳虚疾病进展风险评估模型，在 5 685 人队列研究中进行了验证。证候疗效精确评价、疾病预后关键技术的建立，提高了中西医协同慢病防控能力。

建立证候类新药靶向研发关键技术，创立了基于证候的中药新药精细化研发新范式；"对证"安全性评价和毒性标志物早期发现，为中药安全性评价提供了新思路：构建了基于中药复方-成分-疾病-靶标网络关联分析的中药新药研发关键技术平台，为证候类新药、病证结合类新药研发提供技术支持，6 个新药获新药证书/临床试验批准。证候精准辨识结合系统药理学技术提升了证候类新药靶向研发效率，中药组分配伍、中西药增效配伍、中药成分靶向递送等多个新药前体进入研发实施阶段。开发了基于微孔板胆红素代谢酶（UGT1A1）活性高通量检测新方法，较经典 ALT/AST 可以更精确预警中草药肝损伤，为药物肝毒性早期发现提供了新技术。

本项目获发明专利授权 7 项，软件著作权 3 项。发表论文 244 篇，其中 SCI 收录 139

篇,总他引 4 439 次。出版专著/教材 5 部,制定规范/指南 8 项,6 个新药品种获得生产许可/临床批件。项目成果在 5 所大学附属医院和 4 家制药企业推广应用,疾病证候精准辨识技术和临床精确评价技术可靠性和适用性在多个国家重大科技任务中得到充分证实,产生显著经济社会效益。项目实施推动了证候精准辨识和疾病诊断融合发展,为中西医协同防控慢性病能力提升提供了理论基础和实践范式。

七、针刺镇痛机制的中西医结合研究

针灸经络学说是中医学理论体系的重要组成部分,贯穿于中医的生理、病理、诊断、治疗等各个方面,指导着中医各科临床实践。近年来,随着科学技术的进步及现代生物医学的发展,国内外学者在各个领域内用多种手段和方法,从多个角度进行深入研究、探索其本质。

上海是针刺麻醉临床和机制研究的发祥地,人才队伍齐全,基础雄厚,工作始终未曾放弃,特别是在高难度的心、肺、脑、肾手术上一直坚持工作。在"十五"期间其他途径不再资助针刺麻醉研究的情况下,上海市卫生局特别拨出 100 万元专项经费投入研究,有力地保障了工作的持续开展,同时使一批中青年骨干脱颖而出,保持了人才队伍的稳定,使得上海始终在这一领域处于领先地位。针药复合麻醉一直在上海市各大医院中得以保持开展,如上海交通大学医学院附属仁济医院、复旦大学附属华山医院、上海市肺科医院、上海中医药大学附属曙光医院、上海交通大学附属第一人民医院、复旦大学附属眼耳鼻喉科医院、上海中医药大学附属岳阳中西医结合医院等,机制研究主要在复旦大学(原上海医科大学针麻原理研究所)中国科学院上海分院等单位进行。由于针刺镇痛研究的开启,针麻从临床走入了实验室。1973 年中国科学院上海生理研究所张香桐研究员在《中国科学》上发表了"针刺镇痛过程中丘脑的整合作用"一文,揭示了针刺镇痛与大脑的关系。

张香桐(1907—2007),神经生理学家,中国科学院院士。河北正定人。1933 年毕业于北京大学心理系,1946 年获美国耶鲁大学医学院生理系哲学博士学位。曾任中科院上海脑研究所研究员、名誉所长。张香桐是公认的树突生理功能研究的先驱者之一,他在神经生理和神经解剖领域做出了卓越的贡献:首先提出大脑皮层运动区是代表肌肉的论点;根据视觉皮层诱发电位的分析提出视觉通路中三色传导学说,发现"光强化"现象,被世界生理学界命名为"张氏效应"。他还是我国针刺麻醉机制研究的主要学术带头人之一。他首次发现丘脑的束旁核和中央外侧核中有特异的对痛刺激起反应的神经元,而且有许多神经元对躯体和内脏的痛刺激都产生反应;针刺和镇痛药能抑制这些神经元的痛反应。他由此提出,针刺对束旁核和中央外侧核神经元痛反应的抑制可能是通过中央中核-大脑皮层-束旁核、中央外侧核的神经回路而实现的。

1975 年美国加州大学的科学家在一次国家疼痛会议上首次报告了"内源性阿片样物质参与针刺镇痛"的研究结果。1978 年上海医学院(现复旦大学上海医学院)曹小定教授发现,针刺镇痛时中央灰质灌流液中的内啡肽明显增加,且与镇痛效果呈正相关,多巴胺对镇痛产生不利的影响；1997 年 11 月，在美国国立卫生研究院主持召开的针灸听证会上，韩济生教授做了"针刺镇痛的神经化学原理"的报告，曹小定教授做了"针刺改善机体免疫抑制的实验及临床验证"的报告，上海的俞瑾教授介绍了针刺治疗女性生殖系统疾病的临床及机制研究。大会最后通过肯定针刺疗法的结论性报告，在全世界产生了很大的影响。这些由针刺麻醉引发的相关研究，开辟了针灸研究的新领域，同时也促进了针灸学、现代痛觉生理学和现代麻醉学的发展。由上海医科大学许绍芬等完成的《针药结合提高镇痛作用的临床应用与机制研究》，获 1997 年国家科技进步奖三等奖。

曹小定（1931—　　），复旦大学上海医学院教授，博士生导师。曾任基础医学院院长，医学神经生物学国家重点实验室主任，针刺原理研究所所长，世界卫生组织（WHO）传统医学合作中心主任，全国针刺麻醉研究会理事长，国务院学位委员会学科评议组成员。自 1964 年起一直从事中西医结合针刺原理研究，是我国中西医结合基础学科的学术带头人。应邀在国际上作大会学术报告或讲学 77 次，为促进针刺疗法在全世界的普及发展做出贡献。1997 年在美国国立卫生研究院针刺疗法听证会上作大会报告，为祖国赢得了荣誉。先后荣获国家科技进步奖三等奖 1 次，国家科技攻关重大成果奖 2 次，部级科技进步奖一、二等奖 9 次。发表论文 180 篇。曾获上海市三八红旗手、全国侨联先进个人、"全国优秀科技工作者"等荣誉。

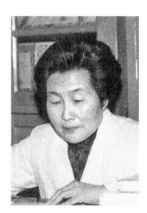

图 4-8　曹小定

曹氏首先发现针刺效应与交感功能活动有关、从理论上阐明针刺激活脑内镇痛功能系统而实现针刺镇痛、开展针刺改善免疫抑制、揭示针刺治病的机制等，做了很多课题。曹氏从 1980 年 10 月至 1995 年 12 月先后被邀请去芬兰、丹麦、日本、美国、加拿大、法国、苏联、哥斯达黎加等国家和地区讲学针刺镇痛原理研究成果计 33 次，其中大会报告 16 次，担任大会主席 4 次，为促进中国针刺疗法在全世界的普及和发展做出了重要贡献。曾荣获国家级重大科研成果奖 3 项、部委级科研成果奖 10 余项，发表学术论文 130 余篇，3 次受到周恩来总理的亲切接见。并先后领导创立了上海医科大学中西医结合基础国家重点学科和医学神经生物学国家重点实验室。

在 1986—2000 年期间，上海第一医学院曹小定、吴根诚教授先后领衔开展全国科技攻关项目针药复合麻醉临床及机制研究，根据临床实际需要综合应用针药结合。这样不仅加强镇痛效果，还有利于对重要器官功能的保护。

代表性科技成果获奖

疼痛的等稳性调制及针刺的加强作用——1999 年获上海市科学技术进步奖二等奖

主要完成人：何莲芳、王妙珍、杜俊辉、高丽竹、高明、黄晓平、董惟强。

主要完成单位：上海医科大学。

该课题应用多学科有关先进技术,进行较为系统的综合性研究。从生命活动的基本规律既等稳性调制的角度研究机体对疼痛的调制,并从这一角度研究针刺镇痛机制用[~3H]2-脱氧葡萄糖及受体放射自显影,多管微电极离子微电泳,分子杂交方法,综合光密度测定及计算机图像处理等多学科相关技术研究中枢神经系统对痛觉的调制,结果表明痛觉信号可以达中枢具有镇痛功能的脑区,激活阿片肽能活动,限制痛觉信号在脊髓和丘脑的传递,制约痛反应,从而论证了这是一种等稳性调制,其生物学意义在于抗衡疼痛引起的机体功能扰乱,针刺可以加强疼痛激活的阿片肽能活动,进一步限制痛觉的传递,制约痛反应,即加强疼痛的等稳性调制产生镇痛。等稳性调制是重要的生命活动规律,该研究论证了疼痛的调制服从这一规律,针刺镇痛是针刺加强自身的疼痛的等稳性调制的结果,为中医的"扶正祛邪"治则提供科学实验依据。该研究在阐明疼痛调制及针刺镇痛机制方面是一个新认识,具有重要的理论意义。

八、经络腧穴的中西医结合研究

针灸治病通过刺激腧穴来疏通经络、调和气血,从而发挥其防治疾病的作用。尽管针灸疗法本身是安全的,如果医生掌握不当,针刺某些腧穴就可能发生意外事故,轻者可能造成患者一时痛苦,重者则可能导致脏器严重损伤,甚至死亡。针对中医针灸临床发展的需要,以严振国教授为首的研究团队开展了大量的基础研究,并编写了系列腧穴解剖学教材和专著,在国内率先开设了腧穴解剖学课程的教学。该课程是腧穴学与局部解剖学相结合的跨学科课程,是科研成果向教学转化的成功范例,也是中西医结合领域中现代医学与传统医学相融合的创新性课程。

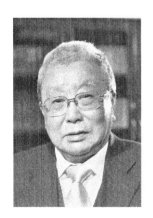

图4-9 严振国

严振国(1933—2020),上海中医药大学终身教授,经穴解剖及中医应用解剖系列学科创始人。自1956年起从事大学教学和科研工作60年,著有《正常人体解剖学》《穴位解剖与临床应用》《危险穴位临床解剖学》《经穴断面解剖图解》《全身经穴应用解剖图谱》等。其主编并在国内外出版学术专著、教材和图谱120余种,部分著作以中、英、日、法、德、西班牙、韩、俄、阿拉伯等多种文字出版。获美、英、日等5个国家科学家传记中心与名人录入选者。

1975年开始,以上海中医药大学人体解剖学教研室严振国教授为首的研究团队对全身十四经361个经穴及78个经外奇穴进行了系列研究。在尸体上标经定穴,然后低温冰冻,再经过穴位做多种断面切割,以反映多种角度、深度、范围时所涉及的穴位解剖结构。通过对穴位断面解剖结构的观察与分析,在不破坏断面层次结构的情况下,辨明针刺方向、角度和深度与解剖结构的关系,研究结果经整理后编写了第一本教学讲义——《应用解剖与穴位层次结构》,首次于1978年、1981年分别面向本科生、研究生开设了该课程的教学。

随着穴位形态研究的全面深入进行,研究成果进一步得到推广应用,于1983年、1986年、1990年、2002年先后出版了《经穴断面解剖图解》(上肢部分、下肢部分、头颈胸部和腹盆部,共计4本)等多本学术专著,成为本科生和研究生的教材,并于1980年创建了上海中医药大学"经穴断面解剖陈列室",该陈列室在全国属于首创,先后接待了大量国内外学者与访问团体,得到了专家们的一致好评。2008年起,上海中医药大学扩改建"人体与经穴解剖标本陈列馆",建成一个设施完备,功能齐全,具有较高中西医现代科技含量的腧穴解剖学教学、科研和实验展示基地。受卫生部委托,于1987年举办了"全国经穴解剖高师班",面向全国中医药院校推广该课程的教学,其后10余所中医药院校陆续开设了本课程的教学。2005年,全国高等中医药院校教材《中医应用腧穴解剖学》出版。2013年,全国普通高等教育中医药类精编教材和普通高等教育"十一五"国家级规划教材《腧穴解剖学》出版,该教材获得2015年上海普通高校优秀教材奖。2014年,全国中医药行业高等教育"十二五"规划教材《中医应用腧穴解剖学》出版。2017年,全国中医药行业高等教育"十三五"规划教材《腧穴解剖学》出版。上海中医药大学的腧穴解剖学课程教学在全国中医院校中处于领先地位,一直发挥着引领和标杆作用。先后分别荣获国家级教学成果奖优秀奖和二等奖各1次、上海市教学成果奖特等奖和一等奖各1次。先后荣获国家中医药管理局科技进步奖一等奖,上海市科技进步奖二、三等奖,上海市科学技术奖三等奖,上海医学科技奖三等奖,中华医学科学三等奖等多项。上海中医药大学人体解剖学教研室还重视腧穴解剖学课程的示范和辐射效应,2001年起在香港浸会大学中医药学院每年开课,2003年起面向日本、韩国短期留学生每年开课,2008年起在日本滋庆学园面向研究生开课,为中医走向世界和传播中医做出了贡献。

2005年上海中医药大学正式成立和启动了"严振国名师工作室",开展了名师传承研究工程的研究工作,整理和研究了名师的学术思想和教学经验,继承和弘扬了名师的学术观点和教学方法,取得了阶段性的成果,促进了该学科和学术的发展,培养和造就了一支优秀的腧穴解剖学课程教学团队。2012年腧穴解剖学建设成为上海市精品课程,2015年"腧穴解剖学"育人平台的建设荣获上海市第十一届教育科学研究优秀成果奖,2018年在上海成立了中国解剖学会中医形态学分会并为主任委员单位,2018年荣获上海市高校课程思政教学科研示范团队和上海中医药大学"课程思政"首批教学团队,2019年获得上海市工人先锋号荣誉。

第二节　中西医结合临床诊疗的研究

在历史发展的长河中,无论中医还是西医,人们在与疾病的长期斗争中都积累了极为丰富的诊疗经验。中医和西医本身是两种不同的医疗模式,分别沿着不同轨道往前发展着。近代以来在先进人士的共同努力下，将两种医学融会贯通，形成了中西医结合这门新学科，经过长时期的探索，中西医结合在治疗心脑血管疾病、消化道疾病、呼吸内分泌疾病、老年病等方面获得较满意的疗效，对于一些医学界公认的难治性疾病，如癌症、脏器衰竭等方面也有明显的疗效。

中西医结合的临床诊断一般采用"病证结合"的诊断方法和模式，丰富发展了临床诊断学的内涵，增加了对疾病和机体的整体认识，减少了临床漏诊、误诊的概率，有利于更好地指导临床治疗。大量科研资料证明，这种诊断模式优于单纯的中医或西医治疗，明显提高临床疗效。如沈自尹教授通过研究发现，肾阳虚证的患者其机体下丘脑-垂体-肾上腺皮质系统有不同程度的紊乱现象。再如中医学认为机体正气不足可导致病邪侵袭、正虚邪恋、经久难愈等病机变化，故临床用参麦注射液、生脉饮等补气扶正的方法来保护心肌，治疗病毒性心肌炎。这些都是"辨病"与"辨证"相结合临床诊断思维模式的充分体现。

药物疗法：中西医结合药物治疗的经验是在临床上反复实践、不断总结出来的。一是以中医中药为主，兼用西医药来解决某些兼证或并发症。如重症急性胰腺炎保守治疗阶段用中西医结合的治疗方法，可以有效减少并发症和病死率。二是在某些内、外、妇、伤术后或肿瘤疾病放化疗期间以西医西药为主，佐以中草药或中成药治疗，以减轻患者术后或放化疗过程中的副作用。

手术疗法：手术疗法主要用于外科疾病的治疗中，而中西医结合的治疗方法是指在术前、术中、术后加以中医中药辅助治疗，可以大大提高手术的成功率，减少患者的痛苦，减少手术的并发症和死亡率。如患有慢性消耗性、失血性疾病的手术患者，在术前可以结合中医学"虚则补之"的治疗大法，施以补气养血、健脾益气类的中药治疗，以保证手术的顺利进行。再如中西医结合治疗癌症，早中期以手术治疗为主，晚期用中医中药对症治疗，可加快患者的恢复过程，降低癌肿的复发率，有效提高生存质量。

针灸疗法：针灸疗法自古以来是中医疗病的治疗手法之一，是中医最被世界范围认可的治疗方法。将传统的中医针刺技术与西医理论方法结合，发明了穴位注射法、激光针疗法、耳针疗法、头皮针、电针等新疗法，并对针刺麻醉的临床应用和对针刺镇痛原理研究进行有机的结合。自1971年7月被称为"东方阿波罗针灸号"的针麻事件在美国引起针灸热，"针灸能镇痛"也随之传播到全世界。针刺麻醉是世界卫生组织认定的我国医学科学研究的重大成果之一，因此在术中采用针药复合麻醉是目前中西医结合临床常用的麻醉方法，也是针灸麻醉方向发展的一大趋势。临床上有体针麻醉、耳针麻醉、头针麻醉、耳针体针结合麻醉等多种方式，均可取得良好的效果。一般小手术如拔牙、扁桃体切除、整骨等可单纯使用针麻，而多系统多器官的外科手术如心脏手术、开胸、开颅、食管癌、胆囊切除等则多采用针药复合手术。

中西医结合是我国卫生事业的一大特色，经过70余年的探索和研究取得了丰硕的成果。上海也走在了中西医结合的前列。探索中西医结合的创新之路，建立有中西医结合特色的诊疗技术，完善中西医结合临床医疗体系，完善中西医结合理论研究，科研联系临床,才能进一步发展中西医结合医学。

一、中西医结合针刺麻醉研究

针刺麻醉(简称针麻),是一种独特的麻醉方法。用手捻针或电针刺激某一穴位或某些穴位,以达到镇痛目的,使手术在不用麻醉药物的情况下进行。针刺麻醉技术及其理论是我国医务工作者和科研人员,在针刺治疗各种疾病引起的疼痛的传统针灸学宝贵经验基础上,将针刺疗法与外科手术相结合,创造的一种我国所特有的麻醉方法。针刺麻醉作为中西医结合的典范是中国医学史上最具原创性的医学研究领域之一。

1958年,上海市第一人民医院第一次在扁桃体摘除术中采用针刺双侧合谷穴的方法,未使用任何麻醉药物为患者完成手术,开辟了针刺麻醉这一全新的领域。1958年9月5日,《人民日报》报道:"上海市第一人民医院耳鼻喉科和中医科合作,采用针灸代替药物麻醉,已获得成功。"引起全国范围内轰动和效仿。1960年,裘德懋开始从事针刺麻醉下肺叶切除手术的临床研究。

裘德懋(1924—　　),上海市结核病防治中心第一医院(现上海市肺科医院)胸外科主任医师。裘德懋是我国最早开展针麻下肺叶切除术临床研究的胸外科专家之一,也是长期坚持针刺麻醉临床研究、不断探索创新、取得重大突破、做出重要贡献的临床研究专家。1965年,他主持下的针麻肺叶切除术已完成186例,成功率达97.8%。这一成果获得国家科委成果奖,是我国针刺麻醉研究工作中第一个获得国家级奖励的项目。1965年他担任上海市针刺麻醉研究组临床组组长及上海市第一结核病医院针刺麻醉研究室主任。他们的临床工作,1978年获得全国科学大会奖。

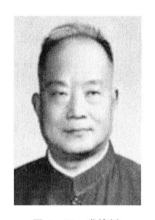

图4-10　裘德懋

(一)针刺麻醉的持续广泛开展

20世纪60年代自开展第一例针刺麻醉下扁桃体摘除术后,针刺麻醉机制研究,以及在大手术中的应用在各地轰轰烈烈地开展起来。1966年,卫生部在上海召开了第一次全国针刺麻醉工作会议,制定了发展纲要,从此之后,针刺麻醉在全国范围迅速开展起来,手术例数和手术种类迅速扩大。至1979年,全国已用针刺麻醉进行大小手术100多种,达200余万例。1972—1979年国内还开展了针刺麻醉体外循环心内直视手术350余例,二尖瓣狭窄扩张术使用针刺麻醉较多,优良率在70%左右。但由于针刺麻醉本身存在的一些缺点和现代麻醉学的巨大进步,20世纪90年代后期针刺麻醉临床和机制研究逐渐低落,国家在"七五""八五""九五"连续3个五年科技攻关计划资助后,"十五"期间未再继续资助,各地也大幅度地减少了对针刺麻醉的立项,使得我国这一具有原始创新意义的工作处于低潮阶段。大部分地方放弃针刺麻醉手术,临床科研队伍老化涣散,后继乏人。

从1960—1990年上海针麻应用于外科多种手术达25万例。在研究过程中,开展了大协作,从神经生理、神经递质等方面探讨针刺镇痛原理,后又开展了有关药物加强针刺镇痛效应及其中枢内阿片肽、多巴胺系统的作用的研究。根据临床需要,在国内外首先提出针麻增效药、针麻减效药及针麻无影响药的分类。提出多种复合用针麻增效药的方案,并已在新喉再造、肾移植、深部颅脑手术等高难度手术及甲状腺、胃大部切除等常规手术以及手术后镇痛中逐步推广应用。为发展具有我国特色的针刺复合麻醉临床研究做出了重要贡献。并对一些药物的增效机制进行了综合性的分析,发现阻断多巴胺受体的活动,可促使阿片肽释放增加,阿片受体密度的增加及阿片肽基因表达增加。针药结合,优势互补,在临床上有广泛的应用价值。

（二）针刺麻醉研究列入国家"973"计划

针刺麻醉获得国家有关部门重视并在2007年列入"973"计划,是由于这样一个机缘:2005年英国BBC电视科技频道专程赴我国拍摄针刺麻醉专题报道,当时全国几乎只有上海开展针刺麻醉,中国针灸学会特地与上海市联系,落实在上海交通大学医学院附属仁济医院实地拍摄1例针刺麻醉手术。此次针刺麻醉二尖瓣换瓣手术十分成功,患者不仅术后恢复快,术后第二日即自行从ICU走回普通病房,而且总费用降低一半。这一成功大大震惊了英国记者,他们不仅完整记录了手术前后全过程,而且术后2个月又进行回访。BBC专题片播出后,在国际上引起很大反响。

国家中医药管理局有关领导高度重视,认为以针刺麻醉为突破口进行研究,可能对针灸学发展起重要推动作用,具有国际示范意义,建议上海市卫生局整理情况,提出方案,作为来年"973"中医专项内容之一。上海市卫生局中医处多次组织专家就该项目进行研讨、论证、设计调整,并进京向科技部、国家中医药管理局汇报。最终国家中医药管理局采纳了上海市卫生局提出的"973"项目建议书,2007年国家科技部正式批准建立"973"计划项目"基于临床的针麻镇痛的基础研究"。该项目分为7个课题,包括北京大学、复旦大学、首都医科大学、中国中医科学院、上海中医药大学和浙江中医药大学等10余所大学及研究机构参加研究,上海市有上海中医药大学附属曙光医院、上海市肺科医院等单位参与,中国科学院院士韩济生任首席科学家。该项目在中医针灸理论指导下,选择了临床上针刺麻醉基础好的开颅手术、心脏手术、甲状腺手术和肺叶切除手术,希望确定针刺麻醉效果最优的穴位组合,制定针刺麻醉手术规范和选穴标准,阐明针刺麻醉镇痛以及针刺保护的理论依据和科学内涵,争取理论创新,为针刺麻醉临床的推广应用提供科学依据。如今针刺麻醉已形成了以针灸学、麻醉学、外科手术学和现代神经生理学为基础的多学科相互渗透的新兴交叉学科。

现代麻醉五大要素包括镇痛、镇静、稳定循环、脏器保护和肌肉松弛。而最初的针刺麻醉下体外循环心内直视手术主要利用的是针刺的镇痛效应，但往往存在镇痛不全，且无肌松作用。1972年上海第二医科大学附属仁济医院完成首例针刺麻醉下体外循环心内直视手术，通过纯针刺的方法，在患者保持清醒状态下完成。这一清醒状态下的针刺麻醉下体外循环心内直视手术的适应证有严格的限制：年龄为18～35岁，性别最好为女性、体格强壮、依从性好、手术时间需控制在30分钟以内的手术。

上海中医药大学附属岳阳中西医结合医院周嘉教授在继承前人经验的基础上，创新性地将传统针刺麻醉改良为现代针刺麻醉——针药复合麻醉技术，并从心脏手术入手，因为胸部胸廓的特点巧妙地避开针刺不具有肌松作用的缺陷，将既往清醒状态下的针刺麻醉体外循环心内直视手术改良为无气管插管、自主呼吸状态下的针刺麻醉体外循环心内直视手术获得成功，通过临床实践和研究发现，该方法与常规气管插管的比较，有同等的安全性、有效性、符合当代伦理学的要求，同时最大限度地发挥针刺效应，拓展了针刺麻醉心脏手术的适应证，该模式仅用到常规气管插管手术20％～30％的麻醉药用量，明显减少气管插管和大量麻药引起的并发症，减少术后在院时间，术后康复迅速，显著降低患者的医疗费用。相关结果发表在美国《国际心脏病杂志》，是目前针麻临床研究发表影响因子最高的文章之一（International Journal of Cardiology，2011，150：12-16.），同时该杂志主编专门撰文发表评述，认为"周嘉的针刺麻醉技术具有里程碑意义，它更加符合人的生理基础，操作简便的同时给患者带来获益，具有良好的卫生经济学价值，对未来医疗保健的开支将产生积极和深远的影响"。受到国家领导和各级卫生部门的重视，包括全国人大常委会副委员长桑国卫在内的多名国家和省部级领导、专家亲临手术现场观摩。2007年时任卫生部部长陈竺院士和上海中医药大学校长陈凯先院士参加中法文化交流年活动，播放周嘉主刀的针刺麻醉心脏手术录像，引起巨大反响。周嘉教授带领的针刺麻醉团队先后参与2项针刺麻醉国家重点基础研究计划（"973"项目），并开展基于循证、大样本、多中心的临床研究，于2008年被CCTV专题报道，2009年入选上海改革开放30周年卫生系统十大重大事件，2019年中国（北京）国际服务贸易交易会（京交会）中医药服务板块活动，周嘉带领团队制作的《针刺麻醉·中国原创》宣传片作为中医药的典型代表之一，被国家中医药管理局指定在中医药核心展区播放，成为会场瞩目的焦点。制定了首个《无气管插管针刺麻醉心脏手术操作规范》，并获得上海市医学会新技术准入，成为针刺麻醉发展上的又一次突破和腾飞。

通过对传统针刺麻醉心脏手术的传承与发展，周嘉教授带领的团队使得针刺麻醉这一中国原创技术重新回归大众的视野，促进了针刺麻醉的发展，从中医医院应用拓展至西医医院，先后被英国BBC、法国国家电视台、德国国家电视台全球报道，接受泰国卫生部组织的针刺麻醉培训，并派医生至马来西亚进行推广，目前马来西亚已经独立开展针刺麻醉手术。针刺麻醉已经传播至毛里求斯、新加坡、马来西亚、泰国和中国台湾地区，为中国特色的针刺麻醉走向世界，为中医药"一带一路"建设做出了积极有力的贡献。

二、中西医结合肿瘤研究

海军军医大学附属长海医院中医科和复旦大学附属肿瘤医院中西医结合科是中西医结合肿瘤学领域存在着两个著名的专科,在前面的医疗机构建设章节中,已经较详细地介绍发展现状,本节不再赘述。上海中医药大学附属龙华医院将刘嘉湘扶正治癌学术思想应用于临床,在中西医结合治疗肿瘤临床取得较好疗效。

2019年1月,汤钊猷院士的新作《西学中,创中国新医学》,由上海科学技术出版社出版。这是汤钊猷院士在"控癌三部曲"《消灭与改造并举——院士抗癌新视点》《中国式抗癌——孙子兵法中的智慧》《控癌战,而非抗癌战——〈论持久战〉与癌症防控方略》的基础上,全新推出的又一部主要针对我国目前癌症防治现状的反思、求解之作。书中汤院士以自己和李其松教授的中西医结合实践经验,结合自己对西医的客观认识,提出"创中国新医学"的见解,对如何"控癌"给出了进一步的具体方案:创建中国新医学,并认为其核心是中西医结合,肯定了"西学中"的重大意义,即西医学习中医和中华文明精髓。倡导中西医结合(并重、互补)适宜路径,见解极富启发意义。

汤钊猷(1930—),中国工程院院士,肿瘤外科教授,美国和日本外科学会名誉会员。曾任上海医科大学校长、国际抗癌联盟(UICC)理事、中国工程院医药卫生学部主任、中华医学会副会长、中国抗癌协会肝癌专业委员会主任委员。现任复旦大学肝癌研究所所长。汤氏很早提出"亚临床肝癌"概念,获1979年美国金牌奖和1985年国家科技进步奖一等奖。后从事肝癌转移研究,很早建成"高转移人肝癌模型系统",2006年获第二个国家科技进步奖一等奖。曾获得何梁何利科技进步奖、中国医学科学奖、中国工程科技奖、吴阶平医学奖和陈嘉庚生命科学奖、全国五一劳动奖章和白求恩奖章。曾任9本国际杂志编委,主编专著9部,英文版《亚临床肝癌》被誉为肝癌的里程碑著作。发表SCI/SCI-E论文288篇(第一/通讯作者122篇)。

代表性科技成果获奖

1. 蜂毒素的提取,纯化和抗肿瘤作用机制研究——2015年获中国中西医结合学会科学技术奖一等奖

主要完成人:李柏、汪晨、顾伟等。

主要完成单位:中国人民解放军第二军医大学。

课题来源与背景:本项目获得了包括国家自然科学基金、国家中医药管理局基金、上海市自然科学基金及上海市科委、上海市卫生局、解放军总后勤部相关基金等在内的14项课题资助。蜂毒是中华蜜蜂和意大利蜜蜂之工蜂尾部蜇刺腺内的有毒液体,蜂毒素(melittin)是其中主要活性物质,由26个氨基酸组成,分子量为2 840。现代药理研究表明,蜂毒具有抗炎、镇痛、抑制血小板凝集等多种作用,但对其是否具有抗肿瘤效应缺乏系

统深入探讨。本课题组于国内率先从粗蜂毒中提取蜂毒素进行抗肿瘤作用及机制系统研究。研究目的与意义：本课题的研究目的是从来源广泛、结构明确、具有多种药理效应的蜜蜂粗毒中提取抗肿瘤有效成分，并对其作用机制进行深入研究，为今后蜂毒素的临床开发与应用打下良好的理论基础，并为其他中药毒蛋白的深入挖掘提供有益的借鉴。主要论点与论据：本课题组首先采用 Sephadex G-25、Sephadex G-50、Sephadex G-75 三步层析法从粗蜂毒中分离纯化蜂毒素，以 SDS-聚丙烯酰胺凝胶电泳（SDS-PAGE）定性、HPLC 含量测定，制得高纯度的蜂毒素，平均回收率为 95.97%。随后，课题组进一步对蜂毒素的抗肿瘤作用及机制进行研究，结果表明，蜂毒素在体内外对 BEL-7402、SMMC-7721、H22、U2OS 等多种肿瘤细胞均有较强的增殖抑制作用。其中诱导细胞凋亡是其抗肿瘤的作用机制之一，相关机制可能与影响线粒体膜蛋白 7A6 表达及凋亡相关基因产物 Fas 及其配体 FasL 信号转导途径、上调 Bax 表达、升高 Bax/Bcl-2 比值、降低线粒体膜电位有关。课题组同时发现，蜂毒素能够抑制人脐静脉内皮细胞迁移、抑制鸡胚绒毛尿囊膜血管生成、抑制骨肉瘤细胞裸鼠移植瘤血管生成。机制与通过抑制 HIF-1α 的表达，进而下调 COX-2 的表达，最终抑制 VEGF、bFGF、TGF-β1、MMP-2 的蛋白表达有关。在信号通路方面，课题组发现蜂毒素通过抑制 Rac1 途径、阻滞细胞周期于 S 期；并通过抑制 HMGB1、VEGF-C 及 VEGF-D 的表达发挥抗肝癌作用。由于有毒中药在效果比较明显的同时，对人体正常细胞也有较大的副作用，而通过基因转染选择性表达的方式进入病灶细胞，可以避免一些副作用的发生。

本课题组首创将蜂毒素用于肝癌基因治疗中，通过将蜂毒素基因与甲胎蛋白基因启动子共同转染入复制缺陷性腺病毒中，构建了携蜂毒素基因的重组腺病毒，观察到其能特异性杀伤甲胎蛋白阳性肝癌细胞。随后，在证明携蜂毒素基因复制缺陷型腺病毒治疗肿瘤技术可行、疗效明确的基础上，进一步将蜂毒素基因引入条件复制性腺病毒中，收到更佳的治疗效果。蜂毒素的溶血副作用制约了其向临床转化的步伐，为达到减毒增效的目的，课题组对其进行了结构改造研究和剂型改革探索。采用 Fmoc 固相逐步化学合成，确立了以 Wang 树脂为固相载体，HOBt/DCC 为缩合剂的合成工艺，顺利合成 26 肽蜂毒素，收率达 32%。剂型方面探索了蜂毒素-聚乳酸/羟乙酸微球、蜂毒素磁性纳米制剂、蜂毒素微球缓释制剂的制备与质控，同时将新剂型用于动物体内实验，如经肝动脉介入或瘤内注射等，收到了良好效果。创见与创新：本课题组于国内率先从粗蜂毒中提取蜂毒素进行抗肿瘤作用及机制系统研究，采用三步层析法从粗蜂毒中分离纯化蜂毒素，制得高纯度蜂毒素。课题组首次报道诱导细胞凋亡是蜂毒素抗肿瘤的作用，发现蜂毒素通过影响细胞信号传导通路，从而发挥抗肝癌作用。本课题组首创将蜂毒素用于肝癌基因治疗中，构建了携蜂毒素基因的复制缺陷型腺病毒和条件复制性腺病毒，证明能特异性杀伤甲胎蛋白阳性肝癌细胞。社会经济效益：蜂毒素是一个十分具有应用前景的抗肿瘤天然药物，本研究成果不仅具有理论价值，更具有潜在的社会和经济效益，对于毒蛋白类抗癌中药的开发与应用、研制抗癌中药新剂型、拓展使用新途径、开拓中西医结合防治肿瘤新思路将会产生积极的影响。在 Hepatology 等 SCI 收录期刊发表学术论文 4 篇,影响因子达 20 分,经检索,共被引用 134 次,其中他引 125 次;在国内统计源期刊发表学术论文 51 篇, 被引用 460 次。

2. 刘嘉湘"扶正治癌"学术思想在肺癌中的应用研究——2005 年获上海市科学技术 进步奖二等奖

主要完成人:刘嘉湘、施志明、李和根、徐振晔、高虹、朱晏伟、朱惠蓉、赵丽红、刘苓 霜、孙建立。

主要完成单位:上海中医药大学附属龙华医院。

该项目属中医肿瘤学应用研究,主要涉及名老中医学术经验系统整理,肺癌规范化诊 疗方案研究,扶正方药治癌机制研究,中药新药研发。研究扶正方药的作用机制结果表明 不仅可以提高免疫功能,还可抑制癌细胞增殖、诱导癌细胞凋亡、调节癌基因蛋白的表达, 并通过抑制癌细胞对内皮细胞的黏附等,抑制癌细胞浸润转移。通过系统临床研究建立 的肺癌中医辨证分型标准和疗效评价标准,已列入国家药品监督管理局《中药新药临床研 究指导原则》,收入高等教育"十五"国家规划教材《中医内科学》,被学术界广泛应用。刘嘉 湘目前已研制中药新药金复康口服液和正得康胶囊,取得了良好的社会效益和经济效益。

3. 清热化湿法治疗胰腺癌的临床及应用研究——2011 年获上海市科学技术进步奖 二等奖

主要完成人:刘鲁明、陈震、孟志强、王鹏、沈晔华、花永强、林钧华、周振华、陈颢、于 尔辛。

主要完成单位:复旦大学附属肿瘤医院。

胰腺癌治疗基本理论的建立:胰腺癌核心病机是"湿热蕴结"理论假说的形成。根据 古籍中对有关疾病症状、体征和预后等的记载和分析,胰腺癌主要归属于"伏梁""癥瘕" "积聚"等病症范畴。王清任观察了胰腺的解剖位置及其邻近器官,认为胰腺与肝脏、脾脏 在生理功能与病机方面互相关联。气机不畅,肝郁脾虚,水湿困滞,郁久化热,湿热蕴结, 日久成毒,脾胃湿热熏蒸肝胆而一身面目俱黄;情志郁怒,肝气郁结,或饮食不节,或过食 厚味,而至脾失运化,结胸膈痛,形成肝脾瘀结;或有毒素郁热,耗阴伤血,阴虚内热,热毒 破血妄行。黄疸的形成:《金匮要略·黄疸病》指出:"黄家所得,从湿得之。"是黄疸发病 过程中的重要因素。《圣济总录·黄疸门》认为:"风湿所搏,热气郁蒸,所以发生为黄疸。" 由于气化不利,湿阻中焦,湿热交蒸,以致肝胆疏泄功能失司,胆液不循常道,渗入血液,溢 于肌肤,而发生黄疸。消瘦的成因:《金匮要略》不但有专篇区别积聚,而且在虚劳病篇, 描述患者因内有干血,日久而成"五劳虚极羸瘦,腹满不能食……肌肤甲错,两目黯黑"等 虚劳病的表现,类似胰腺癌晚期症状的描述。脾胃乃人体"后天之本",为水谷运化、阴阳 升降之枢纽。由于湿邪易致脾虚,热邪可导致胃热,脾失健运,胃失合降,而出现运化失常的病证。脾虚不运，故纳差食少，湿浊趋下则大便溏泻，升降失常，气机失于疏化则脘痞腹胀，浊气上逆故恶心呕吐。腹水的产生亦与本病有关：《医门法律》记载："凡有癥瘕、积块、痞块，即是胀病之根，日积月累，腹大如箕瓮，是名单腹胀。"《张氏医通》认为："此得之湿热伤脾，胃虽受谷，脾不运输，故成痞胀。"其他全身症状的出现亦可以得到相应的解释。如里热偏盛，故发热，口渴，小便黄赤。湿困脾土，阻遏气机，故身重乏力等。这些较为系统的观点为胰腺癌诊治提供了中医理论基础。因此，胰腺癌的起病和发展特点与湿、热的致病特点相符，中医所认识的胰腺癌的临床表现，均与"湿、热"的形成密切相关，可用"湿、热"的病变特征来加以解释，故认为外邪入侵、七情内伤、饮食不节导致气机不畅、湿浊内生、湿热蕴结，发为本病。"湿、热"的形成是本病发生、发展的关键病机。

胰腺癌基本治则清热化湿法和清胰化积方的确定：根据前述认识，胰腺癌为湿热蕴积所致。热为火之渐，火为热之甚，火热为患，多表现亢盛炎上的性质，以发病急、变化快为特点。毒性猛烈，"夫毒者，皆五行标盛暴烈之气所为也"。内生热毒之邪，虽无外感疫毒之传染性，然其致病亦多具有发病急、症危重、变证多的特点。符合临床所见胰腺癌的进展迅速，发病后生存期短的特征。湿性潮湿，黏滞，重浊，固着，湿中蕴热，黏滞难化，可如薛生白所言的"热得湿而愈炽，湿得热而愈横"，进一步造成病情危重错综复杂的局面。而热毒耗气伤阴，瘀血凝痰，损伤脏腑，久滞入络，形成邪留不去、正气内耗、顽固不化的局面，导致病情迁延日久，缠绵难愈。胰腺癌患者病情反复多变，手术切除后的复发、转移率高，晚期患者病期表现复杂多变，并发症多，无不是湿、热邪致病的特性所决定的。因此，清热化湿法则对胰腺癌治疗应作为基本治疗法则，以清胰化积方为主的中医药治疗应贯穿晚期胰腺癌治疗全程。

清胰化积方来自刘鲁明的临床经验总结，由白花蛇舌草、半枝莲、蛇六谷、绞股蓝、白豆蔻组成，其中白花蛇舌草、半枝莲清热解毒、化湿消肿为君，蛇六谷化痰散结为臣、绞股蓝扶助正气为佐，白豆蔻化湿和胃、行气宽中为使，全方共奏清热解毒、化湿散结之功。

结论是"湿热蕴结"是胰腺癌中医"核心病机"；确立的清热化湿法则是胰腺癌基本治则，应贯穿全程治疗；清胰化积方可用于晚期胰腺癌治疗。

4. 中医药治疗胰腺癌长期带瘤生存的作用及机制——2016 年获上海市科学技术进步奖一等奖

主要完成人：刘鲁明、陈震、孟志强、陈颢、沈剑刚、花永强、林钧华、王鹏、王琨、朱晓燕。

主要完成单位：复旦大学附属肿瘤医院。

该项目提出了胰腺癌湿热蕴结病机及清热化湿治疗胰腺癌的重要价值，研究证明以清热化湿中药为主中西医结合（包括联合动脉灌注化疗/栓塞、HIFU 等）治疗中 14.8%（20/135）患者长期带瘤生存，延长了胰腺癌患者生存期，提高了晚期胰腺癌治疗临床疗效，优于国内、外的报告。首次发现胰腺癌长期生存患者血浆中 Nanog 表达相对较低，机制研究证明清胰化积方治后胰腺癌患者长期带瘤生存与下调胰腺癌干细胞表面标志物表达、核转录因子 SOX - 2、Nanog 表达,抑制 Sonic Hedgehog 信号通路相关。通过对清胰化积方成分黄芩素、芹菜素等研究,首次发现其有效成分干预胰腺癌干细胞的重要靶点,这为筛选并发现中药复方中新的有效成分,优化中医复方,提高临床疗效提供了新思路。研究成果不仅使胰腺癌患者临床受益率大大提高,而且揭示了清热化湿法治疗胰腺癌的机制。同时对中医药治疗肿瘤的传承、创新均有重要的示范作用,因此具有很强的学术意义和临床应用价值。成果整体达到国际先进水平,部分达国际领先水平。

5. 胰腺癌证候演进关键机制和临床应用——2020 年获中国中西医结合学会科学技术奖一等奖

主要完成人:陈震、孟志强、陈颢等。

主要完成单位:复旦大学附属肿瘤医院、首都医科大学附属北京中医医院、浙江省中医院等。

项目确定了胰腺癌以湿热证为核心的证候演进规律,制定了以清热化湿为核心的中西医结合治疗方案,同时筛选了证候诊断和疗效预测标记物;筛选的证候诊断和优势人群筛选标记物,指导临床诊治,实现了研究成果的临床转化。

6. 蜂毒有效成分的提取及其抗肿瘤作用和机制研究——2016 年获上海市科学技术进步奖一等奖

主要完成人:凌昌全、李柏、杨勇、顾伟、汪晨、黄雪强、方凡夫、王丽娜、黄枫、程彬彬、陈娇娇、杜娟、王勇姿、董惠娟、张慧卿。

主要完成单位:上海长海医院、中国药科大学。

7. 中西医结合治疗肝癌系列临床方案的建立应用及关键支撑技术——2019 年获上海市科学技术进步奖二等奖

主要完成人:凌昌全、李柏、翟笑枫、岳小强、顾伟、辛海量、杨云柯、高波、黄念、殷惠霞、张展、陆检英、赵河通、夏勇、陈建国。

主要完成单位:中国人民解放军海军军医大学第一附属医院、中国人民解放军海军军医大学第三附属医院、复旦大学附属中山医院、安徽华润金蟾药业股份有限公司、安徽静安中西医结合医院、启东市人民医院(启东肝癌防治研究所)。

我国是肝癌大国,现有各种肝癌治疗方法的总体疗效仍然不容乐观。吴孟超、汤钊猷院士反复强调:研究中医治疗肝癌的理论并探索有效的治疗方案意义重大。该项目围绕中西医结合治疗肝癌开展 20 多年的系统研究及推广应用:在科学建立早、中、晚期肝癌中西医结合治疗的系列方案,并严格按照循证医学方法获得临床方案治疗效果优于目前常用方案的高级别证据的基础上,形成临床指南 2 部,临床路径 7 份,并被国内权威性的 3 部临床指南收录,已在全国 20 个省市 800 多家医疗机构推广应用,直接生存受益患者 218 900 余例。其中,《"解毒颗粒"为主治疗晚期肝癌方案》惠及晚期肝癌患者 126 800 余例,在临床效果相似的前提下,医药费用仅为索拉非尼的 1/50。同时,在继承"扶正抗癌"思想的基础上,通过历时 10 年的肝癌临床证候的流行病学调查,发现肝癌中医病机新特点和肝癌证候变化规律,规范肝癌证候诊断标准,为临床治疗方案提供中医理论支撑。提升华蟾素注射液品质,使临床治疗方案的标准化得以实现的同时,极大地推动了华蟾素注射液的临床销售。该项目共发表学术论文 584 篇(单篇最高 IF:17.016),被引 7 603 次(单篇最高:163)。授权发明专利 22 项。出版论著 9 部。该项目极大地提升了我国中西医结合治疗肝癌的科研与临床诊疗水平。

三、中西医结合内分泌与代谢病研究

20 世纪 50 年代起,邝安堃教授开启了瑞金医院内分泌学科的中西医结合发展之路。作为邝安堃、陈家伦等教授导师组的第一位博士研究生,陈名道教授长期从事内分泌以及中西医结合内分泌学科的临床和科研工作,跟随邝教授系统学习中医理论和临床经验,用现代医学来研究中医阴阳学说和虚证理论,并具体应用于内分泌两大常见疾病甲状腺功能亢进症和 2 型糖尿病的中西医临床研究。1997 年归国后,担任上海市内分泌代谢病研究所中西医结合研究室主任,开展中药调控下丘脑-垂体-性腺轴的机制研究,参与了沈自尹教授主编的《中医理论现代研究》内分泌疾病章节的撰写,曾担任中国中西医结合学会虚证及老年病分会副主任委员、上海市中西医结合学会常务理事。自 20 世纪 90 年代末起,陈家伦教授和陈名道教授招收了一批本科和硕士具有中医背景的研究生攻读中西医结合临床博士学位,培养了一批中西医结合研究的高端人才。

瑞金医院内分泌学科现学科带头人宁光院士及团队十分注重吸取中医药的精华,一方面积极构建和完善降糖调脂中医药物的筛选平台,实现从分子药物靶点的确定、细胞药物筛选、临床前研究到临床研究的快速转化。目前已从众多中药单体中筛选到小檗碱、大黄素、人参皂苷 Rb1、Re、穿心莲等可调节脂肪细胞的分化,改善胰岛素抵抗。尤以对小檗碱的研究最为全面而系统,开展了小檗碱的随机、对照、双盲、多中心研究,证实小檗碱确实可降低 2 型糖尿病患者的空腹和餐后血糖、总胆固醇和三酰甘油,与安慰剂组相比有明显差异。另一方面,在国内首先建立人体生存模拟舱,可以在不同水平分析机体能量代谢与中医"证"的关系,以确定能被中医接受的代表"证"的指标。另外,实验室拥有先进的质谱仪,可检测表现不同"症候"患者的体液,分析其代谢谱的改变,并可比较中药干预前后的变化,以药测"证",借助 AI 技术,通过海量数据分析,在微观水平进一步找寻中医"证"的物质基础,为中医药复杂的传统理念的研究提供新思路、新路径。对复杂的中医证候本质、中药药效物质、方剂配伍规律、药物安全性评价等方面提供理论支撑,进一步将中医药传统理论与代谢组学紧密融合为解决中医药关键科学问题助力。

代表性科技成果获奖

1. 2 型糖尿病的双重缺陷及天然药物干预——2009 年获上海市科学技术进步奖二等奖

主要完成人:宁光、陈名道、洪洁、周丽斌、张翼飞、杨颖、张志国、顾卫琼、李小英、王卫庆。

主要完成单位:上海交通大学医学院附属瑞金医院、上海市内分泌代谢病研究所。

该研究项目按照糖尿病发生、发展的自然病程着重进行了逐步推进、有机结合的糖尿病诊断和防治的研究。研究结果展示了农村城镇化进程中的糖尿病、糖代谢受损等的患病情况,及各相关疾病的危险因素,为糖尿病的早期干预提供了证据。

2. 基于"同病类证"理论的代谢综合征组分疾病中西医结合防治策略——2013 年获上海市科学技术进步奖二等奖

主要完成人:王文健、张腾、傅晓东、刘毅、何燕铭、陈瑜、薛红丽、杨宏杰、符德玉、王怡。

主要完成单位:复旦大学附属华山医院、上海中医药大学附属岳阳中西医结合医院。

本项目属于中西医结合临床医学领域。主要内容代谢综合征(MetS)以中心性肥胖、血压、血糖升高以及血脂异常为特点,其组分疾病还包括非酒精性脂肪肝、微量白蛋白尿症等。尽管降压、降糖和调脂治疗对疾病控制有一定帮助,但 MetS 仍然是全球性的重大公共卫生问题。主要原因是 MetS 多重心血管危险因子的叠加会放大单一因素对靶器官的损害,因此合并 MetS 的高血压、糖尿病者治疗往往难以达标;加之目前缺乏针对 MetS 基本病理环节脂肪异常分布和胰岛素抵抗有效药物。为此课题组在探索中医药治疗 MetS 的基础上,开展中西医结合治疗 MetS 的研究。内容包括:MetS 的中医病因、病机、证候,治则、治法以及适用方药的研究;MetS 病证关系的研究;发挥中西医药各自优势治疗 MetS 5 种组分疾病的 RCT 研究;方药有效成分的实验研究。

四、中西医结合骨伤病研究

瑞金医院伤科前身为中华人民共和国成立前沪上"八大伤科"之一,在此基础上,经过数十年探索,开创了中医伤科和西医骨科的合作、中西医共同研究、继承发展的路程,围绕关节脱位、手法、软组织损伤、中药加速骨折愈合等方面开展了一系列中西医结合研究工作。

(一)手法研究

1962 年叶衍庆教授对魏氏手法应用指征及疗效机制,作了全面阐述。另外,叶氏还对魏氏伤科"揹法"治疗腰椎小关节功能紊乱、魏氏手法治疗骶髂关节半脱位的手法作用机制作了探讨和推广。1978 年,《祖国医学治疗软组织损伤理论体系的探索》获得中央卫生部科研成果奖。该文主要内容是魏氏手法,治疗髌上区滑囊血肿与踝关节的扭伤,通过研究证明中医伤科手法可以立即消肿;并可使关节周围组织恢复正常位置和张力平衡,降低组织间隙之内的张力,改善局部循环和减少渗出。1981 年,李国衡教授的《魏氏伤科治疗陈旧性肘关节脱位》获上海市中医、中西医结合科研成果奖。1990 年,李氏的《魏氏伤科手法治疗肘后血肿的疗效与机理研究》获国家中医药管理局中医药技术进步奖三等奖。1994 年至 1999 年间,开展了手法治疗膝关节关节病的临床研究及分子机制研究。2003 年 10 月,承办了 2003 年上海国际手法医学和传统疗法暨中西医结合骨伤科学术研讨会。

（二）骨折研究

1960 年,魏指薪和柴本甫一起进行活血化瘀和理气药整体施治骨折愈合过程的定量研究,为祖国医学理论研究骨折愈合机制提供科学数据。1964 年,李国衡发表《辨证施治在骨折内治法中的初步临床体会》,总结以活血化瘀、和血生新、固本培元的三期分治为基础,结合全身"辨素质、辨气血、辨证状"等治疗方法,在天津中西医结合座谈会上宣读。1972 年,开展中西医结合骨折、软组织损伤研究。1975 年,总结塑料夹板治疗骨折的情况,并在天津召开的中西医结合治疗骨折经验交流会上进行交流。1977 年,完成中西医结合治疗骨折的实验研究,包括"活血化瘀"及"动静结合"两部分内容,总结完成"祖国医学治疗骨折体系的理论探索"一文。1982 年,完成理气活血剂在骨折愈合中的生化生物力学测定研究,证实理气活血中药可促进骨折早期的愈合。1986 年,完成股骨粗隆间骨折外固定的生物力学原理研究,在北京举办的全国骨伤科外固定学术会议上大会发言,并获"华佗奖"。1994—1999 年间,进行踝关节骨折中西医结合治疗质量控制标准研究,以及股骨粗隆间骨折中西医结合治疗质量控制标准研究。2007 年,完成髋部骨折和踝关节骨折诊疗常规的编写。2008 年,开展断骨丹促进骨质疏松骨折愈合的机制研究。

（三）中药剂型改良研究

20 世纪 60 年代起,魏氏伤科在中药剂型改良、中药、中医小夹板的优化等方面都积累了深厚的研究基础。基于魏氏伤科传统验方开发新剂型,以方便用药、减少副作用、提高疗效。1982 年,投产"伤痛舒"橡皮膏型膏药。1994—1999 年间,将原来内服的饴糖剂型魏氏断骨丹开发为巴布剂型外用药;将丹皮酚注射液改变剂型,研制丹皮酚止痛消肿贴膏。2000 年,新开发 2 个院内制剂——健骨颗粒和丹参接骨胶囊。2007 年,开展"健骨颗粒新药开发"及"李国衡教授经验方衡氏黄白软膏（乳胶剂）预临床研究"。20 世纪 90 年代起,开展木芙蓉叶抗炎有效成分研究及中药二类新药木芙蓉叶片的研制;魏氏伤科热敷治疗方不同提取法制剂设备及其消肿止痛作用研究;新剂型断骨膏治疗骨折建立骨痂组织原位杂交联合 TUNEL 法的研究观察方法研究;"魏氏伤科补肾剂治疗老年性骨质疏松症的临床和实验研究";魏氏秘方健骨冲剂治疗绝经后骨质疏松研究等。

（四）中医小夹板的优化研究

20 世纪 60 年代初,魏氏伤科在吸收现代医学原理基础上,对于长骨骨折的夹板固定方式在原中医固定基础上进行了创新,提出"动静结合,筋骨并重,内外兼治,医患合作"的理念,从而促进骨折的恢复及肢体功能的康复。之后,又在全国中西医结合经验交流的基础上,吸取祖国医学对骨折诊治的各家经验,结合骨折的病理解剖,制定了一套新的复位固定方法,以及固定后的处理方法,效果良好,获得中外好评。近年来,伤科奚小冰主任研究了拓扑技术及航空材料学技术,将其引入到中医小夹板的设计研制中,优化改进魏氏伤科特色小夹板,最终实现传统特色小夹板个性化,并建立可供推广应用的"动"-"静"结合治疗骨折的中西医结合新模式开创了中医小夹板的一个全新领域,并取得了可喜的成绩。

(五)数字化骨伤科

近年来,依托上海市中西医结合骨与关节病损重点实验室,充分利用计算机仿真方法的数字化医学技术,紧密结合临床实际,建立材料力学实验、运动技能实验以及计算机仿真分析技术平台,研究骨与关节运动学动力学特性以及生物材料力学特性,提出中西医的个体化治疗策略;解析魏氏伤科经典手法的疗效特点,最终实现中西医结合治伤手法标准化、现代化、科学化。

利用运动功能康复系统,收集患者运动功能参数,就足底压力、运动捕捉、表面肌电图、三维测力、步态等建立了中国人的运动功能数据库,并对患者进行中医辨证分型,做到病证的中西医结合,建立完善的运动功能测试标准与评价体系;利用运动功能数据库,开发新型行走康复机器人辅助骨科慢性病康复,建立可供推广应用的"医"-"工"结合慢性病康复的中西医结合新模式。

在中医整体观指导下,建立一套基于结构与功能并重的疗效评估体系。通过 AI 人工智能等技术,建立"中医智慧病房",采集患者动态功能性数据,研发智能病床硬件系统与配套的智能化诊疗软件。实现魏氏伤科对慢性筋骨病患者动态功能性数据的实时精准采集和同步分析,建立评价指标,实现患者的精准化、客观化诊疗。最终构建以功能评估为出发点的新型的中西医结合骨伤科疾病诊疗疗效评估体系。

上海中医药大学骨伤研究所成立于1986年,当时由石氏伤科第三代传人石印玉教授担任所长。2003年研究所"骨与关节病理学"实验室成为国家中医药管理局科研三级实验室。目前,研究所与骨伤科实行所、科一体化的管理体制,已成为以石氏伤科为主、集上海和国内伤科著名流派学术精华为一体的上海市中医骨伤科医疗协作中心。主要优势体现在以下几个方面:历史渊源方面,秉承石氏伤科百余年治伤方药与经验,临床规模据上海伤科首列;系国家中医药管理局首批临床专科;骨伤科研究所系上海中医药大学较早成立的研究所之一。理论创新方面,提出慢性骨与关节病损诊治的新观点,认为中老年退行性骨与关节疾病的基本病机是"痰、瘀致痹为标,肾元亏虚为本",发病的关键病机是"骨节错缝,气血不通,筋骨失和",治疗理念是"筋为骨用""筋骨并治""筋主骨从"。研究创新方面,率先在证型调查研究的基础上,以平补阴阳治疗骨质疏松症,相关基础与临床研究处于中医药防治骨质疏松症领域的全国领先地位。技术创新方面,研究整理了治疗骨质疏松症腰痛的"麻醉下大推拿手法"、治疗颈椎骨关节病的"仰卧位拔伸整复手法",并形成治疗骨关节病的综合诊疗方案。其中,"仰卧位拔伸整复手法治疗颈椎病技术"作为国家中医药管理局"第一批中医临床适宜技术推广计划项目"(国家中医药管理局通告,国中医药通[2006]1号),已应邀赴河北、江西、浙江、宁夏等地讲授,并推广应用。药物创新方面,自主研制开发出治疗骨关节病的养血软坚胶囊、骨刺宁胶囊、抗骨质增生合剂、金力胶囊;治疗骨质疏松的密骨胶囊等一系列中药新药。

代表性科技成果获奖

1. 补肾益精法防治原发性骨质疏松症的疗效机制和推广应用——2014年获上海市科学技术进步奖一等奖

主要完成人:王拥军、谢雁鸣、王永炎、施杞、陈棣、唐德志、梁倩倩、王燕平、支英杰、卞琴、舒冰、宇文亚、廖星、崔学军、莫文。

主要完成单位:上海中医药大学附属龙华医院、中国中医科学院中医临床基础医学研究所。

骨质疏松症及其引起的骨折患病率高,危害性大,严重威胁着中老年人的健康与生命。该项目组1986年率先提出"补肾益精法治疗骨质疏松症",历经28年的不断努力,形成了多项科技创新:① 完成了原发性骨质疏松症(POP)高危人群6 447例临床流行病学调查,证明肾阳虚和肾阴虚为POP主症(83%),并构建了POP"病证结合"早期风险评估模型,为高危人群筛查以及早期防治奠定了基础。② 完成了"补肾益精法"治疗200例POP的随机双盲双模拟、安慰剂对照、多中心临床试验研究。证明了温肾阳颗粒显著缓解疼痛、改善生活质量,滋肾阴颗粒显著提高腰椎骨密度。③ 发现了上调Wnt/β - Catenin、BMP2/4/7、Notch等信号通路,促进骨形成;下调RANKL等信号通路,抑制骨吸收;揭示了骨代谢的信号转导网络调控机制。④ 建立了补肾中药有效组分数据库及治疗POP体内外筛选系统。⑤ 阐述了温肾阳与滋肾阴中药综合调控骨代谢的网络机制,形成了"调和肾阴、肾阳"防治POP的整体观思想,丰富发展了"肾主骨"理论。

该项目组主办了国际会议9次,发表论文362篇,其中SCI收录论文86篇,总影响因子369,被他引2 671次;获得授权国家专利9项,国际发明专利3项,编制了《原发性骨质疏松症中医循证临床实践指南》,已经在全国1 520余家医疗机构及580余家社区卫生中心推广使用。

2. 脊柱退行性病变病理与病证结合动物模型的研究——2010年获中国中西医结合学会科学技术奖一等奖

主要完成人:王拥军、施杞、周泉等。

主要完成单位:上海中医药大学附属龙华医院、上海中医药大学脊柱病研究所。

建立了25种脊柱退行性病变病理与病证结合动物模型和检测方法,解决了中医药治疗脊柱退行性病变机制研究缺乏合适动物模型和检测方法的难题和"瓶颈"。提出"动力失衡为先,静力失衡为主"的脊柱力学失衡学说、"恢复脊柱动静力平衡"的学术观点。证明了"益气化瘀补肾法"治疗脊柱退行性病变和"围手术期"的疗效机制,体现了中医药理论在临床研究中的价值。

五、中西医结合血液病研究

中西医结合血液病的治疗是医学领域的一枝奇葩,其中上海血液学研究所功不可没。近 20 年来,设在上海交通大学医学院的上海血液学研究所在白血病基因产物靶向治疗、白血病发病原理和血液恶性疾病的系统生物学研究方面取得了一系列重要突破。在白血病基因产物靶向治疗方面,在国际上首次提出了维甲酸和砷剂联合治疗初发 APL,完全缓解率达到 90% 以上,更为重要的是使 5 年无病生存率达到 90% 以上,已成为第一个可治愈的成人髓性白血病,在国内外广泛应用。在白血病发病原理研究方面,在国际上首次提出了白血病基因组解剖学计划,从分子水平研究了慢性粒细胞白血病急变和 M2b 型急性髓细胞白血病的多步骤发病原理,丰富了白血病发病理论的内涵。在血液恶性疾病的系统生物学研究方面,在国际上首先建立了造血干细胞基因表达谱、新基因染色体定位图谱,开创国内大规模人类功能基因研究的先河,应用大规模测序和生物信息学分析等方法,比较了正常和病理状态下造血干/祖细胞基因表达谱,为阐明造血系统疾病的发病原理提供了新途径。通过该项目的实施,集成了一批关键技术,为建立和发展我国人类基因组研究的理论和技术体系积累了经验。并成功地应用基因芯片、蛋白质谱和动物模型等技术,从系统生物学水平揭示了白血病发病和诱导分化、凋亡治疗的调控网络。最近,该所又报道了利用冬凌草甲素靶向治疗伴有 t(8∶21)(q22;q22)染色体易位的急性髓系白血病(acute myeloid leukemia,AML),获得了重要进展,这一研究成果公布在 *Science* 子刊《科学-转化医学(*Science Translational Medicine*)》杂志上。

上海血液学研究所的研究基地先后成为上海市、卫生部、教育部的重点实验室,2001 年成为医学基因组学国家重点实验室,并被列为上海市"重中之重"重点学科和"211"工程重点建设学科,血液专业成为上海市医学领先专业和教育部重点学科,近十年来上海血液学研究所承担了百余项国家级课题、百余项省部委级重大课题和一大批国际合作课题。在包括 *Science*,*Nature Genetics*,*PNAS*,*Blood*,*Cancer Research*,*Oncogene* 等在内的国际杂志上发表论文近 300 篇,论文引证率高达 14 642 次以上,获得包括美国通用汽车公司凯特琳癌症研究大奖、法国抗癌联盟卢瓦兹大奖、瑞士布鲁巴赫肿瘤研究大奖、法国台尔杜加科学奖、美国科学信息研究所(ISI)最佳引文奖等一批国际性大奖,和国家自然科学二等奖等十余项国家重要科技奖励。目前涉及中西医结合领域影响因子最高的论文均为该所发表。

瑞金血液研究团队从分子生物学和生物化学的角度,详尽阐明了传统中医方复方黄黛片治疗急性早幼粒细胞白血病的分子机制。结果显示,四硫化四砷是本方的"君药",它直接作用于癌蛋白,通过诱导其降解,从根本上逆转癌细胞的疯长,使其分化成熟。丹参酮和靛玉红作为本方的辅助药物,主要是通过促进癌蛋白的泛素化并加快其降解,进一步促进白血病细胞的分化成熟,抑制癌细胞的细胞周期及分裂增殖来发挥作用。动物试验结果还表明,使用了青黛以后雄黄的毒副作用大幅度降低。这些体现了典型的"臣药"和"佐药"的功效;并且丹参酮和靛玉红通过增加运送四硫化四砷的通道蛋白的数量,显著增加了进入白血病细胞的四硫化四砷浓度,从而提高了疗效,两者都起到了"使药"的作用。复方黄黛片通过各组分的联合应用,产生了大于三个组分加和的协同效应。研究成果由陈竺团队于 2008 年发表在 PNAS 上。这是世界范围内第一次从分子生物学和生物化学的角度解析和阐明一个完全依据中医理论研发出来的中药复方,在细胞和分子水平明确的作用靶点和分子机制,特别是每种药物在分子水平作用与中医对每味药物在复方中的地位和作用的认识是如此一致,这一研究受到了国际主流科学界的积极评价。

硫化砷和伊马替尼单独使用对慢性粒细胞白血病的研究都有较好疗效,后者更是针对其病因设计的靶向药物,但它们单独使用也都有明显的缺点,如易引起耐药。而两种药物合用治疗慢性粒细胞白血病取得的治疗效果是"君臣佐使"配伍原则在中西医协同治疗领域的又一成功实践。

此外,瑞金医院血液研究团队在对 M2b 型急性髓系白血病的致病蛋白进行药物筛选后,他们发现中药提取物冬凌草甲素能选择性剪切急性髓系白血病的 1-ETO 基因,干扰下游靶基因的异常调控并特异地靶向白血病启动细胞,相关药物已获得 I 期临床试验批件。

三尖科植物三尖杉中得到的生物碱高三尖杉酯碱被瑞金医院血液科团队用于治疗急性髓系白血病,临床上被用于诱导化疗效果不佳的患者,研究表明高三尖杉酯碱能有效提升预后不良患者的治疗效果,为治疗髓系肿瘤提供了全新的路径。

上海中医药大学附属岳阳中西医结合医院血液内科创建于 1984 年 8 月,是全国最早成立的中医/中西医结合血液病专科之一。科室运用中医药为主、中西医结合方法治疗血液内科常见病和疑难病积累了丰富经验,形成了集医疗、教学、科研为一体的,具有鲜明特色优势的重点科室,先后成为上海中医药大学首批 A 级专科、上海中医药大学优势学科、上海市中医血液病医疗协作中心、上海市中医特色专科、上海中医药大学名中医工作室、上海市名中医工作室、卫生部临床药理研究基地、国家中医药管理局"十五"重点专科、国家中医药管理局"十一五"重点专科强化建设单位、全国中医紫癜病协作组组长单位和国家中医药管理局中西医结合临床血液病重点学科。

代表性科技成果获奖

1. 全反式维甲酸与三氧化二砷治疗恶性血液疾病的分子机制研究——2000 年获国家自然科学奖二等奖

主要完成人:陈赛娟、张亭栋、陈竺、陈国强、王振义。

主要完成单位:上海血液学研究所。

该研究主要是倡导了诱导分化、凋亡疗法,在临床上应用"全反式维甲酸""三氧化二砷"(俗称砒霜)治疗急性早幼粒细胞白血病,并在基础研究中摸清了其作用机制。所谓"诱导分化、凋亡疗法",它不同于治疗癌症中的化疗、放疗,在杀死癌细胞的同时也导致正常细胞死亡或损伤。这种疗法是通过"教育、改造"癌细胞,使其转变为正常细胞:让癌细胞在药物的作用下"自杀",而又不损伤正常细胞。

2. 三氧化二砷单用或联合全反式维甲酸治疗急性早幼粒细胞白血病临床及作用机制研究——2004 年获中华医学科技奖一等奖

主要完成人:沈志祥、陈国强、陈赛娟、陈竺、陈国强、王振义、牛超、沈扬、胡炯、唐玮。

主要完成单位:上海交通大学医学院附属瑞金医院。

1993 年 1 月 1 日至 2003 年 12 月 1 日,由国家自然科学基金、卫生部优秀青年基金、上海市自然科学基金及国家"八五"攻关项目等资助,进行了研究。临床治疗机制及药代动力学:发现不同剂量水平的三氧化二砷(As_2O_3)的作用机制不同,在低浓度时($0.1\sim0.5\ \mu mol/L$)起诱导分化作用,高浓度时($1\sim2\ \mu mol/L$)则以促进凋亡为主。通过体内与体外研究,包括细胞形态学、流式细胞术、药代动力学及小量的临床研究等方法证实,传统剂量($0.16\ mg/kg$)时,其体内浓度主要波动于促进凋亡的浓度范围,而小剂量的三氧化二砷($0.06\ mg/kg$)则以诱导分化为主。研究所发现砷剂的双重作用机制,为临床上更合理地应用不同剂量的砷剂提供了理论依据。临床试验:1997 年用三氧化二砷治疗 15 例复发急性早幼粒细胞白血病(APL),剂量 $0.16\ mg/kg$,治后有 14 例获得完全缓解(CR),10 例单独使用 As_2O_3 的患者中,有 9 例获得 CR。As_2O_3 治疗开始至缓解的时间为 $28\sim44$ 日(中位数 38 日),总剂量 $280\sim440\ mg$。患者 CR 后,PML - RARα 转录物检测,仅 1 例融合基因转阴。1998 年分析继续治疗的 57 例患者,方法同上,治后 40/47(85.1%)例复发患者获得 CR。单独使用 As_2O_3 的 31 例患者中,有 26 例患者获得 CR。10 例初治患者中,除 2 例因肝毒性死亡外,均获 CR。As_2O_3 小剂量 $0.06\ mg/kg$ 治疗后,有 16/20(80.0%)例患者获得 CR,其中 2 例患者分别在治后 3 日和 8 日因血小板减少死于颅内出血。统计小剂量组 CR 率与传统剂量($0.16\ mg/kg$)组无显著差异。上述试验结果,肯定了砷剂治疗急性早幼粒细胞白血病(APL)的疗效及安全性,其 CR 率可达 80% 以上,毒副作用较轻,主要是肝功能异常。对于全反式维甲酸(ATRA)耐药的患者,砷剂同样有效。近来证实 ATRA 联合砷剂可进一步提高疗效,使 CR 率达 95.1%,并延长缓解期。随访 13 个月($3\sim22$ 个月),仅 1 例患者在第 8 个月时出现髓外复发。预后因素:分析提示,初治时白细胞(WBC)计数、PML - RARα 的不同类型及复杂核型可能是影响预后的重要指标,同时应用定量聚合酶联反应(PCR)技术对 PML - RARα 转录本进行检测,可定量明确其转录本的减少程度,此种 APL 微小残余病灶的检测方法,对判断预后及复发具有重要意义。三氧化二砷与 ATRA 关系:两者不存在交叉耐药,在一定程度上有协同效应。实时定量 PCR 技术检测显示,两者联合后拷贝数下降幅度较单药治疗显著增加,遗传学缓解率显著升高,证实联合用药诱导缓解后,患者的复发数减少。

推广应用：在国内外杂志发表论文 13 篇，9 篇被 SCI－E 收录。论文总引证次数达
751 次。1997 年发表于 *Blood* 杂志的论文（沈志祥等），被国内外同行引证 300 次以上。
2000 年开始，连续 3 年被排名为个人单篇论文被国际引用次数较多的作者。2000 年、
2001 年、2002 年分别于全国排名第三位、第六位和第三位。多次经国内外学术会议，介绍
有关工作，包括在 1998 年、2000 年、2003 年美国血液学年会进行大会发言、2000 年国际
生命科学大会进行大会发言，受到与会者的注视。该项目研究结果，为砷剂广泛应用于临
床提供了基础，通过举办多次全国性学习班、发表论文等形式，已在国内外推广了上述砷
剂治疗 APL 的方法，其疗效得到国外同行的肯定，并广泛地在其他白血病和实体瘤中进
行研究，为该方法的全国性推广发挥了一定的作用。目前三氧化二砷已经作为一线治疗
药物，应用于 APL 的治疗，使 APL 患者得以长期无病生存。

六、中西医结合肾脏病研究

在肾脏病领域至今还有许多威胁人类生命和健康的疑难杂症，西医学对于肾脏病的
病因、发病机制和病理变化的认识比较深刻和全面，中医则在治疗肾脏病方面具有独到的
理论和方法。

上海中西医结合肾脏病分会成立于 20 年前，在一代又一代宗师们忘我的钻研探讨
下，学科不断发展：一方面充分应用现代科学技术，研究中医药学独特的理论体系和丰富
的实践经验，阐明其科学内涵，推动中医药学与现代科学技术的接轨，扩大中医药学的服
务领域，提升其发展空间；另一方面，认真继承和充分发扬中医药学对生命现象和疾病防
治规律的独到认识和富有成效的防病治病手段，启迪创新思路，充实和丰富现代医药学乃
至生命科学的知识体系，寻求防治疾病的合理模式，以患者为中心，力求提供优质的医疗
服务，充分展示了医学的人文共怀精神。

上海中西医结合肾脏病分会自成立以来致力于中西医结合治疗慢性肾脏病的临床疗
效的提高。例如上海中医药大学附属龙华医院在中西医结合治疗 IgA 肾病、膜性肾病及
糖尿病肾病三大重点病种方面具有明显特色。学科带头人陈以
平教授曾任中国中西医结合学会肾病委员会主任委员。

陈以平（1938—　），上海中医药大学附属龙华医院终身教
授，主任医师，博士生导师，博士后流动站合作导师，上海市名中
医，中国中西医结合肾脏疾病专业委员会名誉主任委员，全国名
老中医药专家传承工作室指导老师，第五、第六批全国老中医药
专家学术继承指导老师，上海市文献馆馆员，上海中医药大学专
家委员会委员。曾担任第三及第四届中国中西医结合学会肾脏
疾病专业委员会主任委员，中华中医药学会肾脏病分会顾问，世
界中医药学会联合会内科肾脏疾病专业委员会顾问，《中国中西

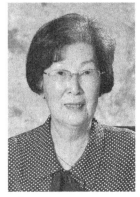

图 4－11　陈以平

医结合肾病杂志》名誉主编,台湾长庚医院客座教授,新加坡同济医院顾问。

陈氏师从内科名医丁济民教授,深受其"辨证与辨病相结合""重视调理脾胃、颐养后天"学术思想的影响,同时跟随张伯臾、黄炳良、张志秋等中医大家学习中医药治疗内科疾病的诊疗经验。于1973年在徐嵩年教授的带领下,创建龙华医院肾病小组,她为龙华医院肾病学科的发展殚精竭虑做出了重大贡献。

陈氏是我国中西医结合肾病学科的奠基人之一,学术理论自成体系、临床疗效显著,并得到国际肾病学界认可,极大扩大了中医药防治肾病的国际影响力。她成功地将肾脏病理诊断引入中医辨证论治中,总结了病理分型肾病中医诊治规律;首倡"斡旋三焦论治慢性肾脏病",提出"补脾以复中焦气化"论治膜性肾病、"疏利三焦法"论治中重症 IgA 肾病、分期论治糖尿病肾病等,丰富了中医肾病学的理论体系,提高了难治性肾病的临床疗效。她率先报道昆明山海棠治疗肾炎蛋白尿、冬虫夏草及虫草菌丝治疗慢性肾衰,首创"蝉花治肾"。

陈氏先后获国家"十一五"攻关计划项目等30项国家及部市级项目资助,发表论文200余篇,出版相关著作5部;获得国家级发明专利授权5项;转让新药成果2项;先后荣获上海市科学技术进步奖等各级奖项9项,并培养了硕士、博士、博士后及各种高层次人才80余人。

上海中医药大学附属曙光医院形成了独具特色的诊疗技术和系列方药,如治疗早中期慢性肾衰的系列方药:肾衰冲剂、抗纤灵冲剂、抗纤灵2号方和健脾清化方;益气养阴凉血通络的固本通络方治疗 IgA 肾病,治疗肾炎血尿的血尿灵冲剂,治疗肾炎蛋白尿的黄芪消白颗粒,治疗糖尿病肾病的糖肾宁颗粒等。先后获中华中医药学会和上海市科技进步奖二等奖等奖项共10项,获得国家发明授权专利2项:"一种治疗慢性肾衰的药物复合物"(专利号200510028973.7)、"治疗高尿酸血症和尿酸性肾病的矢志方"(专利号200510026468.9)。

仁济医院是国内最早开展慢性肾衰患者一体化治疗的单位,在慢性肾脏疾病的早期主张包括中西医结合治疗、营养治疗、综合治疗等全方位的防治措施,在疾病的终末期及时选择肾脏替代治疗方式,提高患者的生活质量。

仁济医院以国家中医药管理局中医药科研实验室(三级)——肾脏分子细胞实验室为依托,在中西医结合治疗慢性肾脏病肾纤维化的研究方面,尤其是黄芪延缓肾纤维化进展机制的研究方面取得了突出成就,率先发现黄芪可通过抑制 MAPK 信号通路抑制 TGF-β1 表达和肾小管细胞凋亡,从而改善肾纤维化,揭示了慢性肾脏病肾纤维化的关键信号通路,并将黄芪延缓肾纤维化这一研究成果应用于临床,进行了基础-临床的转化应用。该研究对当前临床实践具有重要价值,已在全国应用。研究成果发表相关论文80余篇,SCI 收录10余篇,文章被引用170余次,得到同行认可,荣获2006年中国中西医结合学会科技奖二等奖,2009年上海中西医结合科学技术奖二等奖。

仁济医院的张庆怡教授曾任中国中西医结合学会肾病专科委员会委员,上海市中西医结合肾病学会主任委员。倪兆慧教授担任中国中西医结合学会肾脏疾病专业委员会全国常委兼秘书长、上海中西医结合肾病专业委员会主任委员。近年来,团队获中国中西医结合学会科学技术二等奖1项,华夏医学科技奖三等奖1项、上海医学科技奖二等奖1项,上海中西医结合科技进步奖二等奖1项;获中国中西医结合学会科学技术奖一等奖、上海市中西医结合科学技术奖二等奖和上海医学科技奖(成果推广)等奖项,在中西医结合治疗肾脏病领域做出了巨大贡献。

代表性科技成果获奖

1. 黄芪牛蒡子系列方分期治疗糖尿病肾病的临床与实验研究——2010年获中国中西医结合学会科学技术奖一等奖

主要完成人:陈以平、王琳、张先闻等。

主要完成单位:上海中医药大学附属龙华医院。

上海中医药大学附属龙华医院终身教授陈以平教授潜心于中医药防治糖尿病肾病(DN)的临床与基础研究40余载,逐渐总结出"早期重在清热养阴;中晚期尤需温补脾肾;益气活血贯穿始终"的分期论治糖尿病肾病的诊治理念,并在此基础上开发了特色鲜明的系列方药——黄芪牛蒡子系列方。并带领其课题组进行了深入系统的临床与实验研究。通过开展系统的动物实验与临床研究,阐明了黄芪牛蒡子系列方延缓糖尿病大鼠模型肾损害的作用机制及作用靶点——其具有改善糖尿病大鼠模型糖、脂代谢、减少尿蛋白的排泄、减轻肾小球ECM的积聚等作用,保护足细胞的功能,可能是通过抑制肾脏氧化应激状态、抑制NF-κB的活化、降低CTGF mRNA的表达、调控MMP-9、Podocalyxin mRNA水平等途径发挥延缓糖尿病大鼠模型肾损害的功能;并通过设计正交试验进行拆方研究明确了DN不同时期药物合理配伍比例——在DN早期,多见阴虚内热之证,此时清热解毒药物作用明显,而益气温阳之品剂量不宜过大,以免助热而更伤阴液;疾病日久,阴损及阳,可出现气阴两虚或阴阳俱虚之证,晚期甚可出现以阳虚为主,此时当重用主益气升阳、利水消肿之剂,而清热之品当以中低剂量为宜。通过开展随机对照临床试验,证实了黄芪牛蒡子系列方具有减轻早期DN肾损害、保护肾脏功能从而延缓DN进展的作用;通过开展前瞻性队列临床研究,结果显示黄芪牛蒡子系列方对Ⅳ期DN患者同样取得较好疗效。

中药对糖尿病肾病抗氧化应激作用日益受到重视,该课题对此作了深入的研究,阐明了其作用机制及作用靶点。并通过正交试验印证了中医辨证认为早期糖尿病肾病阴虚内热明显而晚期糖尿病肾病则转为脾肾阳虚的理论。糖尿病肾病发展到临床蛋白尿期,甚至出现肾功能减退,通常认为极难有改善的可能,目前糖尿病肾病的临床研究大多集中在Ⅲ期,而Ⅳ期及Ⅴ期的循证医学研究尚未见报道。本课题研究结果提示黄芪牛蒡子系列方对糖尿病肾病Ⅳ期患者也能取得较好疗效,从而增强了攻克这一世界难题的信心。目前该成果已在龙华医院应用达10年之久,就诊病患遍及海内外,取得了良好的社会效益和经济效益,为中医药国际化做出突出贡献。并通过全国肾病学术会议交流、举办全国性

"病理分型与中医辨证"学习班等多种形式,向国内同道介绍推广黄芪牛蒡子系列方治疗糖尿病肾病的经验,目前已被包括上海交通大学附属仁济医院等多家医院的肾脏科应用于临床,均取得了较为显著的临床疗效。

2. 肾纤维化的发病机制及黄芪干预的转化应用——2013年获中国中西医结合学会科学技术奖一等奖

主要完成人:牟姗、倪兆慧、王琴等。

主要完成单位:上海交通大学医学院附属仁济医院。

率先在国内开展涵盖体内、体外、临床三个角度,器官、细胞、蛋白、基因等多层次的黄芪延缓肾脏疾病进展机制的转化医学系列研究。对黄芪防治肾纤维化、糖尿病肾病、对比剂肾病分子机制的研究属国内、外领先水平;并建立规范化急性肾损伤和慢性肾疾病的中西医结合治疗模式,为黄芪的临床应用提供科学证据。

3. 糖尿病肾病发病机制的新探索及中西医结合多靶点防治研究——2017年获中国中西医结合学会科学技术奖一等奖

主要完成人:汪年松、简桂花、魏连波等。

主要完成单位:上海交通大学附属第六人民医院、南方医科大学珠江医院。

项目组以糖尿病肾病研究为突破口,进行一系列创新性基础与临床研究:开创内质网应激发病机制新理论;突破内皮细胞在DN发病机制中研究瓶颈;深入DN炎症机制研究。发表SCI论文19篇,连续举办5届DN国家继续教育学习班;主编专著《糖尿病肾病》。研究成果得到推广和应用,造福糖尿病肾病患者,延缓进入尿毒症的步伐。

七、中西医结合心血管病研究

复旦大学附属华山医院心血管内科是全国中西医结合治疗心血管疾病一面旗帜。始创于1962年,当时为"内科心血管组",最早仅有4名医生、1台西门子心电图仪,可谓一穷二白,而今天心血管内科已发展成为一个门类齐全、颇具规模,集医疗、教学、科研于一体的临床科室。1986年正式建科,1988年通过国家教委审批,成为全国首批重点学科,并被列为"211工程"发展规划的重点学科。之后又被评为国家科委、卫生部指定的国家级新药评审中心,成立了复旦大学临床药理研究所心血管药理研究室、国家中药制药工程技术研究中心临床与生化联合实验室。

首任主任(1986—1995)戴瑞鸿教授和各位同仁一起,在20世纪70年代探索了一条中西医结合治疗冠心病的道路,于1981年成功开发了目前广泛使用的冠心病治疗药物——麝香保心丸。戴氏的中西医结合冠心病治疗理论及成果不仅引起了国内医学界的重视,也引起了国外学者的关注,1985年担任美国加州大学旧金山医学院客座教授,并多次赴美国、苏联、捷克、意大利、日本、韩国及中国香港、中国台湾等地讲学交流。1992年及1993年2次应邀赴台湾讲学,特别在中西医结合方面得到好评,在国内外发表论文80余篇,主编或参加编写了《心肌梗塞》《内科疾病诊断标准》《实用内科学》《心脏病知识》《内科手册》《内科学新理论与新技术》《医学百科全书》《药物处方手册》等多部专著,为我国中西医结合心血管病临床和药理研究发展做出了一定的贡献。

华山医院心血管内科在戴氏的带领下,发展成为一个门类齐全,集医学、教学、科研于一体的临床科室,1988年经国家教委审核评为全国重点学科,成为国家科委、卫生部指定的国家级新药评审中心,创立了复旦大学临床药理研究所心血管药理研究室,国家中药制药工程技术中心临床与生化联合实验室、复旦大学中西医结合研究所心血管研究室等一批重点实验室。

作为全国重点学科,该科始终站在学科的发展前沿。2020年12月,由中国科学院院士、复旦大学附属中山医院葛均波教授及复旦大学附属华山医院范维琥教授领衔开展,历经10年的关于麝香保心丸大型循证研究"MUST研究"落下帷幕,对冠心病治疗具有重要临床指导价值。经过2年的随访观察,共有2 673例冠心病患者参与了研究,结果显示,超过90%的患者在服用阿司匹林和他汀类药物的基础上,加用麝香保心丸的患者比加用安慰剂的患者,降低26.9%的心血管病发生风险。此外,研究人员还发现,18个月后,加用麝香保心丸的患者心绞痛的发作频率比加用安慰剂的患者显著降低。因此研究人员得出结论,无论是在有效性还是安全性上,麝香保心丸都比安慰剂强。

海军军医大学附属长征医院心血管内科前身为内科教研室隶属下的心血管病专业组,1980年正式编制为心血管内科,1981年开始招收硕士研究生,1987年开始招收博士研究生,1991年被批准成为临床医学博士后流动站。是国家首批硕士、博士学位授权点和博士后流动站。2002年成为国家卫生部药品临床研究基地。2005年成为国家中医药管理局重点学科"中西医结合临床心血管学科"。现有病床60张,其中含12张CCU病床。全科共有工作人员62人,其中高级技术职称人员10人,中级及其他职称人员52人。学科紧跟国际心脏病学发展的步伐,在分子心脏病学的研究、冠心病介入诊疗、心律失常的射频消融及高血压、高血脂、心力衰竭、先心病诊治方面具有起步早、发展快的特点,是上海市最早开展人工心脏起搏和消融的单位之一,是较早进行双腔起搏器安装术和房间隔缺损封堵术的单位之一。学科发展紧紧围绕冠心病、急性心肌梗死的综合优化诊治;心律失常的起搏器及射频消融治疗;高血压、高血脂、心力衰竭的综合诊治三个方向稳步前进。对动脉粥样硬化易损斑块早期诊断和防治的研究、强化骨髓干细胞心肌移植存活性的中药筛选及应用研究、房颤线形射频消融和防治研究、抗高血压新药"雅静胶囊"的开发研究等已经取得明显进展。多次承担国家自然科学基金、国家重点基础研究("973"计划)项目、上海市重点科学技术发展基金、军队"十五"规划项目基金等多项研究课题。近年在国内、外专业杂志上发表论文300余篇。出版《心脏能量学》(第二军医大学出版社,2002)、《冠状动脉再狭窄的理论与实践》(第二军医大学出版社,1999)、《现代介入心脏病学实用技术》（重庆出版社，1997）等专著 10 余部。获军队科技进步奖二、三等奖共 6 项，上海市科技进步奖二等奖 1 项，中国中西医结合学会科技进步奖一等奖 1 项（联合）。2012 年以该科为基础成立上海市中西医结合心血管病研究所。

上海中医药大学附属曙光医院心血管病科已有 30 余年历史。早在 20 世纪 70 年代，在著名中医张伯臾教授的主持下，开展中医药治疗急性心梗、慢性心衰、高血压病的研究，先后形成"心痛散""心梗复元方""高三方"和"高五方"等院内制剂和协定处方。1978 年，张氏的"中医药治疗急性心肌梗死"一文和"张伯臾治疗冠心病计算机程序"先后获得上海市卫生科技奖二等奖。20 世纪 80 年代重点进行中医药治疗冠心血瘀证和高脂血症的临床研究，承担了国家科技部"七五"攻关课题，研制了"复方血竭胶囊"等院内制剂。20 世纪 90 年代起主攻慢性心衰和冠心病，研制出"麦冬注射液""双龙丸""鹿角方""坎离颗粒""强心饮"等院内制剂；各级科研立项近 20 项，先后获部、市级科技进步奖 5 项。近年来，该学科不懈地进行中医药防治慢性心衰、冠心病的临床和实验研究，2003 年整合心内科、心导管室、心血管功能检查室、心外科等中西医科室及辅助部门，组建了中西医结合心血管病诊疗中心，并于 2004 年被列为上海市中西医结合心血管病重点学科建设项目，经过近 20 年发展，目前学科在心力衰竭和冠心病防治方面已具备中西医结合、内外科联手全程、全方位的诊疗能力。2007 年获国家中医药管理局慢性心衰优势病种立项。

目前该专科共有床位 75 张（含 CCU）：开设了心衰、冠心病及 AMI 后中医综合心脏康复病房。CCU 配有全套进口心电监护设备，学科建有心导管室，有技术熟练的心导管医师，可进行永久起搏器安装、冠脉造影（CAG）、经皮冠脉介入术（PCI）、电消融等多项心血管介入诊疗，有效地抢救心血管危、急、重症，以及与本院心外科的协作联合（CABG、瓣膜及先心手术等），均为中医药干预心血管危重急症提供了有力的风险保障。

代表性科技成果获奖

1. 复方葶苈注射液治疗肺动脉高压的临床和实验研究——2000 年获上海市科学技术进步奖二等奖

主要完成人：王左、熊旭东、顾永年、徐德生、赵辉、宋秀明。

主要完成单位：上海中医药大学附属曙光医院。

肺心病肺动脉高压是临床上常见的急危重症，其死亡率可达 23.54%。目前临床上缺少确切有效地降低肺动脉高压的中成药。用复方葶苈注射液治疗肺心病肺动脉高压患者 100 例，有效率达 88.00%，与 30 例西药对照组比较，无统计学差异；治疗组明显降低 PAMP、$PaCO_2$、Lpo、B2 - MG、ANF 和 sIL - 2R，能增加 CO，提高 PaO_2 和 SOD。动物实验以及野百合碱制成肺动脉高压模型，复方葶苈注射液治疗后左心导管测定显示，提高 LVSP，dp/dt max，缩短 t - dp/dt max，右心导管测定显示，明显降低 PAMP。小牛肺动脉内皮细胞测定其滤过系数和对蛋白质的渗透压系数，中药组均有明显改善。说明复方葶苈注射液是治疗肺动脉高压的有效中药。

2. 鹿角方治疗慢性心力衰竭疗效及机制研究——2000 年获上海市科学技术进步奖二等奖

主要完成人：胡婉英、董耀荣、赵卫、周华、贺明珠、张建元、叶伟成。

主要完成单位：上海中医药大学附属曙光医院。

该课题根据中医学"水火既济、心肾相交"的理论，以及"久病归肾""治心之所以治肾、而治肾之所以治心"的学术思想，研制了调补阴阳、温肾强心的鹿角方来治疗慢性心衰。有关这一治疗方法的研究尚属空白。从临床和实验两方面系统地研究了鹿角方治疗慢性心力衰竭（CHF）的疗效和作用机制。临床观察治疗组（鹿角方 70 例）和对照组（地高辛 50 例），结果显示，鹿角方可明显改善 CHF 患者的临床症状、Lee、心衰评分、NYHA 心功能、肾虚症状积分，降低心肌耗氧量和血浆心钠素血管紧张素 Ⅱ 浓度。并能提高患者心脏收缩功能、血红细胞超氧化物歧化酶的活性，降低过氧化脂质水平和改善生活质量。临床总有效率达 87%，其中肾虚症状积分、SOD 活性、心房钠尿肽和 Ang Ⅱ 的改善均较地高辛对照组更显著，余则与地高辛组无显著差异。实验显示，鹿角方可直接加强离体豚鼠左心房收缩力，增强心衰兔心脏收缩功能，增加血 SOD 活性和抑制 LPO 含量，并升高乳鼠心肌细胞胞浆游离钙浓度，降低心衰大鼠血清一氧化氮（NO）、内皮素（ET）水平，以及血浆、心肌 Ang Ⅱ 含量，减轻心室重量指数，下调心肌一氧化氮合酶（NOS）和 Ang Ⅱ－1 型受体（AT1）mRAN 的表达。

该研究主要从临床和实验两方面证实鹿角方的疗效及探讨其作用机制。该研究首次创用"补肾强心"的中药复方治疗慢性心力衰竭，丰富和发展了中医中药治疗心力衰竭的理论及方法；采用慢性心衰模型从临床和实验两方面来研究中药复方的疗效和机制；采用分子基因技术研究中药复方治疗慢性心衰的疗效和机制。临床研究表明，鹿角方可明显改善心衰患者的临床症状和 NYHA 心功能，可降低心肌耗氧量和血浆心钠素、血管紧张素 Ⅱ 浓度，并能提高心脏收缩功能、抗氧自由基以及提高患者生活质量，前景广阔。

3. 基于复杂科学理论的充血性心力衰竭中医辨治系列研究与应用——2017 年获上海市科学技术进步奖一等奖

主要完成人：何建成、曹雪滨、胡元会、李小茜、黄品贤、沈琳、符德玉、洪芳、张洋、胡聘。

主要完成单位：上海中医药大学，中国人民解放军第 252 医院，中国中医科学院广安门医院。

充血性心力衰竭（CHF）是临床常见重大疾病之一。本项目基于复杂科学原理，以病证结合为指导，围绕 CHF 中医证候要素、演变规律、量化诊断、物质基础及中药研发，开展了系统、深入的研究工作，取得以下成果：① 基于复杂性科学思路全面开展 CHF 中医证候学研究：遵循循证医学原则，综合文献挖掘、病例回顾、前瞻性研究、实验研究，总结 CHF 证候、证素特点及其分布规律，并首次成功建立了 CHF 气虚血瘀证动物模型。

② 基于病证结合原则建立 CHF 中医证候动态演变理论体系,首次提出气虚血瘀是 CHF 发生、发展始动因素,各证间相互影响、动态演变,心功能、脑钠肽等可望作为 CHF 辨证分型的客观指标。③ 首次建制了 CHF 中医证候量表,基于德尔菲法,多领域专家多次论证,确立初始量表;临床测试、信度及效度评价,形成正式量表,被多家机构应用。④ 首次建立了 CHF 中医证候量化诊断标准及病证结合的临床辨证诊疗体系,在前期研究基础上,综合多元统计方法,充分发掘四诊信息,结合实验室指标(脑钠肽),建立了 CHF 常见证候量化诊断阈值及轻、中、重证范围。⑤ 率先从基因、蛋白揭示 CHF 常见中医证候的科学内涵:总结了 CHF 证候微小核糖核酸、蛋白、信号通路相关蛋白的差异表达及相关靶基因、基因富集通路分析,比较血清、舌苔液的蛋白表达变化。⑥ 研发系列治疗 CHF 的中药复方,多中心临床观察证实系列复方疗效确切,促进本病中医药的产业化发展。项目研究期间,公开发表多篇学术论文,主编专著,参加国内外学术会议,培养专业人才,申请国家发明专利 1 项。在本研究领域产生广泛的学术影响。研制的量表及诊断标准被广泛应用,取得良好的社会效益。

4. 基于"痰瘀同治"治法治则早期干预动脉粥样硬化相关心血管疾病策略的基础与临床研究——2016 年获中国中西医结合学会科学技术奖一等奖

主要完成人:吴宗贵、梁春、贺治青等。

主要完成单位:上海长征医院,吉林康乃尔药业有限公司,上海中医药大学附属曙光医院。

课题组提出了"从痰论治,稳定斑块"的早期干预理念,并通过中医古籍学习和流行病学调查、基础、临床及方药验证四个环节的验证。研究证实,丹蒌片不但对血脂有调节作用,对氧化损伤、炎症,以及对内皮细胞的稳定、免疫调节都有良好改善的作用。临床荟萃分析也显示痰瘀同治药物可以缓解患者的心绞痛症状,纠正脂质代谢紊乱。

八、中西医结合肝病研究

上海中医药大学/上海市中医药研究院肝病研究所坐落于上海浦东张江高科技园区上海中医药大学附属曙光医院内,是以中医药防治慢性肝脏疾病为主要研究方向,集医疗、教学为一体的研究机构。由著名中医学家、上海中医学院第三任院长王玉润教授创办,1985 年成立上海市中医药研究院肝硬化研究室,1992 年更名为肝病研究中心,1996 年由上海市卫生局发文成立肝病研究所。首任所长为刘平教授。

刘平(1953—),上海中医药大学终身教授,国务院学位评议委员会专家,博士生导师,上海市名中医,中国中西医结合学会常务理事,中国中西医结合学会肝病专业委员会主任委员。国家教育部重点学科中医内科学学科负责人、肝肾疾病病证教育部重点实验室主任、上海市高校中医内科学 E-研究院首席研究员、国家科技部重点基础研究发展计划（"973"计划）首席科学家、国家杰出青年科学基金获得者。曾任上海中医药大学副校长、上海市中医药研究院副院长。享受国务院政府特殊津贴。

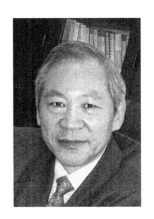

刘氏提出并论证肝硬化"虚损生积"的病机理论，在以病-方-效结合解析肝硬化病证相关、方证相应方面作了有益的探索，对指导临床用药有积极的指导意义；他首先发现桃仁提取物结合虫草菌丝可有效逆转肝纤维化，并成功研制抗肝纤维化新药"扶正化瘀方"。

刘氏曾承担国家"重大新药创制"科技重大专项及国家自然科学基金重大计划重点项目 4 项。获国家科学技术进步奖二等奖、上海市科技进步奖一等奖及其他省部级奖励 20 项。实现科

图 4 - 12　刘平

技成果转化 2 项。以第一作者和通讯作者发表论文 400 余篇，其中，SCI 期刊源 110 篇。主编《现代中医肝脏病学》《中医药科研思路与方法》等著作 10 部。获授权发明专利 9 项（中国 7 项，美国及欧盟各 1 项）。

刘氏先后两度入选国家人事部"百千万"人才工程计划；获得国务院颁发的科学技术突出贡献证书，国家教委、国务院学位委员会颁发的"做出突出贡献的中国博士学位获得者"；获国家卫生部、国家中医药管理局、中国人民解放军总后勤部卫生部颁发的"首届全国中青年医学科技之星"；获国家教育部"全国优秀教师"和中国中西医结合学会"中国中西医结合先进中青年科技工作者"称号；获卫生部颁发的"卫生部有突出贡献中青年专家"；以及"上海市科技创业领军人物""中国科协优秀科技工作者"等荣誉称号。

上海市公共卫生临床中心中医科（中西医结合科）是"上海市综合医院中医示范单位""上海市中医临床优势专科（慢性重型肝炎）""复旦大学中西医结合学科优势学科"。承担"国家中医药管理局中医临床重点专科建设项目""国家中医药管理局中医药重点学科建设项目"。其中"消黄方治疗难治性黄疸临床研究应用"获上海中医药科技奖二等奖（第一单位）；"慢性乙型肝炎中医辨证规范和疗效评价体系"获中华中医药学会二等奖（第二单位）、上海市科技进步奖三等奖。

中医科（中西医结合科）在临床诊治中将中医"治未病"思想贯穿于疾病的预防与治疗，针对疾病的各个阶段给予相应的干预措施，预防疾病发生、发展，促进患者康复，提高患者生存质量。在"急性黄疸型肝炎"治疗中，以"消黄方"为主，解毒利胆退黄疸；针对"慢性乙丙病毒型肝炎"，以"解毒活血化纤方"抗病毒，抑制病毒复制，逆转肝纤维化；针对"肝炎肝硬化"，以解毒软坚，扶正固本，阻断疾病进展。针对"肝癌"，以解毒益气养阴，健脾补肾，综合治疗，以抑制肿瘤。针对"重型肝炎"，以解毒通腑逐瘀减少内毒素的吸收，减少重型肝炎相关并发症，提高患者存活率。

巫善明（1937—　　），上海市公共卫生临床中心主任医师，资深教授，享受国务院政府

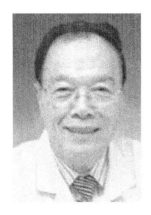

图4-13 巫善明

特殊津贴。原上海市传染病医院院长兼肝炎科主任、肝炎临床研究室主任、上海市传染病科临床质控中心主任。曾任中国中西医结合学会肝病专业委员会副主任委员,上海市中西医结合学会肝病专业委员会主任委员、顾问,2001年获全国中西医结合贡献奖。

巫氏从医60余年,长期从事肝炎的实验和临床研究,参加国家科委"慢性乙肝发病机理及治疗"的研究课题,先后开发了"茵栀黄注射液"等多种有效的中药治疗肝炎药物,首创"猪苓多糖"及"苦参碱"注射液治疗乙肝。先后主编或参编有关《肝炎和新发传染病》专著10余部,发表论文300余篇,获省部级科技成果奖8项(最高为国家科技成果奖二等奖)。曾获得全国五一劳动奖章、全国卫生先进工作者、全国抗击"非典"先进个人、全国抗击非典优秀科技工作者、上海市劳动模范等荣誉。

上海在中西医结合肝病研究方面的主要研究方向和成果如下。

(一)肝纤维化、肝硬化的中医药治疗研究

肝纤维化、肝硬化的治疗是国际性难题,迄今现代医学尚缺乏有效的治疗方法。肝病研究所在全国率先提出中医药可有效逆转肝纤维化以及肝纤维化中医药治疗的"扶正化瘀"理论。围绕中医药抗肝纤维化的研究,坚持"辨证"与"求证"相结合,中医理论特色与现代最新研究手段相结合的研究思路:"辨证"重在分析中医基本病机,提出"正虚血瘀"是肝纤维化基本病机的假说,针对性地以"扶正化瘀"为治法;"求证"采用国际认同的肝组织纤维化分期"金标准",观察该治法的疗效。经多中心、随机、双盲、对照设计,治疗前后肝活检组织学观察证实,经该所研制的中药扶正化瘀复方治疗6个月后,肝组织纤维化逆转率(纤维化分期下降1期以上者)达52%,从而成功研发抗肝纤维化中成药"扶正化瘀胶囊(片)"。2002年该药获国家新药证书,现已列入国家基本药物目录和国家医疗保险目录。此外,该系列研究"扶正化痰法在抗肝纤维化治疗中的应用及相关的基础研究"获得2003年度国家科学技术进步奖二等奖,且通过2年疗程的临床观察,显示该药可预防肝硬化上消化道出血。扶正化瘀胶囊(片)已通过美国FDA治疗慢性丙型肝炎肝纤维化的Ⅱ期临床试验许可,同时,在国家"十五"攻关和国家863计划资助下已完成抗肝纤维化中药有效组分"丹参酚酸B镁盐"的国家新药Ⅱ期临床试验。

2006年,刘平作为项目组首席科学家,开展"肝硬化虚损生积的中医病因学研究"获得国家973计划专项的资助。该课题瞄准世界医学难题,坚持中医理论来源于临床、指导临床,理论研究必须面向临床,以临床为基础,与临床结合,以临床疗效作为中医理论科学性评价的唯一标准,按照当今循证医学的基本要求,抓住"临床疗效"这一关键问题,在前期研究积累的基础上,提出和围绕"血瘀为积之体、虚损为积之根"的"虚损生积"这一理论

假说,进行周密的课题设计,获取提高肝硬化临床疗效、逆转早期肝硬化的科学证据,为发展中医学理论,彰显中医理论优势,破解世界性医学难题做出贡献。

(二)中医药抗肝纤维化基础研究

建立中医药抗肝纤维化血清药理学试验方法,引进与改进包括胶原合成、沉积与降解等肝脏胶原代谢系统研究方法,引进与改进肝细胞凋亡、急性肝损伤、多种化学中毒型、免疫损伤性、血吸虫感染性与胆管结扎性等多种肝纤维化动物模型,建立包括肝细胞、肝星状细胞、库普弗细胞等多种肝细胞分离培养方法,建立中医药抗肝纤维化的细胞信号转导、蛋白质组学与细胞组学等实验方法。在近 20 年的研究中,发现 TGF - β 促进肝星状细胞活化与肝纤维化的部分分子病理机制、脂质过氧化、内皮细胞损害与 MMPs 活性调节在肝窦毛细血管化与门脉高压中的现代生物学病理机制等;发现抗肝纤维化中药扶正化瘀方的多途径作用机制,如抗肝细胞脂质过氧化损伤与肝细胞凋亡、抑制肝星状细胞活化、调节 MMPs 活性与改善肝窦毛细血管化,抑制肝星状细胞收缩降低门脉高压等;发现扶正化瘀方中以虫草菌丝为主的扶正药物作用特点在于抑制纤维增生及改善肝窦毛细血管化、以丹参桃仁为主的活血化瘀药物作用特点在于提高间质性胶原酶活性而促进胶原纤维降解;并且发现该复方抗肝纤维化的主要药效成分有丹酚酸 B、苦杏仁试与虫草组分等。近年来,开展中医药抗肝纤维化的细胞信号转导分子药理机制研究,发现扶正化瘀方尤其是丹酚酸 B 调控肝星状细胞活化中 FN/整合素、TGF - β/Samds 与 MAPK 等信号转导、抑制肝星状细胞收缩中 ET - 1 信号途径、调节肝细胞凋亡中 TNF - α/Caspase 等信号途径的分子药理作用。这些研究中,中药复方药理机制与物质基础相结合、纤维化多个病理途径与单个关键因子的深入机制相结合、中医方剂学配伍理论与现代生命科学技术相结合,为阐明中药复方多途径抗肝纤维化效应的特色优势及其以细胞信号转导为代表的系统分子药理机制进行了卓有成效的探索。

(三)中医药防治酒精性脂肪肝和非酒精性脂肪肝的研究

随着生活水平的提高和生活方式的改变,酒精性和非酒精性脂肪肝已成为重要的临床问题。肝病研究所于 1998 年起开展了中医药防治脂肪肝的研究并开设脂肪肝专科门诊。经临床观察表明中药可有效逆转脂肪肝,同时可显著改善肝功能,且部分患者的某些相关疾病如肥胖、高脂血症、高血压、糖尿病等得到一定的控制。经反复研究,提出了健脾活血、祛湿化痰等不同治法。经反复动物实验的体内、外研究证实健脾活血方、祛湿化瘀方分别对酒精性肝损伤和非酒精性脂肪肝有显著的抑制作用。并从酒精所致内毒素肠渗漏诱发肝损伤机理,发现改善小肠通透性是中药防治酒精性肝病的重要途径,提出并论证了"酒精性肝病从脾论治"理论,同时发现了一种有效抑制酒精性所致小肠通透性增加的中药组分。相关研究建立了体外脂毒性损伤模型、Lieber - Decarli 酒精性肝损伤模型、高脂饮食诱导的脂肪肝模型等技术。已承担相关研究的国家自然基金资助课题 2 项,申请相关发明专利 3 项。目前正从事相关内容的深入研究和开发研究。

(四)清肝冲剂治疗慢性丙型肝炎的疗效与机制研究

上海中医药大学附属曙光医院肝病科高月求、陈建杰等采用多中心、大样本的流行病学调查方法,系统采集慢性丙型病毒性肝炎患者的各项资料。应用适合中医证候规律研究特点快速聚类分析、主成分及因子分析等方法,总结出慢性丙型病毒性肝炎的证型分布规律。同时,以肝功能复常率、病毒学指标、生活质量为近期疗效评价指标,以肝硬化和(或)原发性肝癌发生率、病死率等终点结局为远期疗效评价指标,对清肝冲剂展开多中心、大样本、随机、平行对照的前瞻性研究。该方扶正与祛邪兼顾,益气健脾与清热化湿并举,方中黄芪、白术益气健脾以扶正,虎杖、苦参、栀子、胡黄连清热化湿以祛邪。

代表性科技成果获奖

1. 扶正化瘀法在抗肝纤维化治疗中的应用及相关基础研究——2003 年获国家科学技术进步奖二等奖

主要完成人:刘平、刘成、徐列明、胡义扬、刘成海、薛惠明、李风华、顾宏图、周丽利、周仁兴。

主要完成单位:上海中医药大学、上海现代中医药技术发展有限公司。

肝纤维化几乎是各种慢性肝病向终末期发展过程中必经的病理过程,患者数量庞大。已故现代肝病学权威 Hans Popper 教授曾指出:"谁能预防或减轻肝纤维化,谁将能治愈大多数慢性肝病。"当前发达国家肝纤维化的基础研究深入,但在治疗学上基本还是空白。项目组是中国最早研究肝纤维化的机构之一,坚持"辨证"与"求证"相结合,中医理论与现代最新研究手段相结合的研究思路;辨证重在分析中医基本病机,提出"正虚血瘀"是肝纤维化基本病机的假说,针对性地以"扶正化瘀"为治法;求证采用国际认同的肝组织纤维化分期"金标准",观察该治法的疗效。从桃红饮→桃仁提取物到桃仁提取物合虫草菌丝→扶正化瘀复方及其药效物质基础,走"复方-单药-复方""临床-实验-再临床"反复求证的研究道路。研制出有效的抗肝纤维化新药扶正化瘀胶囊,获得发明专利和新药证书并投放市场。肝组织纤维化分期的逆转率达 52%～58.3%。立足中药复方,运用先进实验技术,多途径揭示了扶正化瘀方药抗肝纤维化的作用机制以及"扶正"药与"化瘀"药配伍的药理学基础,发现扶正化瘀复方抗肝纤维化的物质基础及其影响靶细胞内信号转导的作用机制。在国内率先将肝星状细胞和药物血清法引入中药抗肝纤维化的研究,推动了中国中医药肝纤维化研究的发展。该项目在国内外发表论著 85 篇,其中 SCI 收录 5 篇,CA 收录 10 篇。论文被他引 75 次。成果被国内 10 余部专著引用。建设了一支高层次的科研梯队。培养了博士后 1 名、博士 19 名、硕士 23 名(其中日本留学生 1 名)、国内高级访问学者 3 名。举办有关实验技术培训班 2 次。1989 年著名中医学家邓铁涛教授就撰文指出:"此项科研为治疗肝硬化开辟了新途径。"成果鉴定委员会多次评价该项目总体达国际先进水平。项目已获得成果转让费等 966 万元,受让公司近 3 年该药的产值达 468 万元。已签订销售合同 500 万元。扶正化瘀胶囊作为学校附属医院院内制剂应用已 11 年,作为特色制剂已被内地和香港多家医院申请使用。

2. 复方 319 胶囊抗慢乙肝肝纤维化的临床与实验研究——1998 获上海市科学技术进步奖二等奖

主要完成人:刘平、胡义扬、刘成、徐列明、叶秀琴、刘成海、洪嘉禾。

主要完成单位:上海市中医药研究院。

该项目从慢性肝病的中医基本病机出发,研制了以扶正化瘀为治法、疗效显著的抗肝纤维化中药复方 319 胶囊。该研究从临床到动物实验,从反复的整体动物实验到体外细胞增减实验,从药效学到药理学毒理学,从治疗前后 2 次肝活检组织的病理免疫组化观察和纤维化血清学指标检测到动物体内、体外实验的细胞、分子生物学技术的运用,对 319 胶囊的抗肝纤维化作用进行了全面深入的研究。通过 95 例临床慢乙肝治疗对照研究表明,该方可显著改善患者的临床症状及肝功能、肝纤维化血清学指标,有效率 85.75%,肝组织学上的纤维化逆转率达 58.3%,同时可调节患者的免疫功能、氨基酸和激素代谢的紊乱。该方对不同毒物(CCl$_4$ 及 DMN)诱发的大鼠肝纤维化及急、慢性肝损伤均有显著预防和治疗效果,量效关系明确,优于中西对照物;能显著降低鸭乙肝病毒感染的雏鸭血清乙肝病毒 DNA 水平;无明显毒副作用。结合体外系列研究,阐明了主要机制:抑制星状细胞活化、增殖及其胶原生成;抑制纤维肝肝细胞增殖及其胶原生成;抑制过氧化产物对胶原合成的刺激等。

3. 清肝冲剂治疗慢性丙型肝炎的疗效与机理研究——2002 年获上海市科学技术进步奖二等奖

主要完成人:王灵台、陈建杰、徐德生、张斌、任进余、高月求、刘力、陆志檬、雷成多。

主要完成单位:上海中医药大学附属曙光医院。

该项目由清肝冲剂的临床研究、动物实验及药剂学等方面的试验组成。临床研究:一项使用清肝冲剂对 127 例慢性丙肝患者进行治疗的临床观察试验提示了清肝冲剂对于丙型肝炎具有良好的临床疗效。研究中对 33 例治疗组与 10 例未经治疗对照组经皮肝穿刺检查获得的标本进行了病理学检查和病理学分级分期。结果表明了清肝冲剂具有保肝、抗炎、抗肝纤维化、抗丙肝病毒的作用。免疫方面的研究显示,49 例患者的临床观察表明清肝冲剂可以调节患者的免疫功能,有利于病毒的清除。动物实验:对肝损伤模型的小鼠实验表明清肝冲剂有一定的抗肝细胞坏死及促进肝细胞再生作用。对肝纤维化模型的小鼠实验表明其有较好的抗纤维化作用,并提示降低肝脏胶原沉积可能是其重要的作用机制。药剂学和毒理学研究:该项目还进行了清肝冲剂制备工艺研究等工作,确定了各组成中药的质量标准及制剂的工艺流程质控标准;小鼠灌胃急性毒性测试表明其基本无毒副作用。该研究还确定适用于人的剂量。

结论：① 清肝冲剂可明显改善慢性丙肝患者的症状及体征,改善肝功能,减轻肝脏损害和肝纤维化,其抑制病毒复制的作用与干扰素相似。② 清肝冲剂可使炎症活动减轻,使肝组织炎症积分下降,病变等级显著下降,肝组织纤维化积分轻度下降,说明其有明显的抗炎、抗纤维化作用。③ 清肝冲剂保肝机制可能同抗 DNA 损伤,抑制细胞凋亡有关;其抗纤维化机制可能同促进胶原降解有关。④ 清肝冲剂有一定的抗病毒作用。⑤ 影响疗效因素相关性分析表明：病毒基因型、病毒滴度对该方疗效(肝功复常,组织学改善)无明显影响。⑥ 研究认为丙型肝炎可能是以汇管区炎症为主,胆管损伤为中心的间质性炎症。间质细胞的病毒感染可能是上述损伤形成的主要原因之一。⑦ 研究认为在慢性丙型肝炎中,胶原合成、装配、分泌的主体可能是肝细胞。⑧ 研究认为,慢性丙肝证型的演变由轻到重的发展应是：正虚邪留型、肝郁脾虚型、湿热蕴结型、肝肾亏虚型、气虚血瘀型。⑨ 动物试验表明清肝冲剂可降低急性肝损伤时 ALT、AST、AKP 等酶的活性,减轻肝脏炎症反应,降低部分胶原的合成,还可以改善肝脏病理变化。从免疫组化观察结果来看,清肝冲剂的上述作用,可能是通过其抑制或减少部分肝脏炎症介质和肝纤维化介质(细胞因子)而发挥作用的。通过该项专题研究,提供了一种有效的相对价廉的无副作用的中药制剂,目前已经制成院内制剂,在临床上广泛用于慢性丙型肝炎的治疗。将进一步开发成新药,具有良好的应用前景和较大的市场。

4. 中药丹参成分丹酚酸 A 抗肝纤维化作用与抗脂质过氧化关系的研究——2002 年获上海市科技进步奖二等奖

主要完成人：胡义扬、刘平、刘成海、刘成、王润平、顾宏图、李凤华、谭英姿、王晓玲、周丽利。

主要完成单位：上海中医药大学附属曙光医院。

项目在上海市教委"曙光计划"支持下,发现了中药丹参及其成分丹酚酸 A(SA - A)具有抗肝纤维化药理作用,并提出该成分的抗肝纤维化作用与抗氧化活性有关的假说。以过氧化损伤肝细胞旁分泌对肝星状细胞功能的影响的研究思路和手段为核心,从体内和体外分 5 个部分和层次进行了研究论证。① SA - A 对四氯化碳诱导的大鼠肝损伤、肝纤维化的防治作用。② SA - A 对肝细胞四氯化碳过氧化肝损伤的保护作用。③ 过氧化损伤肝细胞对肝星状细胞活化的影响及其 SA - A 的干预效果。④ MDA 对肝星状细胞活化的影响。⑤ SA - A 对肝星状细胞增殖与胶原代谢的影响。研究获得如下结论：① SA - A 有显著的抗肝损伤、肝纤维化作用,为中药丹参抗肝损伤和肝纤维化的重要有效成分之一。② SA - A 有显著的抗肝细胞脂质过氧化损伤的作用。③ 脂质过氧化产物可刺激肝星状细胞的活化,SA - A 可通过抗肝细胞过氧化损伤降低过氧化产物,从而减轻对 HSC 的影响。④ SA - A 可抑制肝星状细胞的增殖和胶原分泌以及 Ⅰ 型胶原 mRNA 的表达。⑤ 抗脂质过氧化是 SA - A 抗肝纤维化作用的重要机制之一。

该研究的主要创新点：① 新发现并证实了丹参水溶性成分 SA－A 具有显著的抗肝损伤、肝纤维化作用。② 提出并发现了抗脂质过氧化是 SA－A 抗肝损伤肝纤维化的重要机制。③ 建立肝脏关键性细胞相互作用的方法，以损伤肝细胞"条件培养液"作用于肝星状细胞的方法从细胞分子水平研究中药作用机制。

该研究对肝纤维化的发生机制和中药丹参抗肝纤维化的物质基础的阐明乃至今后开发应用提供了坚实的理论依据，其研究方法结果和思维对今后中医药研究有重要的指导意义，对推动中医药研究的国际影响等方面也具有重要意义。

5. 正虚血瘀病机理论在防治不同器官纤维化中的发展应用——2010 年获上海市科技进步奖二等奖

主要完成人：刘成海、刘平、张悦、陶艳艳、袁继丽、谭善忠、王清兰、张炜、闫秀川、陆雄、姜哲浩、杨珂、叶伟成。

完成单位：上海中医药大学附属曙光医院、上海中医药大学。

器官纤维化是临床常见的难治性病变，严重影响患者生命健康，45％的致死性疾病与器官纤维化相关。该病变复杂，涉及多因素、多环节，目前尚缺乏特异有效的生物或化学临床药物。中医药具有多组分、多环节、多靶点的作用特点，既往研究证实针对肝纤维化"正虚血瘀"的病机特点，补虚化瘀复方具有良好的抗肝纤维化优势。本项目基于器官纤维化具有实质细胞凋亡坏死、间质细胞活化与胞外基质代谢异常等类同的病理生物学机制，以及临床对肺、肾纤维化的病因病机认识，与中医学"以效证因"的病因病机研究思路，进一步提出"正虚血瘀"是肝、肺、肾纤维化共性中医病机特点的假说，通过补虚化瘀的扶正化瘀方防治肺、肾纤维化的药效实验进行假说验证，并系统、深入研究补虚化瘀方药防治不同器官纤维化的共性作用机制、配伍原理及其主效药物或组分成分，拓展补虚化瘀治法方药在防治不同器官纤维化中的应用，并通过分析其效应机制，诠释器官纤维化"正虚血瘀"病机理论的科学内涵。

项目主要内容与创新成果有：① 动物模型、细胞药效实验与临床观察相结合，发现抗肝纤维化有效中药复方扶正化瘀方对肺与肾间质纤维化均有良好效应，基于以效证因，提出并证实"正虚血瘀"是器官纤维化的共性病机，拓展补虚化瘀中医治法方药在抗器官纤维化中的应用。② 采用蛋白质组学与细胞信号转导等系统生物学的先进方法，发现扶正化瘀方抗肺、肝、肾纤维化的共同作用环节主要在于：调节纤维化组织中物质代谢、氧化应激、细胞骨架蛋白等蛋白质组差异表达；影响转化生长因子 β1 等促纤维化关键细胞因子的信号转导及其肝星状细胞活化或肾小管上皮细胞转分化；抗过氧化损伤与保护组织微环境等。③ 部分阐明了扶正化瘀方抗肺、肝、肾纤维化的配伍机制，发现补虚与化瘀协同抑制组织炎症与纤维化的共性配伍特点，发现丹参与虫草菌丝等主效药物，虫草提取物与丹酚酸 B 等有效成分及其分子药理机制。④ 建立氯化汞慢性中毒的肾间质纤维化模型，改进肝纤维化模型，并发现肝、肺、肾纤维化动物模型的病理特点，氧化应激与细胞信号转导等病理机制。

通过本项目研究,新获国家发明专利授权 2 项。发表主要论文 30 篇,其中 SCI 期刊源论文 5 篇,SCI-E 论文 3 篇,Pubmed 收录论文 17 篇,他引 52 次。外单位应用该方药发表防治器官纤维化论文 77 篇。培养博士 7 名、硕士 4 名,其中 6 人次获得上海市或大学优秀毕业研究生成果奖励,培养中青年科研骨干 3 名,项目组成员为主成立国内首个器官纤维化专业学会——上海市中西医结合学会器官纤维化专业委员会。发现了扶正化瘀方对肝、肺、肾等不同器官纤维化的共性药效作用,拓展了"正虚血瘀"病机理论及其补虚化瘀方药在器官纤维化防治中的应用;揭示了中药复方抗不同器官纤维化的共性作用机制、配伍原理与有效药物或成分;诠释了中医学"正虚血瘀"病机理论的重要科学内涵,促进了中医药防治器官纤维化的学科发展。

6. 肝炎后肝硬化"虚损生积"中医病机理论的建立与应用——2011 年获上海市科技进步奖一等奖

主要完成人:刘平、徐列明、刘成海、马利庄、张华、邵凤珍、胡义扬、叶军、陈勇、周扬、平键、张明香、张琴、谭友文、孙明瑜。

完成单位:上海中医药大学附属曙光医院、上海中医药大学。

肝硬化的治疗是一重大医学难题。中医药治疗(癥积)有特色优势,病机理论创新是中医治病求本、提高疗效的关键,迄今认为重在血瘀,本项目提出肝硬化"虚损生积"的病机理论并进行系统论证,为肝硬化提供新治法。以中医"审证求因、以效证因"思维为主线,系统论证了肝硬化"虚损生积"的病机理论及治病求本的内涵。

建立"虚损与癥积"关联的古代文献资料库,明确"虚损生积"的病机理论内涵:肝脾肾精气亏虚、形质损伤,瘀血日结渐积成为癥积的本虚标实的因果关系。审证求因,明确精气虚损是肝硬化的根本病机。通过对慢性乙型肝炎、肝硬化证候类型的比较及其与肝组织病理学变化的相似度分析,揭示了慢乙肝肝纤维化发展为肝硬化的病机演化:肝胆湿热耗气伤阴;气伤为先,气虚血瘀;阴精虚损,不能化气为用,加重血瘀,促进肝硬化(癥积)形成与发展;以效证因,发现"益气治本"的黄芪汤可有效改善硬化肝脏的病理组织学变化。采用多中心、随机、双盲、双模拟平行对照进行 112 例肝硬化(S4 期)用药 48 周的疗效(前后 2 次肝活检、肝脏病理学专家盲态读片)观察。表明黄芪汤可显著改善肝硬化病理组织学纤维化分期(减轻 1 期以上达 53.6%)、改善汇管区炎症与肝组织碎屑状坏死(改善率分别为 71.4%、57.1%),与"化瘀为主、标本兼治"的扶正化瘀方比较无显著性差异;益气黄芪汤可显著改善肝脏功能。基于益气补精方药效应基础解析肝硬化"虚损生积"的病理生物学机制。发现补益虚损治疗肝硬化的作用特征在于抑制致肝纤维化关键细胞因子 TGF-β1 的生成及其核心事件——星状细胞的活化与肝内细胞转分化(EMT);抑制肝细胞凋亡;保护肝窦内皮细胞与肝实质细胞损伤等。发现益气补虚中药主要活性组分及其协同增效的配伍作用机制。

创新点：提出并系统论证肝硬化"虚损生积"的病机理论及其科学内涵；创建了益气生精、补益虚损治疗肝硬化的新方法；阐释肝硬化"本虚标实"及治病求本的现代科学内涵，实现中医病机与病理生理学概念上的沟通。

7. 基于病证结合中医药治疗非酒精性脂肪肝的转化医学实践——2013年获上海市科学技术进步奖一等奖

主要完成人：季光、张莉、魏华凤、宋海燕、郑培永、刘建文、黄诚、杨丽丽、王淼、柳涛、杨莉、安红梅、吴涛、邢练军、王磊。

主要完成单位：上海中医药大学附属龙华医院、华东理工大学、上海中医药大学。

本项目属中医内科学领域应用基础与临床转化研究范畴。非酒精性脂肪性肝病（以下简称"脂肪肝"）是慢性进展性肝病，同时也是一个不容忽视的代谢问题。脂肪肝除了可以进展为肝硬化外，还增加了糖尿病和冠心病的患病风险。对脂肪肝的早期干预是降低代谢综合征和心脑血管事件风险的重要路径，他汀类降脂药的肝毒性限制了其长疗程的应用，胰岛素增敏剂增加体重和罹患膀胱疾病的风险限制了其进一步应用。中医药逐渐成为脂肪肝治疗的重要选择，但是现有治疗措施依然没有突破"疗效提高"的瓶颈问题。

本项目以创新脂肪肝证候病机为突破口，开展病证结合理论指导下的临床转化研究与实践，十余年来取得了多项重要创新成果：① 提出脂肪肝证候病机新模式。通过多中心、大样本临床流行病学研究和综合数据挖掘技术，提出"脾虚是脂肪肝的基本病机，湿热或湿热夹瘀是脂肪肝早期临床常见表型；随着病情的进展，脾虚表型逐步突出，多数重度患者存在明显的脾阳虚表型，脾阳虚是疾病慢性化和复杂化的'拐点'"的脂肪肝病机新模式。利用SOM神经网络技术实现了脂肪肝证候分类的可视化，为疾病证候分类研究提供了示范技术和方法。② 建立脂肪肝病证结合分阶段个体化治疗新方案并推广应用。以脂肪肝创新病机为依据，病-证-方-效结合，144例患者多中心、随机、阳性药对照试验证实了上海市第一个国家级中药新药胆宁片治疗脂肪肝（湿热型）的有效性和安全性，总有效率84.85%，为胆宁片的二次开发提供了关键性证据；研制了治疗脂肪肝（湿热夹瘀型）新药降脂颗粒（已获国家新药临床研究批文），安慰剂对照、CT评价Ⅱ期临床试验证实其有效率为70.19%，优于对照组的42.57%；发现经典古方苓桂术甘汤治疗脂肪肝的新用途。在此基础上，建立了以行为干预为基础，清热利湿（胆宁片）-清热化瘀（降脂颗粒）-温阳利水（苓桂术甘汤）为主的病证结合分阶段个体化诊疗关键技术，并在上海、江苏、安徽、广东、甘肃五省市十家医疗机构推广应用，取得显著经济和社会效益。③ 取得降脂颗粒治疗脂肪肝药效物质和作用机制研究新发现。在"方-证-效"相应理论指导下，发现降脂颗粒改善瘦素和胰岛素抵抗，调节FFA、TG代谢紊乱治疗脂肪肝的作用新机制。发现其主要药效成分黄连素改善胰岛素抵抗治疗脂肪肝的作用新靶点，发现苦丁茶提取物具有LXR拮抗剂样作用，为黄连素、苦丁茶应用于脂肪肝的治疗提供了新的证据。首次发现苓桂术甘汤在调节脂代谢方面的作用机制。发现内质网应激在脂肪肝损伤敏感性形成中的重要作用,提出中医药防治策略。

项目研究期间共发表论文74篇,SCI收录23篇,总影响因子62分,被他人正面引用476次,SCI他引85次;在国际、国内学术会议报告12次;获新药临床批件2项,专利授权1项。培养研究生28名,博士后2名。项目技术被列入上海市卫生三年行动计划重大项目在社区推广。本项目体现了中医药病证结合和个体化诊疗的特色和优势,提高了脂肪肝干预治疗效果,是转化医学在中医药参与慢病防治方面的有益实践。

8. 慢性丙型肝炎的中医辨证分型规范及扶正解毒方联合标准治疗方案干预的临床研究——2013年获上海市科学技术进步奖二等奖

主要完成人:陈建杰、聂红明、凌琪华、王成宝、龚启明、陈逸云、叶青艳、卓蕴慧、乐敏、商斌仪。

主要完成单位:上海中医药大学附属曙光医院。

课题来源与背景。来源:国家"十一五"科技重大专项——慢性丙型肝炎中医证候及中西医结合治疗方案研究。背景:慢性丙型肝炎是由丙肝病毒(HCV)感染引起的一种传染病。我国HCV感染者有560多万。HCV感染后,高达80%的患者可转为慢性感染,肝硬化和肝癌是其主要死因。丙肝的防治已成为严重的社会和公共卫生问题。中医药以其辨证论治的个体化治疗优势,在慢性丙型肝炎的治疗中显示了其独特性,如何进一步体现和挖掘中医药治疗的这些优势,如何形成一个能够推广使用的、安全有效的慢性丙型肝炎的中西医结合治疗方案,需要基于循证医学原则的更规范的研究来验证。

技术原理及性能指标。本项目是遵循"循证医学"的理念,借鉴DEM(设计、衡量与评价)方法,并运用EDC(电子数据通信),通过对慢性丙型肝炎患者进行的流行病学和中医证候学调查,将专家盲法判断与现代数理统计、电脑模式判别有机结合,初步明确了中国慢性丙型肝炎中医证候分布规律、辨证分型规范及中国慢性丙型肝炎病情特点,为中医证候学的研究提供思路。采用多中心、大样本、随机、盲法、安慰剂对照方法,进行中西医结合治疗慢性丙型肝炎的临床治疗方案的疗效验证。关键指标(HCV RNA)经第三方检测,研究方法严格按照基于循证医学的原则进行。

技术的创造性与先进性。本项目是国内首次采取多中心、大样本的调查方式研究慢性丙型肝炎中医证候学特点,遵循"循证医学"的理念,借鉴DEM方法,并运用EDC,通过对1241例慢性丙型肝炎患者进行的流行病学和中医证候学调查,将专家盲法判断与现代数理统计、电脑模式判别有机结合,初步明确了中国慢性丙型肝炎中医证候分布规律、辨证分型规范及中国慢性丙型肝炎病情特点,为中医证候学的研究提供思路。这将为中医药研究的规范化、国际化提供有益探索。结果表明,中西医结合治疗方案的持续病毒学应答率(SVR)提高了14%,显著优于单纯的标准治疗方案,尤其对气虚邪恋型、湿热中阻型、肝郁脾虚型的SVR最佳。此外,扶正解毒方还能改善症状积分,并能缓解标准治疗方案的骨髓抑制负效应,一定程度上提高患者依从性。建立了我国首个慢性丙型肝炎临床病例信息数据库和血清库。

技术的成熟程度,适用范围和安全性。本项目研究中形成的辨证分型标准和中西医结合治疗方案,目前在全国 10 个省市 20 个研究中心推广应用,并进一步在上海市中医药行业内和全国中医肝病协作组推广使用。通过研究,初步形成一支覆盖全国东南西北中共 10 个省市区从事中医药防治慢性丙型肝炎的研究骨干队伍和临床研究网络。研究结果已发表论文 24 篇,SCI 收录 3 篇,研究论文参加国内外会议交流 8 次。共培养研究生25 名。本项目建立的慢性丙型肝炎中医证候规范,为深入了解丙肝的中医病机特点提供理论基础,有利于在临床辨证论治过程中执简驭繁,最终为提高临床疗效、降低病死率做出贡献。本项目形成的中西医结合治疗方案,将 SVR 提高了 14%,将进一步提高我国丙肝患者的临床疗效。

9. 祛湿化瘀方治疗非酒精性脂肪性肝病的理论与实践——2015 年中国中西医结合学会科学技术奖二等奖

主要完成人:冯琴、胡义扬、彭景华、李红山、孟胜喜、陈少东、张宁、张慧、慕永平、赵瑜、顾宏图、应豪、朱德东、王晓柠、唐亚军、黄甫。

主要完成单位:上海中医药大学附属曙光医院、宁波市第二医院、上海中医药大学。

在我国,非酒精性脂肪性肝病(NAFLD)患病率进入一个快速增长期,已成为我国最主要的慢性肝病。然而,临床上缺乏理想的防治药物。该成果立足于发挥中医药特色优势,基于临床实践,提出了"痰湿血瘀"是 NAFLD 的基本病机,创制了对 NAFLD 疗效显著的中药祛湿化瘀复方,并开展了系列临床观察及基础研究。本工作具有独创性。主要创新点有:① 发明了"一种治疗脂肪肝的中药复方制剂及其制备方法"(祛湿化瘀方,获得国家专利授权);发明了"一种治疗脂肪性肝病的中药复方药物"(祛湿化瘀方中主要成分复方,获得国家专利授权)。② 证实了祛湿化瘀方对痰瘀互结证非酒精性脂肪性肝炎患者的疗效及安全性。③ 从 AMPK、脂联素信号通路、脂质过氧化,尤其是肠道微生态等方面揭示了祛湿化瘀方的作用机制。④ 揭示了栀子苷、绿原酸等是祛湿化瘀方抗 NAFLD作用的主要物质基础。

该项目发表学术论文 51 篇,论文被引用 491 次,其中他引 371 次;参加国际会议大会发言交流 2 次,国内会议特邀报告 7 次;已获授权专利 2 项;已培养硕、博士研究生各 5名;培养上海市优秀学科带头人、上海市领军人才、新世纪百千万人才国家级人选人才各1 名;完成并出版了王永炎院士主编的《中西医结合内科常见病诊疗指南—肝胆疾病分册》"脂肪肝"章节、范建高教授主编的《脂肪性肝病》"非酒精性脂肪肝的中医药治疗"章节,广泛指导临床应用。该项目在宁波市第二医院、宁波市江东区中医医院进行技术推广。本项目研究的中药复方有良好的新药开发前景;所提出和论证的新的学术观点,将对非酒精性脂肪性肝病中医药防治的学术和临床有重要的促进作用。

10. 基于传统复方和均匀设计发现中药有效组/成分复方的方法和实践——2020年获中国中西医结合学会科学技术奖二等奖

主要完成人：胡义扬、冯琴、彭景华、李雪梅、李红山、刘平、唐亚军、孟胜喜、赵瑜、陈少东、苟小军、陈亮、田华捷、刘林、刘倩、冷静。

完成单位：上海中医药大学附属曙光医院、天津中医药大学、中国科学院大学宁波华美医院。

如何研究物质成分明确，并具有传统中药复方配伍增效和多途径药理作用特点的中药有效组/成分复方，是中医药现代化的努力方向之一。本项目提出并论证了"在中药有效组/成分被不断揭示的前提下，遵循传统有效中药复方的治法和配伍方义，选取复方中已知主要有效组/成分，运用均匀设计数学模型，可筛选到理想疗效的有效组/成分复方。这种成分复方具配伍增效的整合效应，可重现中药复方对人体多个靶点发挥调节的优越性"。

本项目分别以治疗非酒精性脂肪肝的验方祛湿化瘀方和抗肝纤维化中成药扶正化瘀胶囊作为母方，以其各方中的已知有效成分通过均匀设计进行筛选、验证。并针对所获得的中药有效组/成分复方开展配伍增效和作用机制研究。主要创新点：① 提出并论证了基于验方和均匀设计，是研究中药有效组/成分复方的方法学途径之一；② 发明了治疗脂肪肝疗效显著的成分复方GC方（栀子苷合绿原酸特定配比），疗效优于母方；③ 发明了抗肝纤维化疗效显著的组分复方CKJ方（虫草多糖＋苦杏仁苷＋绞股蓝总皂苷特定配比），与母方疗效相当；④ 揭示了GC方的重要作用靶位是肠道菌群及其FXR诱导的胆汁酸代谢，以及CKJ方的作用于TGF-β1/Smad信号通路和肝细胞凋亡的关键机制，同时证明了组/成分复方配伍增效和多途径药理作用特点。本项目获国家自然科学基金项目资助5项，CKJ组分复方入选"十二五"国家科技重大专项候选药研究。已获得中药组/成分复方专利授权3项。发表相关论文61篇，其中SCI收录20篇（总影响因子52.2）。其中发表的20篇SCI论文被引用354次，39篇中文论文被引用876次。查新结论：① 国内外未见相同研究的专利报道。② 国内外未见相同研究的成果报道。参加国际会议大会发言交流2次，国内会议特邀报告13次。培养国家百千万人才1名、上海市领军人才1名、博士11名，硕士5名。目前通过验方和均匀设计进行中药有效成分复方的研究已在国内如上海、广东、福建、浙江、河南等较广泛的开展。

11. 以肠道为靶位的中药防治酒精性肝损伤的理论与实践——2016年获高等学校科学研究优秀成果奖科学技术进步奖二等奖

主要完成人：胡义扬、彭景华、冯琴、吴大正、成扬、刘平。

完成单位：上海中医药大学附属曙光医院。

酒精性肝病是欧美国家中青年死亡的主要原因之一。在我国，随着生活水平的提高，酒消耗量的大幅度增长，也面临着酒精性肝病的严重威胁。然而，目前临床上缺乏相应的防治药物。因此,酒精性肝病早期防治研究具重要意义。本项目基于中医临床实践和健脾活血方验方的临床应用,立足中医整体观,结合 Marshall 于 1998 年提出的"肠肝轴"理论以及酒精性肝损伤发病机制"二次攻击"理论,即"酒精可致小肠内毒素渗漏而协同诱发肝脏炎症"的新认识,从"肝-肠"的脏腑联系,诠释了中医药调理脾胃运化功能的"解酒毒"机制。方法学上建立和运用了 Leiber 酒精大鼠肝损伤模型以及复合内毒素灌胃肠通透性检测和"二次攻击"模型等先进技术。研究获得如下创新结果:① 成功复制了 Lieber - Decarli 酒精液体饲料诱导的大鼠酒精性肝损伤模型,证实中药健脾活血方对酒精性肝损伤和肠道损伤有显著防治作用。② 发现和证实中药健脾活血方可改善酒精所致的肠通透性改变和肠道菌群的紊乱而减少内毒素摄入,从而减轻内毒素诱发的肝脏炎症等病理变化;其改善肠渗漏的机理在于调节肠道细胞间紧密连接蛋白(ZO - 1)和 occludin 蛋白及其基因表达。③ 明确健脾活血方对酒精性肝损伤的多途径药理作用,发现中药健脾活血方对内毒素诱发的库普弗细胞活化-炎症细胞因子释放-肝损伤的路径也有直接干预作用,其作用与抑制内毒素受体和 p - IκB 有关。④ 运用均匀设计剖析了复方针对不同机制环节(抗脂质过氧化、改善小肠通透性、抗内毒素攻击)的主效应中药及配伍。⑤ 发现了健脾活血复方中的部分效应物质基础(葛根总黄酮、姜黄素、葛根素)及其主要作用和机制。本项目主要创新点有:① 立足中医整体观,从"肝-肠"的脏腑联系,提出和论证了酒精性肝病"从脾论治"的理论假说。② 提出并论证了"肠道"是中药防治酒精性肝病的重要靶位,针对酒精所致的肠道损伤和内毒素"肠渗漏",是中药防治酒精性肝损伤的重要作用环节及新药研发思路。③ 在国内首次成功复制 Lieber - Decarli 液体饲料诱导的酒精性肝损伤和肠道损伤模型,并应用于中医药研究。④ 创造性运用均匀设计成功剖析了复方针对不同机制环节的主效应中药及配伍。⑤ 发明了"一种防治酒精性肠道损伤和肝损伤的中药复方制剂"(健脾活血方,获发明专利授权)。该项目申请国家发明专利 3 项,其中已获授权 1 项,并成功实现专利成果转让。发表论文 31 篇,其中 SCI 收录 8 篇,Medline 收录 16 篇。论文被引用 169 次(他引 121 次,SCI 引用 27 次)。参加国际会议大会发言交流 2 次,国内会议特邀报告 3 次。培养"国家百千万人才"1 名,"上海市启明星"1 名,"上海市教委晨光计划"1 名,博士 5 名,硕士 3 名。研究成果将对酒精性肝病中医药防治的学术发展和临床实践有重要的促进作用。

九、中西医结合肺病研究

上海市中西医结合呼吸内科的技术力量主要分布在上海中医药大学的附属医院。1965 年,由著名中西医结合呼吸病专家邵长荣等创立全国中医医院系统首家中医呼吸科——上海中医学院附属龙华医院肺病科,目前为上海中医药大学 A 级专科,上海市中医临床呼吸病优势专科。同时,龙华医院在 20 世纪 60 年代建立全国中医医院系统第一个肺科临床实验室,全国最早的中医呼吸专业硕、博士培养点,国家食品药品监督管理局中医呼吸病专业临床试验基地。目前龙华医院肺病科在全国中医呼吸专科领域规模最大，为中国中西医结合学会呼吸病专业委员会、上海市中医药学会呼吸病专业委员会主任委员挂靠科室。科室拥有邵长荣、吴银根两个名中医工作室，工作室成员均为科内业务骨干。全国名老中医邵长荣教授和上海市名中医吴银根教授为全国第二批500名老中医药专家学术经验继承工作指导老师。建科40余年来，不断探索中医药对呼吸系统疾病防治的方法，逐渐积累并形成自身专科病种的中医诊疗优势和特色，尤其对于肺部感染性疾病、慢性阻塞性肺疾病、支气管哮喘等疾病进行长期多层次、系统性研究，获得国家"十一五"重大专项等资助，科研经费达2 000多万，在全国中医药系统处于领先水平。"冬病夏治""冬令膏方"等特色治疗，已成为具有区域影响力的特色优势诊疗项目。

上海中医药大学附属曙光医院肺病科是从事中西医结合诊治呼吸系统疾病的临床科室，上海市和教育部重点学科"中医内科学"成员单位，国家食品药品监督管理局临床药理研究机构呼吸病专业点，呼吸科有着悠久的历史，曾经参加了包括20世纪70年代全国慢性支气管炎协作攻关等在内的多项医、教、研工作，获得了包括卫生部"甲级奖"在内的多项奖励，历年来在上海市卫生局"呼吸内科临床质量督察"中均名列前茅。科室临床科研技术力量雄厚，学术梯队合理。建立有完善的呼吸系统疾病的中西医诊疗常规，开展了一系列新技术、新检查、新治疗，专病的诊断率、治疗率不断提高。现任科主任毕小利主任医师，为上海中西医结合学会呼吸病专业委员会主任委员。

复旦大学附属华山医院中西医结合科的肺病亚专科，近年来在中西医结合治疗哮喘等变应性疾病方面，做出了积极探索。2011年通过卫生部国家临床重点专科建设单位的立项。复旦大学中西医结合研究所所长董竞成教授长期从事肺肾相关、异病同治、补肾益气、清热活血等理论与应用研究工作，特别在肺部疾病及肿瘤和老年病如呼吸道感染、慢性阻塞性肺疾病、哮喘、肺癌、肺间质性纤维化、肺结核、肺源性心脏病、心肺功能衰竭、支气管扩张等领域，以及相关中药的研发等方面有较高造诣。提倡"发时治肺兼顾肾，平时治肾兼顾肺""以肾治肺""以肺治肾"等新治则与新治法。

董竞成，医学博士、教授、主任医师、博士生导师、"973"项目首席科学家。现任复旦大学中西医结合研究所所长、复旦大学附属华山医院中西医结合科主任、教育部高等学校中西医结合类教学指导委员会副主任委员、中国中西医结合学会理事兼呼吸病专业委员会主任委员、国家临床重点专科（肺病科）负责人、国家中医药管理局重点学科建设（中医老年病）负责人、国家中医药管理局"十二五"呼吸病重点专科协作组大组长兼主攻病种哮病协作分组组长。

代表性科技成果获奖

1. 补肾益气法与宣肺法治疗哮喘的研究——2010年获中国中西医结合学会科学技术奖一等奖

主要完成人：董竞成、倪健、宫兆华。

主要完成单位：复旦大学附属华山医院。

本项目评价了补肾益气法和宣肺法治疗哮喘的疗效，并部分揭示其疗效机制。研究发现：补肾益气法（寿而康片）配合吸入型激素治疗中重度哮喘，既可增强激素疗效，又可提高激素依赖型哮喘激素撤除成功率。其疗效机制是：保护和改善 HPA 轴功能，促进内源性糖皮质激素分泌，调节免疫，提高机体内源性抗炎能力。补肾法和益气法可能作用靶点不同，补肾法主要作用于 HPA 轴，益气法主要作用于免疫系统，补肾法和益气法治疗哮喘可以优势互补。宣肺法（复方麻杏口服液口服及有效单体银杏性内酯等）治疗轻中度哮喘取得一定疗效。其疗效机制是：多靶点地作用于炎性细胞、炎症介质和细胞因子网络，直接拮抗气道炎症，降低气道高反应性。本项目认为，补肾益气法与宣肺法可作为现代医学哮喘治疗的重要补充和替代疗法。补肾益气与宣肺为治则的防治哮喘药物研发具有较广阔的市场前景。对"补肾益气""宣肺"理论的进一步阐释，对其疗效进一步验证，将有助于促进中西医学在更高层次的结合。

2. 温阳抗寒合剂对实验性哮喘豚鼠免疫调控机制的研究——2001 年获上海市科学技术进步奖二等奖

主要完成人：吴银根、于素霞、张惠勇、王宏长、林琳、陈凤鸣、倪伟。

主要完成单位：上海中医药大学附属龙华医院。

针对哮症"阳虚寒盛"的病理体质，又针对"痰瘀阻络"之宿根，运用温阳抗寒合剂治疗175 例哮喘患者，对喘、咳、痰三项主症有明显的改善作用，肺功能 FEV$_1$、FEV$_1$％等指标显著改善，显效率为 52.6％，总有效率为 91.4％。在该基础上应用免疫化学和分子生物学等手段，从细胞、分子水平深刻阐明该方抑制气道变应性炎症的机理，建立哮喘模型，设立正常组、哮喘模型组、中药治疗组和地塞米松对照组。采用密度梯度细胞分离法、放射配基结合分析法、酶联免疫法及逆转录-多聚酶链反应等检测各组肺泡灌液及血浆中嗜酸性粒细胞数量、IL-4、IL-5、可溶性细胞间黏附因子-1、嗜酸性粒细胞阳离子蛋白、糖皮质激素受体以及 IL-4、IL-5 基因表达等指标的变化。结果表明，温阳抗寒合剂治疗哮喘的重要机制之一通过全身和局部肺组织的 IL-4mRNA、IL-5mRAN 过强表达，影响转录出的 IL-4、IL-5 的含量，减轻嗜酸性粒细胞在气道的浸润、聚集、活化和脱颗粒，从而抑制气道变应性炎症。并且发现，与地塞米松可导致一定程度的糖皮质激素受体下调相比，该方法能抑制哮喘糖皮质激素受体的下调，提高自身内源性糖皮质激素的生物利用度，从而改善哮喘患者"阳虚寒盛"的病理体质，体现中医药自身的独特优势。

十、中西医结合风湿病研究

上海中医药大学附属岳阳医院风湿科为国家中医药管理局重点专科，上海中医药大学 A 级专科。主要诊治类风湿关节炎、干燥综合征、系统性红斑狼疮、强直性脊柱炎、血管炎、炎性肌病、痛风性关节炎、骨质疏松、骨关节炎等多种风湿病,制定了常见风湿病的中西医诊疗常规,开设了充足的风湿病专科门诊服务患者。风湿免疫科以"中西结合、整体治疗"为医疗特色,具体体现在以下四个方面。

中西结合、个体化治疗关节病:对于类风湿关节炎、强直性脊柱炎、银屑病关节炎、痛风性关节炎、骨性关节炎等各种关节炎,通过个体化灵活使用传统抗风湿药物以及先进的生物制剂,联合使用中药内服汤剂和外治法,可明显缓解腰背疼痛、关节肿痛、晨僵等症状,恢复关节功能,防止身体关节畸形,提高生活质量。

中西医结合治疗干燥综合征:风湿免疫科运用中医药治疗常见风湿病干燥综合征具有独特的优势,对于轻、中度干燥综合征患者采用纯中药治疗,不但可明显改善口干、眼干、便秘等局部干燥症状,增加唾液泪液分泌,而且可使患者全身状况得以调整,防止系统性内脏器官损害。对重症患者采用中西结合治疗,可改善全身症状,控制病情发展。

中西医结合减少激素副作用:对于系统性红斑狼疮、系统性血管炎、炎性肌病等需长期使用糖皮质激素治疗的系统性自身免疫病,采用中西医结合的方法,通过辨证论治处以中药汤剂可减轻激素引起的各种副作用,使患者能耐受标准治疗,改善全身状况,稳定病情,实现激素的平稳减撤。

上海市长宁区光华中西医结合医院关节内科(类风关科)类风关内科成立于1971年,当时拥有15张床位,成为全国最早成立的风湿科之一。从一条"鲜活蛇"治疗类风湿关节炎开始,历经蛇粉、蛇酒、蛇口服液制剂的改良,到风湿系列自制制剂使用至今,经过50余年的建设和积累,专科始终坚持传统医学与现代医学相结合,不断探索自制制剂治疗关节病的基础与临床,已经形成了具有相当规模的以治疗类风湿关节炎为主的风湿病特色专科,在国内外享有一定的声誉。专科拥有床位数87张,成为国内临床风湿病专业拥有床位数最多的科室之一。现为:国家中医药管理局"十一五"重点专病项目;上海市中西医结合治疗类风湿关节炎医学重点专科;上海市中医特色专科;上海类风湿关节炎基础和临床合作研究基地。

十一、中西医结合神经疾病研究

复旦大学附属中山医院中西医结合脑病科是中西医结合国家一级重点学科的重要组成部分,是复旦大学中西医结合临床神经病学专业硕士和博士学位授予点。内设复旦大学中西医结合研究所神经病学研究室和国家中医药管理局神经生理病理三级实验室。近年来坚持厚基础、重临床的建设理念,在急性脑血管病、帕金森病的中西医结合研究领域产生重要影响,学科体系建设取得长足进展。该专科是目前国内中西医结合神经病学领域学术水平最高的专科之一。现为上海市卫生局中西医结合急性脑血管病重点专(病)科。2011年获得卫生部国家临床重点专科-脑病科建设单位和国家中医药管理局确立的重点专科-脑病科立项,历年来在国家"十一五"科技支撑计划、国家自然科学基金、教育部博士学科点基金、上海市自然科学基金等资助下,在中西医结合急性脑血管病、帕金森病等研究领域取得重要成果,近年来获得国家科学技术进步奖二等奖 1 次,中国中西医结合科技进步奖二等奖 1 次;发表论文近 200 篇,其中 SC1 论文近 20 篇。

上海中医药大学附属岳阳中西医结合医院神经内科为全国最早建立的中西医结合神经内科之一,1980 年在医院内科中开设了中西医结合神经内科专业组,1984 年神经内科正式成立,开设病房床位 20 张,同时开设脑电图、肌电图、脑诱发电位检测室,1993 年经上海市卫生局批准建立上海市中医脑病医疗协作中心,1995 年医院搬迁至大柏树新址后,科室不断扩建,床位数逐渐增加至 40 张,同时承担神经内科的急诊医疗工作。2009 年开设卒中单元,床位增加至 85 张,并将肌电诱发电位检查室、多普勒超声检查室、微栓子检查室等功能科室合并入神经内科。神经内科成立至今,从中西医结合治疗神经系统疾病的疗效和机制方面不断开展科研,成绩显著,在国内外各种核心刊物发表论文近 100 篇。2009 年神经内科作为分中心参与课题《急性缺血中风辨证规范和疗效评价的示范研究》(国家"十五"科技攻关)获 2008 年度中华中医药学会科学技术奖一等奖。2010 年神经内科作为第二完成单位参与课题《脑内微小病变及其与脑血管病的相关性研究》(上海市科委重大项目)获 2010 年度上海市科学技术成果奖。

上海交通大学医学院附属新华医院吴敏教授师承名老中医刘弼臣教授,结合现代医学的理论研究,提出抽动障碍"肝肺并调"的学术思想,创制"祛风止动方"。经大样本病例回顾分析显示该方总显效率高达 94.7%,验证了抽动障碍的发病机制,探讨了中西医结合治疗抽动障碍的临床诊疗方案,并在上海市十余家医院开展了临床路径推广工作,取得了令人满意的疗效。"祛风止动方"研究成果应用广泛,福泽广大病患。先后诊疗抽动障碍患儿 2 000 余例,一系列研究成果惠及江浙沪乃至全国广大地区,同时也吸引了日本、马来西亚等国际患者前来求诊,在国际上也取得了良好的声誉。先后获得国家自然基金资助、上海市科委、卫生局等各级基金支持项目 20 余项,在国内外各类期刊上发表SCI、核心等论文近百篇,获得专利 8 项,多次获得教育部高等学校科学技术进步奖、国家科学技术部中国女医师协会五洲女子科技奖、上海医学科技奖、上海中西医结合科学技术奖等各级各类奖项,该学科成为国家中医药管理局"十二五"重点专科、临床重点专科建设项目。

代表性科技成果获奖

祛风通络及其演变方药治疗急性缺血性卒中的神经血管单元保护作用与机制研究——2018 年获中国中西医结合学会科学技术奖一等奖

主要完成人:蔡定芳、俞晓飞、朱旭莹、杨云柯等。

主要完成单位:复旦大学附属中山医院、上海中医药大学附属曙光医院。

课题来源与背景:国家自然科学基金面上项目名称(电针对脑缺血损伤大鼠神经干细胞增殖分化迁移的影响),编号:30271639。国家自然科学基金面上项目名称(小续命汤对急性脑缺血后神经血管单元的保护作用及其机制研究)，编号：81173389。国家自然科学基金青年项目名称(罗布麻提取物对急性脑缺血后血脑屏障的保护作用和机制研究)，编号：81202813。上海市卫生和计划生育委员会中西医结合重点病种建设项目名称(中医药提高急性脑梗死风中脑络血瘀型临床疗效研究-随机双盲多中心安慰剂对照设计)，编号：zxbz2012-10。

急性缺血性卒中属于中医中风病范畴，占全部脑卒中的 60%～80%。缺血性卒中发病率、致残率、致死率高，临床缺乏有效治疗手段。除了小范围人群具备指征及条件接受溶栓治疗或血管腔内治疗外，大部分患者临床疗效不满意。因此，国际卒中研究领域专家一致呼吁：急性缺血性卒中临床疗效亟待提高！中医中药治疗急性缺血性卒中历史悠久经验丰富。结合现代医学病理学、生理学、药理学相关进展，我们认为风中脑络理论是中医中风病的经典主流理论，祛风通络及其演变方药可望提高急性缺血性卒中临床疗效，祛风通络及其演变方药对急性脑缺血损伤大鼠具有神经保护作用。

技术原理与性能指标。本项目在继承中医中风病风中脑络理论基础上，组织中国医师协会中西医结合分会神经病学专家委员会专家制定《中国急性缺血性脑卒中中西医结合诊治推荐意见》，采用随机双盲多中心安慰剂对照观察加减小续命汤治疗急性缺血性卒中临床疗效，结果提示祛风通络药物有效改善急性缺血性卒中结局趋势。在长达近 20 年的中医药治疗急性缺血性卒中疗效机制实验研究中，本项目研究发现：① 祛风通络及其演变方药可以有效保护急性局灶性脑缺血动物神经损伤：减小神经功能缺损评分；减小梗死体积；改善血脑屏障；保护神经元；保护胶质细胞；保护血管内皮；改善神经血管单元生存微环境。② 祛风通络及其演变方药可能通过线粒体 P53 通路，抑制急性脑缺血损伤状态的兴奋性氨基酸毒性反应，保护神经元。③ 祛风通络及其演变方药可能通过调控 STAT3 信号通路，抑制急性脑缺血损伤状态的星形胶质细胞活化，保护胶质细胞。④ 祛风通络及其演变方药可能通过 HGB1/TLR4/NF-κB 信号通路，抑制急性脑缺血损伤状态的多种炎性因子活性与表达，保护血管内皮。⑤ 祛风通络及其演变方药可能通过 IL-6 及其相关受体，加强神经-血管-胶质交互对话，改善急性脑缺血损伤状态的神经血管单元生存微环境。这可能是祛风通络及其演变方药对急性脑缺血损伤神经保护的核心机制。

技术的创造性与先进性。创造性：在举国提倡活血祛瘀治法的当时，我们独辟蹊径，以"内虚邪中""络脉空虚，贼邪不泻"的病因病机作为治疗缺血性卒中急性期的突破口，重点验证祛风通络法，聚焦《备急千金药方·诸风》所载治诸风之首方——小续命汤，开展了长达 20 年的验证与机制探索工作。先进性：团队从减小神经功能缺损评分、减小梗死体积、改善血脑屏障、保护神经元、保护胶质细胞、保护血管内皮、改善神经血管单元生存微环境 6 个方面验证其祛风通络及演变方药神经保护作用，全面客观。机制方面从通过线粒体 P53 通路保护神经元、通过 STAT3 信号通路保护胶质细胞、通过 HGB1/TLR4/NF-κB 信号通路保护血管内皮、通过 IL-6 及其相关受体等加强神经-血管-胶质交互对话 4 个方面进行探讨,深入具体,处于国际领先水平。

适用范围及应用情况。本项目共发表论文 76 篇,SCI 收录 10 篇,出版相关论著 1 部,制定共识 1 部,培养硕士、博士研究生 20 余名,成果被全国 20 余家单位推广应用,提高急性缺血性卒中的临床诊疗救治水平,促进本院的国家卫生和计划生育委员会脑卒中筛查防治高级中心项目以及本院的上海市脑卒中救治中心项目的建设,产生良好的社会效益。经专家组鉴定:该系列研究数据真实可靠,成果应用广泛,社会效益良好,用现代的方法提出并阐明了祛风通络及其演变方药对风中脑络脑卒中患者的作用机制。该项目科学性强,研究方法和结果先进,被广泛推广应用,达到国际领先水平。获 2017 年度上海中医药科技奖一等奖。

十二、中西医结合外科学研究

上海中医药大学附属龙华医院普通外科(含中西医结合胆道外科)是国家教育部、上海市重点学科、国家中医药管理局重点学科和上海市中医外科临床医学中心的重要组成学组。

上海中医药大学附属龙华医院教授徐长生长期从事中西医结合外科医、教、研工作。**徐长生(1920—1992)**,上海中医药大学附属龙华医院教授,1948 年毕业于上海东南医学院,曾任中国中西医结合研究会急腹症专业委员会第一届副主任委员、上海中西医结合研究会急腹症专业委员会第一届主任委员。最早与中医名家顾伯华教授合作,开展中西医结合治疗外科炎性急腹症研究。1965 年于国内率先开展急性阑尾炎中药剂型改革,成功研制锦红片。发表学术论文 20 余篇,主编国家规划教材《西医外科总论》和《新急腹症学》等,曾获上海市科技大会重大成果奖等各级科技奖励多项。

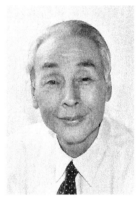

图 4 - 14　徐长生

学科作为全国中医胆石病重点专科,提倡“胆病从肝论治”,尤其对难治性肝胆管结石病和胆胰炎症性疾病,坚持中西医并重,应用“辨证与辨病结合、手术与非手术结合、预防与治疗结合”的综合防治体系,取得良好临床疗效并在国内具有较高的学术影响力。科室目前有上海市名中医 1 名,博士后合作导师 2 名,博士生导师 2 名,主任医师 4 名,副主任医师 4 名。学科曾承担 40 余项国家级、省部级和局级科研课题,注重产学研结合、开发出“胆宁片”“清胆胶囊”“养肝利胆颗粒剂”“锦红片”等系列防治胆胰疾病和外科急腹症的中药新药。学科医疗、教学和科研的总体水平在中西医结合普通外科领域居国内领先水平。科室开展的特色项目主要有:腹腔镜、十二指肠镜、胆道镜“三镜联合”微创治疗各类胆石病;中西医结合治疗难治性肝胆胰疾病;中西医结合治疗外科炎性急腹症;胃肠道、甲状腺肿瘤和各种腹部的外科手术治疗及中西医结合围手术期处理等。

该科室不仅可完成肝叶切除、胰十二指肠切除、门脉高压症选择分流等大型手术,而且对于手术后肝胆管结石的复发,肝脏、胰腺及胆道肿瘤的转移复发的防治积累了丰富的经验,采用中医中药结合现代西医等综合措施,显著改善了难治性肝、胆、胰疾病的临床疗效,提高了患者的生活质量。

中西医结合治疗炎性急腹症是中西医结合学的传统优势领域,取得了举世瞩目的成就,该科是国内最早开展中西医结合治疗急腹症的单位之一,应用清热通下法防治炎性急腹症的研究曾先后获得省部级科技成果奖,2007年又获中国中西医结合科技进步奖二等奖,尤其是对于急性胰腺炎的治疗,通过中医辨证施治,能显著降低手术率、病死率以及围手术期的各种严重并发症发生率,大幅降低医疗费用。应用名老中医经验治疗急性胆囊炎、胃十二指肠穿孔、肠梗阻等能降低急症手术率,提高手术的安全性。

此外,该科室通过术前对患者进行中西医结合综合评估、中西医综合干预,能有效提高患者的手术耐受力。同时,通过辨证论治、辨病与辨证结合的方法,广泛应用中医益气、健脾、养阴等方药及针灸、推拿等措施,能促进早日康复、减少术后并发症。围手术期的中医药应用已成为该科室的特色。

在上海其他综合医院中,中西医结合外科学的发展也进入快车道。特别可喜的是一些著名医院的西医外科专业也在尝试有机的融合中医药的手段,如复旦大学附属中山医院肝外科汤钊猷院士的"松友饮"预防肝癌转移的研究等。

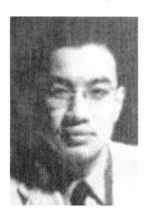

柴本甫(1924—2006),瑞金医院外科学终身教授、主任医师,九三学社社员。曾任瑞金医院骨科主任、上海市伤骨科研究所所长,中华医学会上海分会理事、中国中西医结合学会上海分会顾问、上海市科学技术委员会医学专业委员会委员、中华医学会理事、中华创伤学会副主任委员、国务院学位委员会委员、学科医学评议组成员,国际外科学会委员,《国外医学·骨科学》主编,《中华创伤杂志》(英文版)副主编,《上海第二医科大学学报》副主编。

柴本甫1949年毕业于上海圣约翰大学医学院,获理学学士、医学博士学位,1956年到广慈医院骨科工作。1959年为一位患

图4-15 柴本甫

软骨肉瘤患者施行上海地区首例骨盆1/4解脱手术,在国内最早应用现代医学先进的技术手段,研究中医伤科疗效机制,使中医对动静结合和小夹板治疗骨折的认识得以提炼和升华。20世纪60年代初,与魏指薪教授合作在活血化瘀和理气药整体施治骨折愈合过程中的作用进行研究,为阐明中医治疗骨折愈合的机制提供了科学依据。曾领衔建立国内首个骨科学研究实验室,研究领域涉及骨关节炎、骨质疏松、关节假体置换等多个方面。他率先提出成纤维细胞具有成骨作用,丰富和发展了骨科学理论。柴本甫曾先后获包括国家自然科学二等奖在内的各级奖项20余项,发表具有重要学

术影响力的论著近 200 篇,对我国骨科学的发展起到了重要的指导和引领作用。1964 年被评为上海市文教方面先进工作者。1991 年享受国务院政府特殊津贴。

施维锦(1927—2015),上海交通大学医学院教授、仁济医院主任医师,享受国务院政府特殊津贴。1955 年毕业于上海第二医学院,师从董方中、何尚志教授。1958—1961 年在上海中医学院中医研究班研修 3 年,系统学习中医理论,为日后中西医结合治疗急腹症打下坚实的基础,毕业后先后在新华医院、仁济医院外科任职,曾任上海胆道疾病会诊中心主任、《肝胆胰外科杂志》主编、中国中西医结合学会急腹症专业委员会副主任委员、中国中西医结合学会外科专业委员会名誉委员,上海市中西医结合学会急腹症专业委员会主任委员,外科专业委员会名誉主任委员、围手术期专业委员会顾问等。施维锦教授兼任《中华医药杂志》《外科理论与实践》等十余本专业杂志的编委。发表

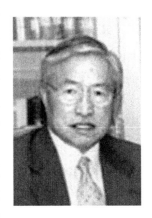

图 4 - 16　施维锦

论著 270 余篇,主编《普通外科中文文献索引》《胆道外科学》《胆道常见病知识问答》《常用手术图解》等。

代表性科技成果获奖

胆石病的基础与防治研究——2000 年获上海市科学技术进步奖二等奖

主要完成人:张圣道、张延龄、蒋渝、王炳生、朱培庭、施维锦、蔡端。

主要完成单位:上海第二医科大学附属瑞金医院、复旦大学医学院附属华山医院、复旦大学医学院附属中山医院、上海中医药大学附属龙华医院、上海市第二医科大学附属仁济医院。

该课题组首次从人胆汁中分离、提纯到 70KD、200KD 胆汁促成核蛋白及 33.5KD 泡促成核蛋白,相继制成 ELISA 药盒,建立了一种可用于临床检测的方法,为进一步探讨胆石成因和筛选防石药物提供有利的基础,初步研究胆石病易感基因,发现 Apob 基因符合指标要求,为寻找新的预测指标进行了探索性的工作,研究有关胆固醇结石病高危人群的预测结果令人鼓舞,同时较为全面系统地研究了腹腔镜胆囊切除术对胃肠动力学、老年人心肺功能、神经内分泌以及代谢免疫功能的影响,为进一步开展腹腔镜胆囊切除术提供科学依据,并首次在国内采用术中 B 超监护探索了预防腹腔镜胆囊切除术中胆道并发症的新途径。通过多中心的大宗病例临床研究,明确大多数保留胆囊的治疗方法因复发率过高而不宜推广应用,仍需进一步研究探索。中医中药方面,证明了中药胆宁片在控制胆道感染及胆石病临床症状方面优于进口胆通,这为胆宁片缓解胆石病症状提供了依据,取得了较高的经济和社会效益,通过研究锦红片、舒胆合剂在治疗胆道感染中的机制,为中药治疗胆道感染以及进一步改进剂型,投入市场提供线索。

十三、中西医结合妇科学研究

复旦大学附属妇产科医院中西医结合科创建于1958年,是我国中西医结合妇产科最早设立的医院之一,现是上海市中西医结合月经病特色专科;2007年设立上海市卫生局名老中医曹玲仙教授中医妇科工作室;2008年获上海市中医临床优势专科"中西医结合诊治自然流产"建设项目。长期以来,侧重于吸取妇科中医传统医学精华,充分发挥中医药、针灸特色和优势,取中、西医之长,补两者之短,将其有机地融合到现代医学研究中去,用中西医结合诊断治疗各种原因不孕症、内分泌失调月经病、反复自然流产、子宫内膜异位症、盆腔炎、围绝经期综合征、盆底器官脱垂和尿失禁等,其中如多囊卵巢综合征、青春期功能性子宫出血、反复自然流产、痛经等方面有其独到的研究成果,处于国内先进水平。在盆底手术、妇科微创手术方面也有所造诣。现有床位65张,平均年门诊量约20万人次。

科室内名中医云集,该科前辈国内著名中西医结合专家李超荆、俞瑾教授是国内开展妇产科中西医结合研究最早创始者之一,在国内首先提出中医"肾主生殖"理论对女性生殖调节作用,得到同行广泛的认可和应用,对中西医结合事业发展做出重大贡献,1994年由俞瑾教授领衔主办上海市中西医结合月经病诊疗中心和上海市医学领先专业中西医妇科重点学科。2004年建成上海市中西医结合月经病特色专科,由归绥琪教授担任特色专科主任。

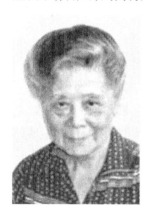

图 4-17 李超荆

李超荆（**1925—2019**）,名中医,复旦大学附属妇产科医院教授、主任医师,享受国务院政府特殊津贴。1958年师从唐吉父教授学习中医。在中西医结合治疗女性不孕症的基础与临床研究方面建树颇丰。李超荆教授将中医的肾与西医的免疫功能联系起来,以补肾为主,研究以中西医结合方法治疗女子生殖周期中的几种疾病,明显提高了临床疗效,并对通过调节肾气盛衰而影响女子生殖内分泌-免疫网络的机制进行了探索,曾先后获多项部、市级以上的科技成果奖。

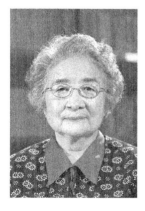

图 4-18 俞瑾

俞瑾（**1933—**　）,1955年上海第一医学院毕业,1961年上海中医研究班结业。复旦大学附属妇产科医院教授、博士生导师,全国及上海市名中医。曾任上海市领先学科中西医结合妇科重点学科带头人,上海市中西医结合学会理事,中国中西医结合学会妇产科专业委员会主任等;现任生殖医学杂志常务编委,上海市坤泰女性健康中心主任等。2007年至今在上海泰坤堂中医院工作,2010年被评为"上海市社会医疗机构首批优势专科"。50年来执着于生殖内分泌学和中西医结合妇科的医、教、研工作,获国家科技、部、市级奖18次,1987年获医学论坛年度医师奖。在国内外发表论文 200 余篇（一篇为国内中医论文首次发表在美国影响因子 4.65 杂志），国内外出版专著及碟片 40 本。获上海市劳动模范 1 次、市三八红旗手 2 次等；国内外病员给予"世界外婆"的称号。50 余次受邀赴美、欧、亚、大洋洲诸国家讲学及国际学术会议报告；1997 年受邀在美国 NIH 针刺促排卵报告获佳誉。2003 年提出"生命网络调控观"，受到国内外专家好评。

多年来，上海市中西医结合月经病特色专科充分发挥了中医临床实践的特色优势，取中、西医之长，补两者之短，将其有机地融合到现代临床医学和基础研究中去，不断攻克妇产科领域的一系列疑难杂症，尤其对内分泌失调所致的月经病，如青春期功能性子宫出血、多囊卵巢综合征、月经过多或过少、黄体不健、高泌乳血症及各种原因引起的闭经，更年期综合征、反复自然流产、不孕症、针刺促排卵等取得了优于单纯西医或中医、针灸的治疗效果；并开展中西医结合临床诊治规律及中药、针刺疗效作用机制系列研究，论证中药、针灸从整体到分子水平对女性生殖神经-内分泌-免疫-代谢网络调控发挥治疗作用，加强主攻疾病中医临床特色优势，并有所发展和创新，提高临床诊疗水平，提升科室更优质为患者服务的根本。每年吸引众多市内外、国内外患者，并与美国哥伦比亚大学、意大利同行开展国际合作，获美国 NIH 基金，同时已被列入上海市卫生局中医处适宜技术推广应用项目。举办国家级学习班 16 期，辐射本专科的学术思想和技术成果。先后获得美国 NIH 基金、国家"863"项目、"十一五"支撑项目、国家自然科学基金及部、市、局级基金等 30 多项。举办国家级学习班中西医结合生殖-内分泌-生殖免疫疾病研究进展学习班 17 期。发表论文 100 余篇，大大推动了中西医结合事业的发展，促进临床诊疗水平的提高。

李国维（1920—　　），中国福利会国际和平妇幼保健院主任医师、教授，上海著名中西医结合妇产科专家。1944 年毕业于上海圣约翰大学，并获得医学博士学位。1956—1958 年参加上海中医学院第一届"西学中"学习研究班，并拜师名中医陈大年先生，从此后致力于妇产科疾病的中西医结合治疗和妇产科人才的培养。先后就职于中国红十字会总院（华山医院前身）、仁济医院、新华医院、中国福利会国际和平妇幼保健院。先后担任新华医院中医教研组副组长、中医科副主任，中国福利会国际和平妇幼保健院中医科主任、妇产科主任、副院长、顾问。曾任上海市中西医结合学会第一届理事会理事，并牵头组建上海市中西医结合学会妇产科学组，上海市中医药学会理事，上海市中医妇科医疗

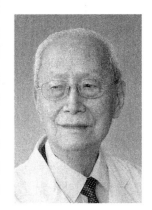

图 4-19　李国维

协作中心顾问等职。在迄今近 80 年从医生涯中，李氏在不孕症、月经病、子宫肌瘤、子宫内膜异位症、子宫腺肌症、围绝经期综合征等妇科疾病的中西医诊疗方面积累了丰富的临床经验。发表论文多篇，其中中西医结合非手术方法治疗宫外孕获得上海市卫生局奖励。

海军军医大学附属长海医院的中西医结合妇科门诊也进行了积极的研究和探索，取得了很多重要成果。上海中医药大学各附属医院的妇科专业在发展中也逐渐显示出中西

医结合的特色。

代表性科技成果获奖

1. 多囊卵巢综合征证治方案研究及应用——2019 年获中国中西医结合学会科学技术奖一等奖

主要完成人：俞超芹、侯丽辉、李昕、蔡在龙、俞瑾、程雯、翟东霞、张丹英、刘益群、孙帅、白玲玲、姚睿嫔、周玲、宋琳奕。

主要完成单位：中国人民解放军海军军医大学第一附属医院、黑龙江中医药大学附属第一医院、复旦大学附属妇产科医院。

本研究项目属中西医结合妇科领域。多囊卵巢综合征（polycystic ovary syndrome，PCOS）是育龄期妇女常见的以高雄激素血症和高胰岛素血症为主要特征的内分泌代谢紊乱性疾病。其发病率约占育龄期女性的 6%～10%（中国约有 1 500 万患者），占不排卵女性的 80%～85%；PCOS 病因、病机复杂，目前尚无理想的治疗方案，严重困扰着育龄期女性的身心健康，是妇科内分泌领域研究的热点和难点课题。中医药治疗 PCOS 具有显著的优越性，可以多靶点、多途径的改善患者的临床症状，促进排卵及妊娠。但由于缺乏统一的中医证候规范化标准，导致 PCOS 临床证型多样，用药繁杂，从而影响其临床疗效评价，制约其临床应用。因此，制定一套系统的、规范的、以辨证论治为依据的 PCOS 证治体系，是亟须解决的重大问题。

本项目在国家自然科学基金、国家中医药管理局中医药标准化项目、国家中医药管理局国家中医临床研究基地业务建设科研专项、上海市科委中医引导项目等的资助下，历时14 年，通过文献分析、流行病学调查，对 PCOS 证候分布规律及临床用药特色进行较全面、系统的研究，结合多年临床实践探索，建立 PCOS 证治体系；并借助现代生物信息学等技术，多角度，深层次挖掘 PCOS 证治体系的特征及其相应药物有效成分的可能机制，深化中医药治疗 PCOS 的科学内涵。项目的主要创新性内容包括：① 建立了遵循中医理论而又源于临床实践的 PCOS 辨证体系，明确"肾虚肝郁""肾虚痰湿""肾虚血瘀痰阻"为PCOS 基本中医证型，并形成专家共识运用于指导临床实践。② 多角度、深层次挖掘PCOS"肾虚肝郁"与"肾虚痰湿"的证型特征和病理本质，为阐释 PCOS 中医辨证的科学内涵提供重要的数据支撑。③ 建立了以辨证论治为依据的 PCOS 治疗体系，以及 PCOS 中医、中西医结合诊疗方案及临床路径，创制具有自主研发特色的治疗"肾虚肝郁"证和"肾虚痰湿"证 PCOS 的"俞氏清肝方"和"俞氏化痰方"，并推广应用于临床。④ 从分子生物学角度阐明"俞氏清肝方"的作用机制，并对"俞氏清肝方"和"俞氏化痰方"的组方药物成分进行解析，创新性地提出"黄芩苷""隐丹参酮""槲皮素"是治疗 PCOS 疾病的有效药物成分。

本项目的研究规范了 PCOS 的临床诊治工作。该项研究成果已形成专家共识以及中医、中西医结合诊疗方案及临床路径，广泛推广应用于临床实践并受到广大医学工作者的认可。目前已培养硕士和博士研究生 30 余名;发表相关论著 84 篇;其中 SCI 8 篇,合计影响因子 22.496 分;申获国家发明专利授权 6 项;近 5 年在中国中西医结合妇产科学术会议、江浙沪皖妇产科高峰论坛及上海市中西医结合妇产科学术会议以及中国中西医结合学会妇产科专业委员会基层巡讲等做有关 PCOS 临床诊治相关研究特邀报告 20 余次,并获中国中西医结合学会妇产科学术年会优秀论文一等奖 2 次、江浙沪皖妇产科高峰论坛优秀论文特别奖 1 次、优秀论文一等奖 1 次。

2. 葛根素治疗子宫内膜异位症机制研究——2015 年获上海市科学技术进步奖二等奖

主要完成人:俞超芹、蔡在龙、刘玉环、程雯、翟东霞、张丹英、惠宁、白玲玲。

主要完成单位:上海长海医院。

子宫内膜异位症(Endometriosis,EM)是子宫内膜腺体和间质种植于子宫以外,以继发性渐进性痛经、不孕和卵巢内膜样囊肿为主要临床表现的雌激素依赖性疾病。EM 的发病率在生殖年龄的妇女中为 10%～20%。由于病因病机不清且无理想的治疗方法,因此 EM 是妇科领域里重大研究课题。植物性雌激素是植物体内具有弱雌激素作用的化合物。植物雌激素具有类似雌激素和/或抗雌激素活性的双重作用:当植物雌激素使用足够的剂量时,它可以产生与体内 17β 雌二醇相似的效能;当体内有足够的雌激素水平时,也就是妇女在生殖期处于相对高水平状态时,植物雌激素作为弱活性的雌激素分子占据了雌激素受体结合部位,有效地减弱了靶细胞对雌激素的应答,起到抗雌激素活性作用。鉴于 EM 的病理生理及植物雌激素作用特点,认为植物雌激素是治疗 EM 十分有潜力的药物。

葛根素是中药葛根中提取的一种异黄酮类化合物,其化学名为 4,7 -二羟基 8 - D 吡喃葡萄糖基异黄酮,具有扩张血管、改善微循环等活血化瘀作用。根据 EM 的临床表现,中医、中西医结合妇科界已经达成共识:血瘀是 EM 的根本病机。同时,葛根素作为一种植物雌激素,具有植物雌激素的作用特点,因此认为葛根素可能是治疗 EM 的有效药物。临床观察中发现在原来治疗的基础上加入葛根能明显改善患者的症状和体征。动物实验证实:葛根素可显著抑制异位内膜组织的生长,且作用具有靶向性。葛根素通过调节 P450arom、COX - 2、17β - HSD2、17β - HSD1 的表达,降低异位内膜组织 PGE2、E2 水平,阻断自分泌雌激素的正反馈作用,促进 E2 代谢,抑制异位内膜组织生长。进一步研究结果表明:葛根素可显著抑制 P450arom 基因的表达,抑制雌激素的合成。P450arom 基因调控转录因子缺失、荧光素酶报告基因质粒检测系统表明葛根素作用靶位在 P450arom 基因调控序列－629 bp 和－540 bp 之间、与 AP - 1 和 c - jun 结合的 GAGTGA 上。RNA 干扰技术和 EMSA 技术进一步提示葛根素通过下调 P450arom 调控转录因子 AP - 1 或 c - jun 水平抑制 P450arom 基因的表达。

在国家自然科学基金重点项目的资助下,进一步探讨葛根素与 ER 的结合力及与 ER

亚型的结合模式,探讨葛根素对不同细胞中 ER 的经典 ERE 途径及非基因组效应的作用模式,阐明葛根素与 ER 结合后的作用通路及靶向性机制,为葛根素的临床应用奠定坚实的基础。结果显示:① 在缺乏 ER 的 HeLa 细胞中,葛根素与雌激素对 ERE 报告基因没有转录激活作用;而将 ER 或 ER 表达质粒与 ERE 荧光素酶报告基因质粒共转染 HeLa 细胞中,葛根素和雌激素均可明显诱导 ERE 荧光素酶报告基因转录激活,且呈现明显的剂量依赖效应;而且雌激素受体拮抗剂 ICI182780 可阻断葛根素和雌激素的转录激活作用。表明:葛根素与雌激素的转录激活作用是依赖于 ER 存在的。且低浓度植物雌激素(10^{-9} mol/L 葛根素)只能通过 Erβ 激活 ERE 报告基因的转录,而对过表达 Erα 的 HeLa 细胞则没有明显作用,提示葛根素与 Erβ 亲和力更高,低剂量葛根素具有选择性结合 Erβ 并激活 Erβ 介导依赖的相关基因转录。② 葛根素能与 E2 竞争性结合 ER,其竞争能力约是雌激素的 1/3,其相对结合亲和力 32.2%。③ 葛根素通过促进 E2 依赖的 SMRT、NCoR 的募集、减少 SRC－1、SRC－3 的募集,下调 cyclin D1 和 cdc25A 表达,阻滞细胞于细胞周期 G1,从而抑制 ESCs 的增殖。葛根素还可抑制 ESCs 的侵袭、异位病灶血管生成,达到治疗 EM 的作用。④ 葛根素能通过非经典的 mER 途径,抑制由 E2 激活的 ERK 信号通路,抑制 cyclin D1、COX－2 及 CYP19 的表达。⑤ E2 和葛根素对成骨细胞的促增殖作用主要是通过 Erα;E2 对 RANKL 和 OPG mRNA 的调控作用是由 Erα 及 Erβ 协调完成,葛根素则是由 Erβ 和膜受体介导;葛根素能够显著抑制 E2 对 Erα 共激活子的募集;减弱 E2 对 NcoR1 的募集的抑制作用。⑥ 葛根素对性成熟期小鼠的生殖系统有一定的影响作用,葛根素因剂量的不同发挥类雌激素和抗雌激素的双重作用。妊娠期雌鼠予葛根素灌胃后对母鼠及子代小鼠均无明显不良影响,即葛根素不存在明显的胚胎-胎仔发育毒性。

创新性:首次发现葛根素是一种治疗 EM 潜在的药物,为 EM 的治疗提出了新的思路与方法;首次从分子生物学水平揭示葛根素治疗 EM 的作用机制及可能的靶向性机制,为葛根素在临床的应用奠定坚实的理论基础;本项目具有自主知识产权,具有良好的产业化前景:葛根素来源容易,价格低廉,且具有自主知识产权(已获授权,专利号:200510027924.1),如将其在妇科领域内推广使用,将产生巨大的社会效益与经济效益。本研究项目共发表相关论文 28 篇,其中 SCI 收录 6 篇。

十四、中西医结合儿科学研究

复旦大学附属儿科医院中医科成立于 1956 年,第一任主任为原上海市十大名医之一的顾文华老中医。20 世纪 60 年代中期到 70 年代初,党和政府号召西医学习中医,儿科医院许多高年资西医医生均接受过顾文华、徐迪三老中医的中医基础知识培训。目前,儿科医院许多有名的老教授在内科、外科等领域还运用当时所学的中医知识中西医结合治疗病儿。其中如时毓民教授后来走上中西医结合的道路,成为全国著名的中西医结合专家,第二届全国名老中医师带徒导师。

顾文华(1917—2001),原上海第一医学院儿科医院教授、中医科主任。培养了时毓民、蔡德培等一批国内著名中西医结合儿科专家,在国内率先制定小儿肾病综合征不同阶段的中医治疗方案,率先提出儿童性早熟的中医病机在于"肾阴虚,相火旺",并以中医药为主治疗儿童性早熟。

时毓民(1938—　　),复旦大学附属儿科医院教授、博士生导师,上海市名中医、全国名中医传承指导老师,国务院政府特殊津贴专家。1962 年毕业于上海第一医学院,首届上海中医学院"西学中"班学员。曾师从名老中医顾文华教授,建立了国内首个中医性早熟特色门诊,并提出性早熟阴虚火旺证的八大证候特点,研制了一系列治疗儿童性早熟的有效方药和适用于儿科的多种制剂,疗效卓著。时氏继承顾文华老教授的经验,牵头成文总结发表指导全国。作为全国知名西学中专家之一,时氏为中国中西医结合学会儿科专委会的发起人之一,培养了一大批中西医结合儿科人才,发表论文百余篇,获得多项奖励和荣誉称号。1999 年获上海市中西医结合优秀工作者奖,2001 年获中国中西医结合贡献奖。

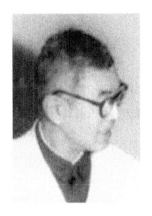

图 4 - 20　顾文华

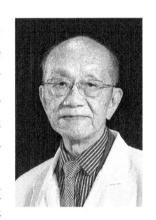

图 4 - 21　时毓民

20 世纪 60 年代,中医科与西医合作,开设中西医结合肾脏病门诊,确定了在小儿肾病综合征不同阶段的中医治疗原则,研究出一系列的院内制剂。20 世纪 70 年代,联合西医开设消化疾病门诊,按照小儿消化系统疾病不同症候,辨证制定了消化系统方,应用于临床,取得良好效果;20 世纪 80 年代初已故老中医顾文华教授在全国首先提出儿童性早熟,经过时毓民、蔡德培领衔的研究小组的不断努力和改进下,制定出一套治疗小儿性早熟的中西医结合方案,研制出系列治疗性早熟的方剂,如儿早丸、早熟 1 号、早熟 2 号等,临床治疗小儿性早熟获得良好疗效,1987 年在全国首先开设性早熟专科门诊,1995 年,被上海市卫生局批准为特色门诊;2001 年,经过全市性的擂台,荣获上海市中医特色专科,2004 年 6 月通过优秀专科鉴定并挂牌,2004 年治疗性早熟的系列方案"调整性早熟儿童青春发育进程和改善骨骼发育的中药制剂"申请了国家发明专利。

代表性科技成果获奖

补肾中药调整性早熟儿童青春发育进程和改善骨骼发育的作用及机理研究——2001 年获上海市科学技术进步奖二等奖

主要完成人:蔡德培、陈伯英、施达仁、季志英、俞彰。

主要完成单位:复旦大学附属儿科医院。

在对儿童性早熟的发病规律、诊断和治疗进行了系统研究的基础上,提出了性早熟的病机为"肾阴虚相火旺"的观点,并制定了滋阴泻火和益肾填精中药序贯治疗的方案。临床验证了该治疗方案能够有效地调整性早熟患儿的青春发育进程并改善其骨骼的发育。并进一步采用现代医学实验方法,从神经内分泌调节及基因表达的角度,阐明了所用中药的作用机制。

十五、中药方剂的中西医结合研究

上海中医药大学中药研究所和中国科学院上海药物所在创新药物研发、中药标准化研究等领域形成了特色和优势。在前面的研究机构建设章节中,已经较详细地介绍发展现状,本节不再赘述。

代表性科技成果获奖

1. 中药复杂体系活性成分系统分析方法及其在质量标准中的应用研究——2012年获国家自然科学奖二等奖

主要完成人:果德安、叶敏、吴婉莹、关树宏、刘璇。

主要完成单位:北京大学、中国科学院上海药物研究所。

本项目属于中药化学、中药药物代谢和中药药理学研究领域。该项目针对中药是多成分复杂体系的特点,以丹参和灵芝等常用中药为研究对象,创新研究思路与技术方法,建立了贯穿"化学分析-体内代谢-生物机制"的中药系统分析方法学体系。化学分析方面,在国内外率先开展中药指纹图谱的系统研究并将液质联用(LC/MS)技术应用于中药复杂体系的分析,系统地阐明了一系列中药的化学物质基础,发现了大量新颖结构,极大地推动了中药复杂体系分析技术和方法的进步;在此基础上提出了色谱指纹图谱分析结合多指标成分定量分析的中药质量控制新模式,解决了从整体上全面控制中药质量的方法学问题。体内代谢方面,针对化学药单一成分的代谢研究方法不适用于中药的问题,采取了整体-组分-成分相结合的研究策略,率先建立了中药复杂体系代谢产物分析及多成分药代动力学分析的研究方法,以丹参和灵芝为例阐明了中药及复方的药效物质及体内过程,为中药代谢分析建立了模式和方法;同时,提出了利用生物转化技术作为中药代谢研究的体外模型的假说并开展了深入的研究实践,证明是一种切实有效的中药复杂体系代谢分析的新方法。生物机制方面,采用蛋白质组学技术,系统分析了丹参和灵芝等中药及其成分在大鼠和细胞水平对蛋白质的调控谱,阐明了作用靶点,并利用生物信息学技术构建了"调控网络"途径,在分子水平揭示中药传统功效的现代机制,诠释了中药"多成分"作用于"多靶点"的科学内涵。同时,探索性地研究了中药生物效应指纹图谱用于中药质量控制的方法学体系。

本项目通过"化学分析-体内代谢-生物机制"的深入系统研究,建立了中药复杂体系的系统分析方法和研究模式,并将这些方法和技术成功应用于中药质量标准中。由于研究成果突出,负责人受国家食品药品监督管理局委派作为核心专家起草了《中药注射剂指纹图谱的技术要求》和《天然药物注册管理补充规定》等法规文件,并于 2008 年获得国家发改委批准建立《中药标准化技术国家工程实验室》,为中药的标准化和现代化做出了重要贡献。该项目发表 SCI 论文 89 篇(负责人全部是通讯作者),单篇最高影响因子 9.39。20 篇核心论文累积 SCI 他引 605 次,8 篇代表性论文累积 SCI 他引 321 次。项目负责人受邀在重要国际学术会议上作大会或邀请报告 31 次,受邀作为 15 个国际杂志的副主编或编委。本项目完成的 8 个中药标准收载入 2010 年版《中国药典》,中药丹参药材和粉末2 个标准被《美国药典》采纳,是第一个由我国学者完成被《美国药典》接受的中药标准,并被《美国药典》会认定为今后中药标准收入《美国药典》的典范和模板,也充分说明了该项目的国际影响力。

2. 若干重要中草药的化学与生物活性成分的研究——2013 年获国家自然科学奖二等奖

主要完成人:岳建民、丁健、杨升平、张华、樊成奇。

主要完成单位:中国科学院上海药物研究所。

本项目属中药化学、天然药物化学和分子药理学研究领域。化学成分和药效物质基础不明确是长期困扰中草药资源综合利用和国际化的关键科学问题。同时,加强对这些中草药的化学和药理学研究,也是发现临床药物和药物先导的重要途径。根据中草药成分复杂和研究中容易产生重复等特点,本项目综合运用生物信息学、现代色谱-质谱联用、波谱学、化学和药理学等多学科的技术和方法,创新性地建立了以中草药的传统用途为基础,化学结构导向的研究策略,既能有效避免重复,也提高发现新结构和活性化合物的效率。在此基础上,本项目紧密围绕关键科学问题和研究目标开展工作,取得了系列具有国际影响的研究成果,主要包括以下几个方面。① 阐明了 55 种重要中草药主要化学成分,获得了大量结构新颖和多样化的生物碱和萜类化合物:将创新的研究策略和先进的技术相结合,对 55 种重要中草药进行了深入的化学研究,阐明了它们的主要化学组成。同时,获得生物碱和萜类化合物 1 506 个,其中新结构 507 个,特别是发现新骨架化合物 38 个。这些化合物类型丰富、结构多样化,是发现药物先导最为理想的小分子库。② 发现各类具有重要活性的化合物 62 个,药物先导结构 11个,阐明了多个中草药的药效物质基础:对以上获得的化合物进行系统的生物活性筛选和研究,发现 62 个化合物具有抗肿瘤、抗感染和离子通道抑制等重要活性,确定了其中的 11 个化合物为药物先导,并对其进行了深入的研究;同时阐明了多个中草药的药效物质基础,如钩吻(抗肿瘤)、芫花(抗早孕)和蓝桉(抗肿瘤)等。③ 揭示了土槿皮酸类和二萜原酸酯类抗肿瘤等活性的构效关系,对其综合利用和新药开发具有指导作用:首次发现土槿皮乙酸具有抑制肿瘤新生血管生成和微管聚合的双重作用,阐明了该类化合物抗真菌和抗肿瘤的构效关系;首次发现二萜原酸酯类抑制肿瘤新生血管生成,并阐明了其抗肿瘤的构效关系。

本项目所发表 8 篇代表性论文和 20 篇核心论文的最高影响因子 IF 为 40.197,其中 16 篇 IF>3,9 篇 IF>5;申请国内外发明专利 10 项,6 项已授权;论文和专利被 Chem Rev(IF 40.197)、Nat Chem(IF 20.524)、Angew Chem Int Ed(IF 13.455)、Nat Prod Rep(IF 9.79)等国际杂志多次他引,单篇最高他引 71 次,8 篇代表性论文他引 222 次,20 篇核心论文他引 568 次。15 个新骨架化合物被领域权威杂志 Nat Prod Rep 选为研究热点,其入选代表该研究领域的国际领先水平;特别是多个新骨架活性化合物被国内外著名科学家作为目标分子进行全合成研究或计算方法学验证,产生了一系列高水平的后续研究工作,并已发表相关研究论文 21 篇,带动了相关的学科发展;虎皮楠生物碱的研究已被编入天然产物丛书——《生物碱化学》的第 23 章;部分成果曾获得上海市自然科学一等奖(2010 年)和上海药学科技奖一等奖(2008 年)。项目负责人受邀在重要的国内外学术会议上作大会和特邀报告共 30 余次;担任 4 个专业杂志的副主编和编委。

3. 丹参多酚酸盐及其粉针剂——2007 年获上海市科学技术进步奖一等奖、2011 年获国家技术发明奖二等奖

主要完成人:宣利江、王逸平、徐亚明、吕松涛、王唯、顾云龙、李小川、陆洁、孙伟康、查若鹏。

主要完成单位:中国科学院上海药物研究所、上海绿谷制药有限公司。

心血管疾病是危害人类健康的严重疾病,研制有效的心血管疾病治疗药物是我国新药研究和产业开发的紧迫任务。丹参是一种常用的活血化瘀传统中药,临床上广泛用于冠心病、心绞痛、缺血性中风等疾病的治疗。丹参制剂品种繁多,临床使用数量巨大。但传统产品普遍存在有效成分不明确、质量难以控制等问题,导致临床疗效不稳定,不能适应中药现代化和国际化的要求。针对上述问题,中国科学院上海药物研究所丹参多酚酸盐粉针剂研发团队对丹参开展了长期、系统的研究工作。阐明了以丹参乙酸镁为主要成分的多酚酸盐类化合物是丹参保护心脑血管的重要成分;提出了以丹参乙酸镁作为关键药效物质开展丹参新药研制的创新设想;发明了充分富集多酚酸盐有效部位的制备工艺,建立了包括指纹图谱在内的明确有效成分、充分反映疗效和安全性的质量标准,在质量上实现了"成分明确、质量可控"。在此基础上发现了丹参乙酸镁及其同系物通过抗血小板聚集、调控心肌钙通道、调节血管平滑肌细胞内钙平衡、抑制平滑肌细胞迁移及增殖、抗氧化对抗缺氧复氧损伤等多种机制和途径保护心血管系统的作用特点,通过多成分的药代动力学研究阐明了该药的代谢特征,为"疗效确切、使用安全"的现代化中药提供了可靠的科学保证。研究结果得到了大量的临床前药理药效学研究及多中心的临床试验评价验证,该药治疗冠心病、心绞痛疗效显著,使用安全,从根本上实现了从基于经验的传统制剂到基于证据的创新中药的升级换代。

4. 黄芪活性产物代谢调控的基因工程关键技术研究——2007 年获国家科学技术进步奖二等奖

主要完成人：胡之璧、王峥涛、杜旻、吴晓俊、周吉燕、刘涤、王子艳、赵淑娟、吴大正、黎万奎。

主要完成单位：上海中医药大学。

该项目以常用重要中药黄芪为模式药材，应用基因工程技术，创建了黄芪代谢相关内源基因的扩增技术，调控黄芪活性成分生物合成，使黄芪中有效成分黄芪甲苷与黄芪多糖的含量分别提高了 6～7 倍和 2 倍，生长速度也大大提高；首次成功克隆了膜荚黄芪中两个与有效成分生物合成相关的糖苷转移酶基因，获得了活性产物的高表达；创建了黄芪毛状根 30 升大规模培养体系，为工业化规模生产提供了技术指导和示范；首次从膜荚黄芪发现了 5 个新的黄酮类化合物和 2 种新的杂多糖，并分别确定了化学结构；首次发现黄芪甲苷具有抗心肌纤维化作用以及毛蕊异黄酮及其糖苷具有抗心肌缺血作用，为进一步阐释黄芪在中医临床上补气益血的物质基础、作用机制和创新中药的研发提供了重要的科学依据。课题组先后在植物学报、生物技术杂志等核心期刊发表论文 51 篇，SCI 收录 10 篇，其中 44 篇被 328 次引用；并申请了 5 项专利，其中 3 项已授权，2 项已公开。

5. 数字化色谱指纹谱及其在中药质量研究中的应用——2004 年获上海市科学技术进步奖二等奖

主要完成人：洪筱坤、王智华、王新宏、安睿、陈怡、何昱、修彦凤、张聪。

主要完成单位：上海中医药大学。

数字化色谱指纹谱是一种针对复杂组分样品分析的新方法、新技术，是对色谱分析所得到的色谱图及色谱数据进行适当处理，将复杂难辨的图谱转为直观的数字，建立一系列参数和相应的一整套比较规则和计算公式，使复杂组分样品的分析鉴定成为可能。数字化色谱指纹谱不仅可提供复杂组分样品的定性描述，还可建立其相应的量化指标，使中药鉴定结果更科学、更公正、更客观。色谱指纹谱技术虽是为解决中药质量控制和中药质量标准而提出，但它的应用绝非仅此而已，它还适用与其他各类复杂组分样品的分析研究。它的应用将可解决众多组分的同步分析及其变化情况，而且可以在尚未完全知晓各组分的具体结构之前进行分析研究。

6. 玄参的化学成分和药理作用研究——2005 年获上海市科学技术进步奖二等奖

主要完成人：黄才国、蒋山好、李医明、朱大元、李闻捷、魏善建、焦炳华。

主要完成单位：中国人民解放军第二军医大学、中国科学院上海药物研究所。

该课题为传统中药玄参的系列研究。该研究对浙江产玄参和东北长白地区的北玄参的脂溶性及水溶性成分分别进行了较为系统的研究。并比较了玄参中含量较高的成分哈帕酯苷、哈帕苷、安格洛苷 C、acteoside 等成分对自由基损伤的 DNA 碱基的修复作用，对白细胞产生炎性介质的影响、抗血小板聚集作用及保肝作用。进而对玄参进行系统化学分离，分离鉴定多个化合物。并进行药理研究。该成果对今后玄参的深入研究，具有一定的指导意义。

7. 基于有效性和安全性的中药质量控制方法的建立及其应用——2012 年获上海市科学技术进步奖一等奖

主要完成人：张卫东、季申、苏娟、王柯、李慧梁、毛秀红、柳润辉、夏晶、沈云亨、郑荣、单磊、胡青、徐希科、李丽敏、陆继伟。

主要完成单位：中国人民解放军第二军医大学、上海市食品药品检验所。

中医药以独特的理论体系和实践经验，充分展示了其安全有效、防病治病的作用。但近年来频繁发生的中药不良反应事件，如马兜铃酸事件、复方芦荟胶囊汞含量超标事件等，表明现行中药质量控制模式已无法有力地保证中药的有效性和安全性。中药的质量控制和评价是中药现代化发展的最主要的关键问题，也是中医药研究的难点和热点。目前中药质量控制存在的主要问题有：① 中药材的真伪鉴别主要基于性状和显微特征，主观性较强；② 传统理化鉴别方法缺乏专属性，易出现假阳性结果；③ 中药质量控制"唯成分论"，关注的只是含量较高的"指标性"成分，而非与活性相关的"有效"成分；④ 中药中安全性关注不够，特别是重金属、真菌霉素、农药残留检测标准和技术与国际标准要求差距甚远。中药质控有效性和安全性的巨大缺陷，成为制约中药产业发展和获得国际认可的"瓶颈"。本项目来源于国家药典委员会，为中药学应用基础研究。本项目通过对我国多种常用中药和中成药的有效成分及生物学功能研究，揭示了他们的药效物质基础，采用先进的现代色谱方法建立了中药材的质量标准；完成 109 种中药材、中药饮片、中药提取物和中成药的 2010 年版《中国药典》质量标准的制定和修订工作；完成中药中重金属、真菌毒素药典标准的制定；完成国家药典委员会中国药典 2010 年版附录"农药残留量测定法"的研究起草，涵盖我国常用的、发达国家监控的有机氯类、有机磷类、拟除虫菊酯类、氨基甲酸酯类等共计 128 种农药，已通过国家药典委员会的评审，批准收入中国药典 2010 年版附录，为我国中药质量标准的提高做出贡献，为中药应用的安全性提供重要科学依据。

十六、其他中西医结合临床研究

（一）中西医结合皮肤病学研究

秦万章（1932— ），复旦大学附属中山医院终身教授，上海市名中医，享受国务院政府特殊津贴专家，曾任中国中西医结合学会皮肤性病专业委员会主任委员。长期从事中西医结合皮肤病临床和科研工作，秦万章教授首创"养阴补肾"治疗红斑狼疮；他重视血证理论，提出应用凉血、活血、养血等方法治疗自身免疫病；他开启了雷公藤治疗自身免疫性

皮肤病先河,对雷公藤从生药、化学、药理、免疫、毒理等方面进行
了长期不懈的研究,取得丰硕成果。秦万章教授著有《中西医结
合皮肤病研究》《银屑病学》《雷公藤研究》《红斑狼疮》等 10 余部
专著,曾荣获卫生部科技成果二等奖、全国科学大会奖、上海市科
技进步奖等多个奖项;并获得全国中西医结合先进工作者、中华
医学会"终身成就奖"、中国医师协会"杰出贡献奖"等荣誉。

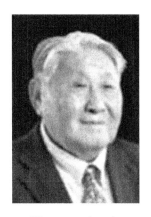

图 4 - 22　秦万章

秦氏从小家贫且体弱多病,在治病过程中他萌发了学医的愿
望,高中毕业入读上海医科大学的前身上海第一医学院学习西
医,毕业后被分配到了皮肤科,当时还没有发明出激素,红斑狼疮
的治愈率很低。有一次病房里一次收入了几个因参加集体活动
暴晒劳累引发红斑狼疮的女大学生,用常规方法如输液止痛治疗
无效。当时秦氏心里就想,既然西医治不好中医有没有办法呢,又赶上这时国家提倡"西
学中",对中医有浓厚兴趣的秦氏就去脱产学习中医,结合中西医理论以及自身的临床经
验,秦氏提出了"补肾阴"这一治疗大法,研究出雷公藤的应用。20 世纪 70 年代开始,秦
氏开始投入活血化瘀的研究,提出了"新血证论",将血虚、血瘀、血热、血燥结合起来,用活
血、凉血、养血等方式治疗各种自身免疫性疾病,获得良好效果。其中秦氏的"活血化瘀研
究"1982 年获全国科学大会奖,"凉血活血养血法治疗胶原病的免疫研究"1990 年获上海
市科委科技进步奖三等奖。

秦氏总是说,从医 50 余年,尽力解决患者的问题已经成为他生活的一部分。正是基
于这种医学态度,秦氏总是以思变的精神开拓中西医结合思路。秦氏说,只要能治病救
人,中医疗效好就用中医,西医疗效好就用西医,两个加起来更好就综合应用,中西医结合
应该是宏观调控与微观研究的相结合。

(二)中西医结合军事领域研究

顾伟教授团队主编的《军事中医学》,是全球第一部将中医药应用于现代战争卫勤保
障的专著,首次提出"中医药适宜技术应该也完全可以贯穿于部队官兵疾病预防、战伤救
治与康复、健康维护与能力强健的全过程"的观点。该专著已列入海军军医大学中医学历
教育、任职教育的规划教材,使用 8 年以来,为全军培养和输送扎实掌握中西医结合实用
技术的基层军医 2 500 余人,军医大学中西医结合教员团队上高山、登海岛、入丛林、下潜
艇,累计培训部队卫生员、军医共计 60 余班次、3 000 余名,他们已成为基层部队训练伤病防
治的技术能手。该团队还主编出版《长远航自救互助保健手册》《军队中医实用技能培训教
程》等军事中医学相关专著和教材 7 部、训练伤防治系列扑克牌 3 套、口袋本丛书 5 部,上线
3 个用于基层职业教育的 MOOC 课程。发表相关论著 72 篇,获得国家发明专利 7 个,研发
"穿戴式电刺激腕踝带""单兵自动连续进针笔"等基于医工交叉、军民融合的中西结合中医
康复装备 5 个,相关成果获得国家职业教育大赛三等奖、军队科技进步奖三等奖各 1 个。

代表性科技成果获奖

大黄对创伤后全身炎症反应防治的基础与临床研究——2002年获上海市科学技术进步奖二等奖

主要完成人：陈德昌、杨兴易、景炳文、李新宇、李红江、林兆奋、赵良、严鸣、乔林、杨建东。

主要完成单位：第二军医大学附属上海长征医院。

该项目应用大黄治疗创伤后全身炎症反应综合征（SIRS），阻断"肠-肝-肺-循环病理生理反应轴"，使创伤后SIRS由失控向自限方向发展，逆转SIRS的病理过程，预防多器官功能障碍综合征（MODS）的发生。采用现代医学手段对大黄的药理机制从基础到临床进行了系统研究。该成果适用于各级医疗单位的各类危重病患者。大黄用于防治创伤后SIRS和MODS没有时间、地点、年龄等限制，亦不需特殊的仪器设备，实施过程简单，故没有条件限制。大黄药源丰富，价格低廉，能为不同经济能力的危重病患者所承受，同时临床疗效确实。随着城乡经济发展，各种类型的创伤呈上升势头，创伤后SIRS和MODS的发病率也随之大大增加，大黄为严重创伤、休克后SIRS和MODS的防治提供了一种重要方法，具有较为广阔的应用前景。

（三）中医特色疗法

代表性科技成果获奖

中医特色疗法诊疗体系构建与临床应用——2014年获上海市科学技术进步奖一等奖

主要完成人：房敏、王健、王文远、高树中、顾力栩、马玉侠、李瑞、王鹏琴、程英武、詹红生、沈国权、周鸿飞、许世雄、方磊、蒋诗超。

主要完成单位：上海中医药大学附属岳阳中西医结合医院、辽宁中医药大学附属医院、中国人民解放军北京军区总医院、山东中医药大学、北京中医药大学、上海交通大学、复旦大学、上海中医药大学、上海中医药大学附属曙光医院。

该成果以传统的经络学说为指导，结合生物力学、神经生物学及临床流行病学等多学科方法和手段，开展了围绕中医特色疗法理论基础和诊疗规律的研究工作。临床试验采用随机对照的试验设计方法，研究特异性手法治疗颈椎病、眼针治疗中风、平衡针治疗颈肩腰腿痛、脐疗治疗痛经等在治疗前后各疗效指标的变化情况及影响疗效的关键因素。基础研究采用PET-CT方法探讨特异性手法推拿治疗前后大脑中枢葡萄糖代谢的变化及其发挥生物学效应的内在机制、眼针治疗缺血性中风的脑区变化及其改善大鼠神经功能缺损的生物学机制、脐疗治疗痛经的红外热成像系统改变及神经-内分泌机制。通过临床研究进一步揭示了各特色疗法所主治的适宜病症的发病机制、病机特点、诊疗策略及其效应规律,创新性提出"经筋失衡、经脉失和"是中医特色疗法主治优势病种的共同病机特征,证实了各特色疗法提高临床疗效的关键因素,总结出"疼痛和功能障碍是中医特色疗法的主要适宜病症"的临床规律,诠释了中医特色疗法的共性作用途径及其蕴含的现代生物学机制,提出了"局部的理化刺激到靶器官综合效应的外周-中枢途径"是各特色疗法的共同作用途径和基本原理,构建了较为系统的中医特色疗法诊疗体系,实验结果和临床试验取得了较好的一致性。本成果解决了中医特色疗法科学研究的关键问题,所构建的诊疗体系和临床方案为提高以"疼痛和功能障碍"为主要临床特征的慢病疗效做出重要贡献。相关研究成果在国内处于领先地位,部分成果已跻身国际研究前沿领域。

第五章

上海中西医结合教育的发展

受到"西学东渐"的影响,西方文化逐步传入我国。在医学方面,传教士将西医带入我国,亦有很多优秀的国内人才被吸引或委派到西方学习先进医学,他们广泛开办西医学校,培养了大批学生,皆使传统中医的发展受到了前所未有的威胁。在此危难之际,中医界团结一致,奋起抗争,创办中医医院、开办中医专门学校。除了努力强大中医本身,还不断总结前人的经验,探索"衷中参西"等路径。中华人民共和国成立后,不仅中医受到政府高度重视和大力支持,融合了中医与西医的复合型医学——中西医结合医学也作为中国独特的新型医学逐渐发展起来。中西医结合教育从最初由卫生部牵头组织的"西学中"模式,逐步转化为各院校自主招生,覆盖到多学制的院校教育模式,培养出大批中西医结合专业人才,在医疗、科研领域发挥了重要作用。

近代上海以其开放、兼容的特性,吸引来一大批名医,不但逐渐成为全国的医学中心,而且在近代中医教育史上也有着十分重要的地位。上海最早的中医学校教育是1904年由上海著名企业家、活动家李平书创办的上海女子中西医学堂,也是近代上海地区最早的中西医结合类型的学校。1908年上海中西医院院长汪洋创办了中西医学函授学校,是近代第一所中西医结合性质的函授学校。此后许多中医界著名人士也纷纷开设中医学校。1917年上海中医界名流丁甘仁创立的上海中医专门学校,是第一个经教育部批准备案的高等中医学校,标志着民国时期中医界办学教育的开始,无论在上海还是全国都具有里程碑意义。之后,全国掀起了中医办学教育高潮。

1904—1948年,上海地区创设中医教育机构46所(含改名和改组后一分为二者,均重复计数),其中办学规模正规、持续时间最长、毕业人数最多者有3所,即私立上海中医学院、中国医学院、新中国医学院。私立上海中医学院坚持办学32年,共毕业29届学生,为社会培养中医人才近1000人;中国医学院坚持办学21年,共毕业23届学生,培养中医人才906人;新中国医学院坚持办学12年,共毕业13届学生,培养中医人才553人。三校近半个世纪的坚持办学过程中,培养造就了一大批中医临床、科研和教学的承前启后的中坚力量。他们都是新中国诞生以后发展中医事业最具业务知识、最有学术水平的宝贵人才。为上海蓄积了中医力量,更为中华人民共和国成立后上海中医学院的建立、发展起了奠基石的作用。

近代上海中医界为谋求自身的生存和发展,尝试在学校教育中逐步引入西医。这从各中医学校的办学思想、课程设置、教材编写上均可以体现。上海中医专门学校、中国医学院和新中国医学院的办学宗旨一脉相承,都是"以培养中医人才为宗旨,抱改进中医之使命""以原有中医药为基础,将吸收西医药长处"。上海新中国医学院的附属研究院开"中医科学化"实践之先河,其在课程设置、教材建设及聘用教师方面均本着"国医为体、西医为用"的宗旨,是中医人寻求自身突破的勇敢尝试。民国时期上海中医学校的课程设置,均在注重中医传统课程的基础上,不同程度地设置了生理学、解剖学等西医课程,使学生在学习传统中医知识的同时也能接受西医学教育。有些学校的西医课程甚至占了较高的比例,如新中国医学院所设定的33门课程中,西医学所占比例最高时超过40%,居全国同类学校之前列。在教材编写上不同程度地采用西医知识来解释中医理论,阐述病因病机,丰富诊疗方法。如秦伯未在《妇科学讲义》"妇科概论"中引用西医对精卵细胞生成发育及精卵结合、胚胎发育过程的描述,来解释"两精相搏合而成形"的中医胎生理论。钱今阳《中国儿科学》讲义采用中西病名并置的方法来论治儿科疾病,对肺炎、佝偻病、腺病等无法纳入中医病名范畴的疾病,则采用西医病名。

第一节　"西学中"研究班的创办

新中国成立后的"西学中"政策是政府为保护中医,并纠正当时西医及医疗卫生管理部门对中医的歧视,加强中西医团结合作的一种策略,但对于中西医结合学科来说,不论在建设方面还是在未来的发展中,"西学中"政策的实施都极大地推动了学科的进步。目前中西医结合领域的很多元老级的专家和学者有很多都经历过"西学中",而"西学中"在医学院校教育成熟后,逐渐融入本科和研究生的培养之中,这些新生力量为中西医结合学科的发展提供了人才的培养和储备。因此"西学中"人才的培养可谓是早期中西医结合学科人才培养的模式。

一、对"中医科学化"政策修正

1954年之前的全国卫生工作,虽然立场上同毛泽东主席"中西医团结"的政策相符,然而在实际的执行和相关政策的制定中却有差别。西医从业人员和卫生部门领导歧视中医的思想从《中医师暂行条例》《中医师考试暂行办法》、"中医科学化"运动和中医进修班课程的中西医科目比例制定中皆可察觉。其导致的后果是中医受到歧视并遭遇排挤,而且还要被迫改造成为西医,年轻中医的产生和资格审核遭到前所未有的打击,名老中医的学术传承遭遇断代,后继无人。

毛泽东主席从"反官僚主义"等报告的背后,联想到党中央制定的政策在各部门具体实施中极有可能存在很大偏差。因此做出批示彻查卫生部在工作中是否存在问题,从而发现在"团结中西医"的工作中存在中医被歧视问题。发现问题后于1953年4月多次下达批示,对于中医被轻视和歧视的问题进行批判和纠正。

在纠正歧视中医的问题上,主要从以下几面入手。

(1)1954年2月批准的《第三届全国卫生行政会议决议》中,要求将《中医师暂行条例》和《中医师考试暂行办法》进行修改,原因为"要求过高,不切实际"。这是官方首次承认《中医师暂行条例》和《中医师考试暂行办法》对中医的要求和审核在评价体系中存在问题。

(2)《决议》针对中医从业人员提出了,要以交流各自中医方面的临床经验为主,而对于西医的基础课程,则仅要求掌握必要的即可。这与之前卫生部让北京中医进修学校编写的官方进修教材中,中西医课程的比例为2∶15,形成了鲜明对比,同时也可以看出中央对于保护、传承中医的决心。1955年《健康报》发社论,明确指出中医进修的任务应该以传授和继承中医技术为主,课程设置应该以中医各科为主,加入必要的西医课程,如生理卫生、传染病、流行病等。之前那种认为"科学化"就是"西医化"的错误思想,使得中医进修课程分布以西医为主,造成了学用脱节的现象,要予以纠正。1956年,卫生部作《关于改进中医工作的报告》,从中可见整改后的全国中医进修学校和进修班中,平均中医课程已占40%~60%,课程"重西轻中"的现象明显得到了改善。同年发布《关于开展中医带徒弟工作的指示》文件,预计在1956—1962年内通过师带徒的模式培养48万名中医。稍后,中华人民共和国卫生部偕同高等教育部研究决定成立4所中医学院,即后来的北京、上海、广州、成都4所中医学院,亦被称为"老四所"。为院校系统培养中医和中西医结合学生提供了极大的保障。

上海中医药大学于1958年,受上海市卫生局委托开办中医进修班,由沈济苍等人负责教学管理工作。1958—1963年共办5届,学制半年至一年,结业学员共172人,办学旨在培养中医业务骨干,为学校提供优秀师资。经过卫生部部署的中医进修工作调整后,重点已由原先将中医培养成西医的形式,改变为着重培养中医人才,为中医院校教育奠基。

(3)此外,还从政府层面正式下发文件以纠正歧视中医的思想,并开展相关自我思想批判运动,如1955年对于卫生部称中医为"旧医",国务院秘书厅首次发文予以纠正。之后张赞臣、邓广仁、江晦鸣等人相继发文,批判了某些有影响力并歧视中医者的思想和行为,检讨了歧视中医造成的危害。

(4)1954年7月,中央文委整合了中宣部、文委和卫生部三方人员,成立中医问题临时工作组,经调查研究后于1954年10月提交了《关于改进中医工作问题给中央的报告》,报告中提议成立中医研究院,将中医纳入大医院工作,扩大中医业务范围,改善中医进修,将中医书籍进行整理和出版等内容。这些提议之后均获得了批准。特别是将中医纳入到大医院与西医一起工作这一举措,加强了中西医在工作中的交流,一些西医亲眼见到中医解决了很多西医无法解决的疾病,受到了很大的触动,从内心深处开始认可中医,对于之后"西学中"工作的开展有良性的促进作用。此外,加强中医书籍的整理和出版在中华人民共和国成立初期保护了大量的中医古籍,对于中医经验和传承有着非常重大的意义。

二、"西学中"班成立及相关方针确立

"西学中"政策萌芽于抗战时期,成熟于中华人民共和国成立初期,落实于 1955 年。这一政策的制定极具战略意义,通过让"排斥"中医的西医系统学习并了解中医,以消除他们对中医的偏见,对于缓解和改善中、西医学术争论有极大的贡献;同时让中医医生对于自己掌握和传承的祖国传统医学更加自信。

1955 年 12 月,中医研究院开办了首届"西学中"班。由卫生部发布调令,将西医院校毕业的学生、高年资的住院医生和主治医生三个不同层次的西医人才,共计 84 人,调往卫生部中医研究院报到学习,至此"西学中"正式拉开帷幕。此后,1955—1956 年间,在上海、广州、成都、武汉、天津等地陆续成立了"西学中"班,其中,西医学习中医离职学习班参加培训者 303 人;西医学习中医在职学习班的人数更多,达 4 000 多人;除参加学习班这种形式外,还有部分地区组织挑选优秀西医与名老中医结成师徒,进行师带徒形式的学习,为保护、整理、研究和传承名老中医学术思想有极大的贡献。

除全国广泛开设"西学中"班外,对于西医如何学习中医,中西医该如何结合等问题也进行了初步的探索。如从《光明日报》社论《开展祖国医学的研究工作》一文中提炼出的"系统学习,全面掌握,整理提高"十二字方针,影响了之后数十年的中西医结合实践工作。1959 年中西医结合治疗模式广泛应用于临床各科,逐步摸索出一套以"明确西医诊断"为主,遵循中医"辨证论治"原则应用中药的模式,将"辨病与辨证"结合作为中西医结合的临床研究基本原则。特别是 1960 年卫生部作《关于全国西医学习中医经验交流座谈会情况的报告》分析整理了四种用现代科技的方法研究和整理中医:① 将中、西医理论和方法在临床进行结合,并进行综合研究,最后希望能建立中西医结合的新理论。② 使用现代基础医学,如生理学,研究中医学术,推进基础医学的发展。③ 通过中西医结合临床治疗,总结经验和规律,再逐步深入到理论的建立,最后形成新的临床医学体系。④ 运用物理、化学、电学等现代自然科学方法研究中医,丰富医学科学内容的同时产生新的学科。

随着大量中西医结合优秀人才加入各科研机构,不断探索和尝试中西医结合的新模式,给中西医结合带来新的契机和曙光。

三、上海"西医离职学习中医研究班"的创办

为响应中央"西学中"的号召,1956 年卫生部在全国创办 5 个西医离职学习中医研究

班,上海为其中之一。希望让西医通过学习系统的中医基础理论和技能,及中医特有的辨证论治思维,并研读中医古籍文献,可以在未来开展中西医结合医、教、研三方面的中西医合作。

1956年6月,按照"系统学习,全面掌握,整理提高"的教学方针,上海市卫生局举办首届西医离职学习中医研究班,作为贯彻中医政策的重要步骤。研究班学习二年半至三年,选招学员57人,学习中医政策、中医基础理论和临床知识,并跟随老中医临诊实习,1959年3月结业。此后续办至1989年共办9届,累计毕业学员671人。具体人数、学制和课程见表5-1、表5-2。

表5-1 上海中医学院西医离职学习中医研究班一览

届数(时间)	人　数	学制(月)
1 (1956.9—1959.6)	57	36
2 (1958.9—1961.6)	75	33
3 (1961.9—1964.2)	46	30
4 (1971.6—1972.4)	155	10
5 (1973.2—1974.4)	103	14
6 (1975.6—1976.6)	84	12
7 (1977.9—1980.1)	73	30
8 (1980.9—1983.7)	48	36
9 (1984.2—1987.2)	32	36

表5-2 上海中医学院西医离职学习中医课程及学时一览

届数	中医基础类课程(学时)	中医临床课程(学时)
1~3	中医基础理论*	临床知识*
4~6	中医基础(150)原著选读(50) 中草药(72)方剂学(40) 针灸与新医(50)	中医内科学*　中医外科学* 中医儿科学*　中医妇科学* 中医伤科学*　中医眼科学*　中医喉科学* 针灸学*
7~9	医古文(144)中国医学史(32) 中医基础理论(88)中药学(120) 方剂学(88)中医诊断学(96) 内经(112)伤寒论(90)金匮(72) 温病学(64)中医各家学说(114)	中医内科学(171)中医外科学(72) 中医儿科学(54)中医妇科学(60) 中医伤科学(54)中医眼科学(40) 中医喉科学(36)针灸学(114)

注:*表示目前资料不详。

　　由上表可看出,1～3届主要学习中医基础理论,大部分时间跟随名老中医出诊。4～6届课程阶段性的设计已经成型,共分为三个阶段:第一阶段以中医基础课程和见习为主,基础课程共6门;第二阶段为中医临床课程的学习,涉及中医内、外、妇、儿、骨伤等8门科目;第三阶段为实践环节,由老师带领下农村实习。7～9届较前两届相比,将之前第一二阶段进行整合,第一阶段学习的科目有20门之多,涉及中医基础、古籍、临床等多个方面,可见随着时间的积累,"西学中"的课程体系已逐步完善。第二阶段为临床实习期,以"随诊抄方-试诊拟方-独立诊治"的模式进行培养,这样的"跟诊三部曲"在如今的医学生临床能力培养中亦有借鉴价值。

　　这批中西医兼通的学员在毕业之后分布于上海市70多个医、教、研单位,成为中西医结合的骨干力量。成功的"西学中"办学经验对于中西医结合本科及硕、博士的培养提供了实践经验。

　　由上表可看出,中医类基础课程中逐渐加入了医古文和中医各家学说等具有中医特色的课程,同时完善了中医理、法、方、药和诊断。临床类课程则无太大差异。

　　笔者整理了上海中医药大学目前图书馆馆藏的西医学习中医教材,发现主要有以下三类。

　　(1) 各中医院校参编的西医学习中医教材:如上海中医学院编写的系列教材,中医内科、外科、妇科和伤科学等(1972年)。再如广州中医学院编写的《西医学习中医班教材[试用本]》(1970年)。

　　(2) 各医学院校编写的西医学习中医论文选集等。如湖北中医学院"西学中"班编写的《西医学习中医论文选[1]》(1980年)等。

　　(3) "西学中"班逐渐被中西医结合院校教育替代后编写的教材和探讨中西医结合思维实践的书籍。如1996年由于尔辛主编,上海医科大学出版社出版的《中西医结合学》;1997年由俞瑾主编,北京医科大学出版社出版的《实用中西医结合妇产科学》;2005年由陈士奎主编,中国中医药出版社出版的《中西医结合医学导论》;2005年由朱东晨编写,人民卫生出版社出版的《西医学习中医思维与实践》;2006年由王文健主编,上海复旦大学出版社出版的《中西医结合临床》;2008年由赖世隆主编,北京科学出版社出版的《中西医结合临床科研方法学》;1991年由李钟朴主编,学苑出版社出版的《现代中医生理学基础》;1998年由匡调元主编,上海科学普及出版社出版的《现代中医病理学基础》,等。

　　从这些书籍可看出"西学中"教育、教学在教材方面做出的探索,还有为了响应政府号召总结收集了"西学中"学员的论文作为"西学中"的成果进行汇报,以及"西学中"热潮过后,带给中西医两个学科的影响依旧在延续。

四、上海"西学中"研究班的发展

　　1954年华东暨上海市中医代表会议后,全市各级医院即开展群众性的西医学习中医的活动。1956 年初,上海市卫生局成立"祖国医学学习委员会",有计划、有领导地组织西医学习中医。同年 4 月,举办"祖国医学讲座",结合宣传党的中医政策,介绍中医药一般知识。听讲者 880 余人,大多为医疗单位的高级西医师和卫生行政部门的负责干部。上海市中医学会和全市 11 个区卫生行政也陆续举办讲座,吸收各该区的西医师、中级卫生人员和卫生行政干部参加听讲。不少西医向治疗某种疾病有专长的中医学习,掌握治疗该病的中西医两套本领。

1960 年 1 月,上海市卫生局在开展群众性西医学习中医的同时,举办了首届在职学习中医研究班,聘请学术经验丰富的中医师成立教研组织,制订教学计划,安排教学内容,学制 3 年。学员每周以 2 个半天听课、讨论,边学习边结合专业应用。经组织批准参加学习的有各医学院和市、区医院的高级西医师 280 多人,至 1989 年共办 5 届,累计学员 400 余人。

20 世纪 70 年代后期至 80 年代,西医学习中医由学习中医基础理论、基础知识、基本技能向专科方面发展。市卫生局、中医学会、中西医结合研究会等先后举办中医内科、外科、妇科、皮肤科、眼科等 10 多期各科短期学习班,参加学员累计 350 多人。

20 世纪 90 年代,全市中西医结合人员已达 1 070 余人,其间,涌现了一批中西医结合大家,其中的代表人物有邝安堃、刘德傅、徐长生、沈自尹等。

2000 年,上海市卫生局组织开展了上海市高层次中西医结合临床科研人才选拔培养工作,筛选 40 名年龄在 40 岁以下、西医学本科以上学历、高年资中级以上职称的医师,编制系统的培养计划,由 49 名导师指导。经过 3 年的系统培养,26 人经考核后结业,结业率 87%。

2004 年,上海市启动高级"西学中"研修人才培养计划,入选 32 人,培养 3 年,2008 年共 24 名学员经考核合格毕业。

2009 年,国务院 22 号文件发布后,上海市人民政府出台了《关于进一步加快上海中医药事业发展的意见》,并配套下发《上海市进一步加快中医药事业发展三年行动计划》,上海市卫生局主管的"西学中"班进入全新办班模式,在以往"高层次西学中班"的基础上,招生范围逐渐扩大。2009 年,上海市启动新一期"西学中"班,招收学员 67 名。2010 年,上海市青浦区举办西医学习中医班,招收学员 100 名。2011 年,上海市中西医结合医院举办西医学习中医班,招生人数不详。

随着"西学中"班的举办,中西医结合人才队伍逐渐壮大。2011 年,上海市卫生局研究出台《关于加强本市西医学习中医人员执业行为管理的通知》,该文件在当时的上海乃至全国医师执业范围领域有着重要而积极的创新作用。在时任市卫生局政策法规处处长刘雪峰的积极推动下,文件顺利落地。使得在二级以上医疗机构的"西学中"医师可以在本专业范围内开具中药饮片,为患者提供中西医结合治疗。据悉,该文件内涵在最新修订的《上海市中医药条例(草案)》中得到了延续。

同时,上海市卫生局还回顾总结"西学中"班的办班经验,在 2011 年 6 月,出台了《关于规范西医学习中医在职培训办班管理工作的通知》,对"西学中"班的管理提出了明确的要求和规范。在此基础上,全市的"西学中"班在 2012 年后跨上了新台阶。

　　2012 年,上海市卫生局下发《关于举办上海市中医医疗机构非中医类别医师"西学中"学习班(在职半脱产)的通知》面向全市中医医疗机构的非中医类别执业医师开展"西学中"培训。同年,在基础版的"西学中"班基础上,在上海"中医药三年行动计划"支撑下,上海市卫生局下发《关于启动上海市高级中西医结合人才培养项目的通知》,启动新一期高级中西医结合人才培养,培养时间为 3 年。这一项目在后续几轮"三年行动计划"中得到了延续,共培养高级中西医结合人才 87 人。

　　2013 年,上海市中医药发展办公室、市卫生局会同市发改委、市财政局、市人社局、市食药监管局出台《关于上海市基层中医药服务能力提升工程的实施意见》,委托上海市中西医结合学会、上海市中医药临床培训中心(上海中医药大学附属岳阳中西医结合医院)于 2014—2016 年分批组织上海市社区卫生服务中心非中医类别执业医师和乡村医生中医药知识与技能培训班。业内称为"社区西学中",一时传为佳话。

　　2013 年以后,"西学中"在上海逐渐医疗界形成一股热潮,学员的热情高涨,甚至出现了学员名额靠抢、要秒杀的局面。由于每年一期的办班计划供不应求,上海市卫生和计划生育委员会从 2014 年开始,每年举办两期,向全市医疗机构开放。

五、西医学习中医政策对中西医结合的影响

　　这一阶段的成果主要集中在中西医结合科研创新方面,如对于中医脏腑本质的探索、藏象生理及病理的研究、对于针灸穴位实质的探索等。在人才培养方面,西医学习中医班的开设为中西结合院校教育提供了前期经验,如卫生部将"西学中"离职班的相关情况汇总成报告,其中有"西学中"班办学情况的经验总结,对于如何学习中医? 西医离职学习并掌握中医需要多长时间? 什么程度的学员更加适合培养及中医师资和教材等问题进行了汇报和总结。中西医结合院校教育的发展模式与其他中医学科有很大不同,它是"由高到低"普及的——最先开始硕、博士研究生的培养,学生多由西医专业转为中西医结合专业或是中医七年制学生学习中西医结合方向。直至中西结合本科专业正式被教育部认可后,中西医结合方向才逐渐发展成为一个独立的学科甚至学院,并开始招收中西医结合本、专科学生。因此,这种"由高到低"的发展模式与西医离职学习中医的政策关系非常密切。这种双学科复合型医学生的培养,对于教师、教材和学生的要求都比其他类型的培养模式更具有挑战性,所以"西学中"所总结的经验对中西医结合的教育、教学工作有很大的借鉴作用。

第二节　专业教育的发展

　　1980 年《中华人民共和国学位条例》确立了三级学位制度——将学士、硕士和博士学历教育与学位教育结合。经 1982 在衡阳召开的"全国中医医院和高等中医教育工作会

议"(简称"衡阳会议")后,确立保持中医院校和中医科研单位中医特色的政策,一改之前以"中医科学化"为核心的中医科研、教学思路,全国各地新的中医学院纷纷成立,部分西医院校和非医药的综合型院校也逐步建立中医专业。截至 2012 年,全国设立中医、中药专业的高等西医院校共计 88 所;高等非医药院校及研究院所共计 118 所。覆盖至各种层次、涉及不同社会人才需求、涵盖多种类型,如院校教育、师承教育、成人教育、继续教育等,中医教育的类型和层次不断提高。

中西医结合专业涉及中医与西医两门学科,其院校规范化的培养模式较其他专业的学生培养顺序不同,是以"由高到低"的模式逐渐覆盖,即国务院学位委员会最先于 1981 年正式设立了中西医结合硕士、博士学位,以培养最高层次的硕、博士研究生,而后逐渐覆盖至七年制本硕连读-五年制本科-三年制专科。国家卫生和计划生育委员会等部门于 2013—2014 年前后颁布了《关于建立住院医师规范化培训制度的指导意见》《关于医教协同深化临床医学人才培养改革的意见》,并要求于 2014 年在全国范围内实施。随着住院医师规范化培训逐步完善,本科学习与三年住院医师规范化培训的接轨解决了医学生临床能力不足的缺陷。由于中西医结合专业对于人才医学素养要求之高导致了该学科教育层次发展"由高到低"现象的发生,也正因为只有对中医或西医专业掌握程度很高的人才,才会被纳入中西医结合高层次的培养,故而在前期的中西医结合硕、博士学生中,有很多学生在多年后成为中西医结合界的元老级人物。之后各院校不断尝试对中西医结合教育的摸索,总结办学、教学经验,发现并解决了一系列教学中的问题。

一、中西医结合学位点的建设

我国是开创中西医结合研究并首创"中西医结合医学"学科的国家。中西医结合在医学门类中作为一级学科,与基础医学、临床医学、预防医学、药学、中医学等并列,内设中西医结合基础和中西医结合临床 2 个二级学科。自 1981 年国务院学位委员会批准首批中西医结合博士、硕士学位授权点以来,至今已经开展 12 批中西医结合博士、硕士学位授权审核工作。

(一)中西医结合学位授权点的布局现状

中西医结合在医学门类中作为一级学科,与基础医学、临床医学、预防医学、药学、中医学等并列,内设中西医结合基础和中西医结合临床 2 个二级学科。自 1981 年国务院学位委员会批准首批中西医结合博士、硕士学位授权点以来,至今已经开展 12 批中西医结合博士、硕士学位授权审核工作。

1981 年首批批准 2 个中西医结合博士学位授予单位,3 个博士学位授权点,9 个硕士学位授予单位,21 个硕士学位授权点,经过近 40 年的发展,到 2017 年,全国已经设有 34 个中西医结合博士学位授予单位,64 个博士学位授权点。

2017 年,全国已有 82 个硕士学位授予单位,203 个硕士学位授权点,这些中西医结合硕士学位授权点,分布在全国 27 个省、自治区、直辖市,分别分属在 26 所综合性大学、26 所医(药)科大学、23 所中医药大学(学院)和 6 个研究院(所)中。

从资料分析可见,40 年来,我国中西医结合学位授予单位以医科类大学(含中医药高校)和含医学院的综合性大学为主,中西医结合学位授权点与学位授予单位的总体规模呈稳定上升态势,已经达到相当规模,中西医结合人才培养已经进入一个相对稳定的发展时期。

(二) 中西医结合学位授权点的发展历程

我国博士、硕士学位授权是按照学科、专业来进行审核的。自 1981 年我国首次提出《高等学校和科研机构授予博士和硕士学位的学科专业目录(征求意见稿)》以来,先后于 1983 年、1990 年、1997 年和 2011 年出台了 4 版学科专业目录。根据学科口径和审核权限,我们将中西医结合学位授权点的发展历史分为 4 个阶段。

1. 初创探索期(1981—1984 年):前 2 批学位点授权

此阶段学位授权主要按照 3 级学科进行审核,审批权集中在国务院学位委员会。前 2 批 6 个中西医结合博士学位授权点均设在 3 家西医院校,其中复旦大学(原上海第一医学院)专攻中西医结合基础;上海交通大学(原上海第二医学院)以中西医结合临床为主;天津医科大学(原天津医学院),主要从事中西医结合临床研究。分析其原因,新中国成立后我国有组织的中西医结合人才培养和实践是从 1955 年 12 月举办首届全国西医离职学习中医研究班开始的,这些早期"西学中"实践者大都在西医院校,他们经过二十多年的临床和科研实践探索,成为中西医结合领域的中坚力量,成为前 2 批经国务院学位委员会审核批准的博士生导师。

20 世纪 80 年代,随着中西医结合事业的发展,开展中西医结合研究的不仅有"西学中"人员,而且有中学西人员。在 33 个硕士学位授权点中,有 23 个中西医结合基础硕士学位点和 10 个中西医结合临床硕士学位点,前 2 批中西医结合硕士学位授权点主要集中在北京高校 10 个(北京大学 1 个,北京中医药大学 7 个,中国中医科学院 2 个)和上海高校 12 个(复旦大学 3 个,上海交通大学 2 个,上海中医药大学 7 个)。其余的硕士学位授权点分布在辽宁中医药大学(3 个)、黑龙江中医药大学(3 个)、广州中医药大学(2 个)、天津医科大学(1 个)、安徽中医药大学(1 个)、湖南中医药大学(1 个)。

2. 稳定发展期(1986—1996 年):第 3 批至第 6 批学位点授权

此阶段学位授权仍然按照 3 级学科进行审核,不过审批权开始尝试部分下放。从第三批学位授权审核开始,国务院学位委员会试点在一定学科范围内逐步下放硕士学位授权学科、专业点的审批权。试点单位为 1984 年开始试办研究生院的北京大学等 22 所高等学校,并且只有1级学科内至少有1个博士点或2个硕士点,才可以自行审批硕士点。

这一时期新增的65个中西医结合硕士学位授予点(基础22个,临床43个)已经发展到全国7个区域20个省、自治区、直辖市41所高校。

3. 放权改革期(1998—2006年):第7批至第10批学位点授权

此阶段学位授权按照1级学科和2级学科进行审核,硕士审批权开始正式下放。第7批学位授权审核开展按照1级学科行使博士学位授予权审核的试点工作。在全面推行按照一级学科审核博士、硕士学位授予权的同时,考虑到不同地区学科建设水平和发展的不均衡性,仍然保留了按照2级学科申请博士、硕士学位授予权的做法。从第7批学位授权审核开始,省级学位委员会试点在国务院学位委员会授权的学科范围内组织开展审批硕士点的工作。从2000年起,批准新增试办研究生院的22所高校在一定的学科范围内可以自行审批硕士点。

此阶段新增博士学位授权点31个。新增硕士学位授权点79个,其中1级学科中西医结合硕士学位点35个,2级学科中西医结合基础硕士学位点14个、临床硕士学位点30个。同时,为了优化学位授权点的学科结构和地区布局,采取向西部地区倾斜政策。西部地区新增的博士、学位授权点有了较大幅度的增加。

4. 机制创新期(2011年至今):第11批和第12批学位点授权

此阶段学位授权全部按照1级学科进行审核,博士、硕士审批权实行分级管理。第11批博士、硕士学位授权点审核工作于2010年5月启动。此次审核通过1级学科中西医结合博士学位授权点5个,硕士学位授权点18个。2017年国务院学位委员会开展第12批博士、硕士学位授权审核,这次审核继续按照1级学科进行,分级审批了6个中西医结合博士学位授权点、9个中西医结合硕士学位授权点。

分析12次中西医结合学位授权点审核的历史,可以看到学位授权审核制度呈现以下几个特点:① 审核权力不断下移,从学位授权审核实行之初,国家组织统一评审国务院批准的集权式,逐渐过渡到省级学位委员会根据地区实际统筹管理,再到部分高校在一定学科内自行审批硕士点。② 学科口径不断变宽,从首批学位授权点按照3级学科审核,到第7批学位授权点按照1级学科和2级学科进行审核,再到第11批学位授权点按照一级学科审核。③ 学位点按需布局,动态调整。国务院学位委员会始终秉持"按需建设"的发展原则,对学位授权审核工作进行了及时调整。作为国家宏观调控的有效手段,学位授权审核制度有效地保证了研究生培养的基本质量,对学位结构调整、学科点布局、高层次人才培养做出了历史性贡献。

(三)中西医结合学位授权点审核机制改革创新的思考

2016年12月25日全国人民代表大会常务委员会发布的《中华人民共和国中医药

法》第三十六条第二款明确指出,国家发展中西医结合教育,培养高层次的中西医结合人才。面对国家立法支持中西医并重以及新冠肺炎疫情带来的机遇与挑战,管理部门和高校必须优化调整中西医结合学位授权点,促进中西医结合学科发展。

1. 主动对接国家发展战略需求

近 20 年来,病毒所致的传染病与人类如影随形,传染病属于中医"疫"病的范畴,我国对传染病的认识具有几千年的历史,积累了大量成功的中医治疗方药,以及中西医结合诊疗模式经验。发挥中西医结合在重大传染病防治中的作用将是我国"十四五"教育卫生事业发展规划的重要课题。面对国家新一轮的发展战略机遇,学位授予单位应该根据本地区特点和条件,充分利用国家学位授权政策,根据本单位的学科专业特色优势,在 1 级学科中西医结合博士、硕士学位授权范围内确定自己特有的学科专业与研究方向。对于 2018 年国务院学位委员会认定的 20 所学位授权自主审核高校,完全可以根据科学技术发展前沿趋势和国家社会发展需要,以探索前沿问题或重大科学问题为导向,自主增列新兴学科、交叉学科学位点。

2. 推进学位授权点评估机制进一步完善

分析历次中西医结合学位授权点的评估结果可以看到,中西医结合学位授权点评估后被撤销的大多为综合性大学医学院/部和西医院校,而在综合性大学医学院/部和西医院校进行中西医结合研究探索本是这一学科得以确立与发展的重要土壤,并且这些院校中有的是较早获得国务院学位委员会审核的中西医结合学位授权点。联系大家早已诟病的"小学科"如感染学科、病理学科、麻醉学、儿科学等边缘化现象,中西医结合学科作为中国特色、探索性、成长中的学科,是否用均一的学位点评估标准进行评价,需要探讨和反思。目前,中西医结合医学尚处于发展的初期阶段,处于量变、积累的阶段,还未达到真正结合这个质的飞跃。因此,需要对其有一个恰当的定位,需要中医、西医汇聚协同创新,以培养高层次的中西医结合创新人才为目标。要进一步完善培养方案,进行合理的评估考核,巩固中、西医并行的模式,以培养出更多高质量的中西医汇聚创新人才。

3. 创新中西医结合学科发展

在长期实践中,中医药学大体形成了 2 个发展方向,一是继续沿着中医药自身理论体系和模式不断继承发展,着力推动传统中医药(或称"纯中医")在新时代继续探索前进;二是在坚持中医药理论和实践的特点和优势的前提下,努力运用现代医学理论和科技方法传承和发展中医药——中西医结合,推动中西医优势互补和中医药现代化。经过 60 多年的发展,我国中西医结合在基础、临床、药学等许多领域取得了令人瞩目的成就,但是,其中大部分是在一般层次上的中西医相互渗透与结合研究,真正属于高层次、具备重大意义的突破性成果尚为数不多。

中西医结合医学作为一门新生学科,中西医结合研究生的培养虽然已经取得长足的发展和进步,但改进和完善中西医结合人才的培养模式,仍然是中西医结合高等教育面临的主要任务。中西医结合学位授权点的建设与中西医结合学科建设密不可分、协同发展,通过中西医学科的发展带动人才培养,以高质量的中西医人才队伍进一步促进学科发展。应该高度重视和珍爱我国独创的中西医结合学科建设,树立大科学观念,组织多学科联合攻关,开展关键性、应用性课题研究,深化和拓展现代医学与传统医学的交叉融合,解决与人类健康、重大疾病的防治以及医药学发展相关的问题。

二、研究生教育

(一)中西医结合研究生的类型

1978 年,北京中医学院和北京中医研究院两家单位共同联合举办了全国范围内第一届的中医学硕士研究生班,其中包含中西医结合基础方向,主要以实验研究和系统学习中西医基础理论课程为主,方向涉及中药、针灸和方剂的实验研究,及两大医学史专业——中国医学史和药学史。由于这一阶段研究生的培养只注重了实验和基础理论,导致研究生毕业后无法迅速适应临床,对于医院来说,临床高级人才依然匮乏。因此,国家开始设立临床专业型研究生,以解决研究生临床技能差的问题,故 1981 年《医学门类一、二级学科划分意见》中的中西医结合一级类目下,分别设立中西医结合基础和中西医结合临床两个二级学科,就是为了增加培养能毕业后直接在临床工作的研究生。之后"老四所"(北京、上海、广州、成都中医药大学)和南京中医药大学试办中医学与中西医结合两个学科的临床型专业学位硕、博士。除增设临床型研究生外,新世纪对于跨学科的复合型人才重视程度越来越高,国家也从 2002 年起,尝试在北京、上海、广州和南京四所中医药大学,按照硕士研究生报考模式,招收非医学专业的本科生,以中医硕、博士研究生连读的模式进行培养,希望通过招录非医学类本科毕业生参加医学科研工作,能解决中医学人才知识结构单一,多学科交叉型人才匮乏的问题。掌握非医学知识的复合型人才的加入为中医研究带来了新的视角和创新,提高了中医类学科整体的科研能力。我国目前研究生的类型有基础型、临床型。

(二)中西医结合研究生的培养

中医类硕、博士研究生在培养初期,国家并没有设立统一的专业课程和教材,因此各培养单位的自主权很大,不同院校的硕、博士培养方式有较大差异,在培养模式的探索中有各自的尝试和理念,但是对于基本的中医类研究生培养教育的认识是相同的:一是,课程内容的设置应当有阶梯性,即课程的深度和宽度应当按照"本科-硕士-博士"的层次逐渐提高。二是,研究生专业课程的内容应当涵盖各专业目前最前沿的知识,避免重复陈旧的专业知识。这对于硕、博士研究生在学习期间设立自己的课题方向和研究内容有指导作用;对于学科的发展有促进作用。三是,对于交叉学科和边缘学科需要列入培养计划中,以改善中医类研究生知识结构单一的问题,提高中医类研究生整体的科研创新能力,如在中医类专业的研究生课程中加入现代医学的理论知识和实验技术等内容。四是,由于医学最终要服务于临床,研究生也应重视临床实践和动手能力的培养。除了需要培养研究生独立的科研能力和专业的实践操作、检测技术外,无论是基础型还是临床型研究生,都需要在中医临床治疗方面加强培养,以保证研究生毕业后在中医临床工作中更快适应。

1978年第一届中医学硕士研究生班创建,虽然包括了中西医结合基础方向,但初期办学的主要精力放在探索中医院校研究生的培养和办学模式上,对于中西医结合方向的研究生培养并未放过多精力。第一届硕士研究生学制为三年,第一年为集体教学阶段,主要学习中、西医基础课程,任课教师由中医、西医两个专业的老师组成;第二年为专业学习阶段,跟随各自导师学习相关学科专业知识进行研究和课题的确定;第三年为论文和答辩阶段。这样研一学习研究生课程,研二跟随导师进行专科学习,研三完成论文和答辩的模式,从第一届研究生试行后,至今仍在沿用。但是随着时代的发展,各院校也逐渐开始探索中西医结合专业研究生的培养模式,目前的各种尝试主要集中于中西医结合临床专业的研究生。

中西医结合临床型研究生主要输送至各大医院和科研机构,因此对于临床技能和科研能力的要求较为突出。研究生培养单位尝试在导师的组建和临床轮转两方面重构。将研究生单一导师制转变为导师组集体指导的培养模式,研究生的导师负责制定自己学生的培养计划和方向,而来自同一学科下不同的研究方向的导师组老师参与该生课题和研究的综合性指导。在临床轮转方面,加强了轮转期间三级学科的训练,研究生出科考核设置为针对临床实践技能及病例书写的操作考核和针对研究生综合能力的临床技能考核。这两项改革对于解决中医研究生知识结构单一问题有所启发,同时针对性地设置了研究生临床能力的考核,从而使得导师和医院在研究生培养时更注重临床操作能力的训练。此外,在中西医结合临床专业研究生科研能力培养要素方面也有探索,研究生创新能力的培养需要在授课阶段完成医学科研设计、专业外语等课程并参加校内各类专业前沿的讲座。授课教师与导师组需要在实际教学过程中,注重培养学生对知识的怀疑精神和发现及解决问题的能力,并辅助学生对专业知识、专业技能和科研思维、科研方法的学习与构建。给予学生参与到自己课题研究、实验操作的机会,提供参加全国甚至国际大型学术交流会议的机会。而研究生科研能力和综合素质的提高,则需要相应地建立创新性的课程体系和完善创新性的评价体系。

虽然对于中西医结合研究生课程和培养模式的探索仍在进行,但中西医结合硕、博士研究生由于培养期限短,生源多为中医、西医或非医专业本科生,故而在研究生期间除进行中西医结合科研外,仍需时间完善中、西医基础学科知识。导致中西医结合硕、博士学生在研究生期间,真正钻研中西医结合课题的时间极为有限。因此,积极培养中西医结合专业的七年制和五年制学生,可对学科后期科研的发展进行专科人才储备。

复旦大学中西医结合一级学科起源于 20 世纪 50 年代,是在生理学家徐丰彦、著名老中医姜春华和生化学家李亮、内分泌学家钟学礼等教授引领下,在曹小定、沈自尹、吴根诚、王文健、董竞成、蔡定芳、张玉秋、王彦青等多位学者的耕耘下,历经 70 余载,从针刺研究、肾本质研究开始逐步发展起来的。中西医结合基础和中西医结合临床两个二级学科都在 1981 年成为全国第一批博士点。1989 年,上海医科大学中西医结合基础被评为全国重点学科。1992 年,针刺治病的神经机制研究催生了医学神经生物学国家重点实验室。1997 年沈自尹院士成为全国中西医结合领域的中国科学院院士。2001 年复旦大学中西医结合学科成为全国重点学科。

在研究生培养方面,在国家重点学科、国家双一流学科、上海市高峰高原学科建设计划、上海市高水平地方高校建设计划等支持下、依托多项国家重大、重点项目及国家自然科学基金重点、重点国合和面上项目,积极建设《中医药学》《中西医结合基础概论》《疼痛生物医学》等本-研课程体系,与哈佛大学、杜克大学、斯坦福大学开展合作研究,合作培养研究生、博士后,推动协同创新,取得显著成绩,为国家和社会培养了大批优秀人才。学科培养的研究生在针刺、中药治病机制(缺血缺氧性脑损伤、慢性痛、神经退行性病、多囊卵巢综合征、抑郁症、胰腺癌、肺炎等)方面的研究取得丰硕成果,在 *Neuron*,*Anesthesiology*,*Chemistry Science*,*Signal Transduction and Targeted Therapy* 等学术期刊发表 SCI 论文近百篇;获中国中西医结合学会、中国针灸学会科学技术奖多项。1999—2010 年间获全国优秀博士论文 3 篇,2010—2021 年获上海市优秀博士学位论文奖多项,6 位博士毕业生获上海市优秀毕业生;培养研究生有多名人才获得"国家杰青""岐黄学者""教育部新世纪人才""全国优秀博士后"等人才计划或称号。复旦大学中西医结合学科在全国学科评估中一直排名靠前。

(三)七年制本硕连读教育

1991 年秋,国家教委颁布《七年制中医学专业基本规范》《制订七年制高等医学教育专业教学计划的原则和基本要求》的政令。七年制中医学本科教育开始实施,随后经历了1993 年调整,1995 年检查总结,最终于 1998 年制定出《七年制高等医学教育基本培养要求及授予临床医学硕士专业学位试行办法(征求意见稿)》。经多年的发展,七年制中医学教育由最初的本科层次定位,最终转变为本硕连读的研究生教育。

1991 年,广州中医药大学最先在其七年制中医学专业中试办了中西医结合(临床医学)方向。至 2000 年,上海、成都、南京、北京、湖南、浙江等中医药大学的七年制中西医结合(临床医学)方向的中医学专业也逐步开始设立。上海最早开始招生的是上海中医药大学中医学专业的中西医结合方向。教育部对中西医结合系或中西医结合学院,在各中医院校的成立给予政策上的鼓励,却不同意中西医结合作为独立专业进行招生。中西医结合专业独立于学科目录的进程受到了阻碍。由于在教育部的目录中,该专业方向仍属于中医学专业,导致其毕业生不能参与中西医结合执业医师考试,造成很大困扰,目前该专业方向上海已不再招生。

三、本科生教育

本科教育是中医院校培养中医、针灸、中药等各类中医专业人才最重要的模式。中西医结合专业也不例外,由于该专业的特殊性,本科教育在办学过程中先被放置于中医专业下中西医结合方向,之后逐渐被纳入《普通高等学校本科专业目录》的"中医学类"下,最终于 2010 年从"中医学类"下独立分出,设立了"中西医结合类"专业,并在该类目下设中西医临床医学专业。而今,中西医结合专业作为一级学科"360 中医学与中药学"下的二级学科"360.30 中西医结合医学",被纳入《中华人民共和国学科分类与代码国家标准》,成了完整独立的学科。

(一)中西医结合本科教育创办历程

1988 年全国第一所中西医结合学院成立于河北,虽是由民间组织承办,但开启了中西医结合本科教育的大门。1992 年,西医院校泸州医学院,在其中医学五年制专业中试办了中西医结合方向。1993 年经湖南省教委高教处批准,湖南中医学院和湖南医科大学专家及负责人对中西医结合本科教育的可行性进行论证,最终决定率先在中医院校中设立中西医结合临床专业,并在 2003 年获得教育部特批,可在《普通高等学校本科专业目录》外,独立设置中西医临床医学专业,推动了中西医结合临床专业独立于中医专业的进程。2003 年国家中医药管理局指定湖南中医药大学为牵头单位与全国 40 余所中、西医药院校共同组织 200 余名中西医结合专家,编纂了我国第一套中西医结合专业的规划教材,历时 2 年共完成 16 本教材的编写。这对于中西医结合学科的发展具有里程碑式的意义,是中西医结合院校教育规范化的标志。

(二)中西医结合本科教育培养模式的探索

中西医结合学科在中医、西医该如何结合的问题上一直有所争议,且该问题也波及中西医结合教育、教学的课程编写及课程设置中。但没有人才的培养便不会有中西医结合学科更长远的探索与发展,故而在默认西医"辨病"与中医"辨证"相结合的模式为中西医结合治疗疾病的模式,以及其他相关已尝试中西医的结合方式是正确的前提下,中西医结合本科教育作为该学科人才培养的中坚力量,对于其学生培养的探索主要集中于两个方面——中医、西医学科的基础和中西医结合临床学习的课时该如何进行分配;五年制中西医结合本科的学习时间是否延长。

由于中西医结合学科涉及中、西两类医学,而两门医学要求学习基础学科与临床学科。故而对于学习基础和临床课程的模式有以下几类探索:"两个基础,两个临床",学习中、西医各自的基础与临床课程;"一个基础,一个临床",学习中西医结合后的基础与临床;"两个基础,一个临床",学习中西医各自的基础课程,并在临床课程的学习中进行结合性学习。此外,还有"两个基础,一个临床,两个技能"模式,在独立学习中西医基础课程,并结合学习临床课程后,特别加强对中医辨证能力和西医诊治能力的培养及"三个基础,一个临床,两个提高"模式,需要学习中、西医学和人文选修课三个基础课程,而后进行中西医病证结合模式的临床课程学习,最后学习中西医结合桥梁课并加强临床技能的提高。目前普遍应用"两个基础,一个临床"模式,还有专家认为在该模式指导下应先学西医,后学中医。因为"先西后中"类似"西学中"的学习模式,已经有成功的教育范例可寻,并且可以使学生在对西医学有所了解后,在学习中医时与之进行比较,更利于掌握中医的特点,取二者之长,并寻找结合点。这些模块的设置和发展,逐步完善了中西医结合学科对于基础课程与临床课程学习时间的分配,符合教育教学发展规律。

对于五年制中西医结合本科教育的学习时间是否延长也有教育学者进行了相关探讨,并认为需要延长至 6~8 年不等。理由多为中西医结合课程数量多、对临床掌握要求高,延长学制有助于提高中西医结合临床专业毕业生的质量。其中有学者结合台湾地区中西医结合教育的发展史得出结论,若将学制改为 8 年,并将最后一年定为临床实习期,能让学生对中西医结合课程的学习更加深入且贴近临床。此外,还有学者提出 5 年中、西医基础学习,2 年西医临床及中医门诊师承学习,1 年中医专科临床科研设置与实施的"五二一"型学制。该学制的优势在于可以在 5+2 长学制的中西医结合人才的综合培养完成后,直接进入到中西医结合科研的设置与实施中,对于中西医结合学科的科研及实验的创新有极大促进。延长中西医结合本科教育的时间对于培养中西医结合专业人才有极大的促进作用,但由于学时延长至 8 年之久,相当于本科毕业后读 3 年硕士,对于延长学制的中西医结合学生的学位可以考虑由学士提升至硕士甚至博士,不失为中西医结合专业人才培养的一个尝试。

(三)上海中医药大学中西医结合本科教育

上海中医药大学是新中国首批建立的 4 所中医药高等院校之一,教育部与地方政府"部市共建"的中医药院校,上海市重点建设的高水平大学。学校坚持"不重其全重其优、不重其大重其特、不重其名重其实"的办学理念,秉承"勤奋,仁爱,求实,创新"的校训,坚守"中医本色,时代气息""发皇古义,融会新知"的治学精神,率先探索既符合高等医学教育特征、又充分体现中医药教育特色的院校教育模式。

上海中医药大学中西医结合专业 1998 年获批博士学位授予单位,本科专业建立于2005 年。率先探索课程与教材分化、学分制、"5+3+X"医教协同临床人才培养模式、人文通识教育、课程思政等系列改革工程。先后入选国家教育部"人才培养模式创新实验区"和上海市"一流本科引领计划",是教育部评估 A+学科。

1. 专业定位

响应中医现代化发展和中西医并重的国家战略,对接区域健康事业需求,立足上海,服务全国,成为学校建设"国内一流、国际知名的中医药大学"的核心专业。培养学生扎实的中医基础知识、宽厚的现代医学视野,具备创新意识与协作精神,熟练掌握中西医结合基本知识、基本技能,能运用中西医结合的办法胜任临床常见病症治疗,并能紧密跟踪现代医学发展趋势,为未来成为中西医结合融通人才打下本科专业基础。

2. 特色优势

依托 3 个 A+ 的学科优势,整合 3 个国家中医药临床研究基地、国内一流水平附属中西医结合医院的资源优势,立足上海长三角龙头、国际前沿城市的地域优势,借力高水平大学的投入优势,创新产学研教一体化及"以学生为中心"管理体系的机制优势,建立适应个性化、现代化协同育人新体系,学生中西医临床能力、创新素养在国内外形成"品牌效应"。

3. 培养目标

(1) 在我国中医、西医并存的背景下,为了适应经济、社会、科技和医疗卫生事业发展的需要,本专业培养的医学人才应系统掌握中西医基础理论和专业知识,基本具备中西医各科常见疾病的诊疗能力,能够从事中西医结合医疗、预防、保健、康复等工作;具有一定的跨专业、跨学科的融通能力,富有整合中西医学两者优势的创新精神,为今后进一步从事中西医结合的教育、科研、对外交流工作打下一定基础。

(2) 学习内容以中、西医学基础理论、专业知识及临床诊疗基本技能为重点,掌握一定的预防、康复、心理学知识,并了解一定的社会科学和其他领域的自然科学知识;重视科学思维和独立思考能力的培养,加强获取相关专业学术信息及其分析处理能力的训练。提高学生知识自我更新和自我发展的潜能。

(3) 努力体现"勤奋、仁爱、求实、创新"的校训,不断加强体现中医药院校特色的人文及通识教育,强化医学伦理、医患沟通技能和团队合作精神等环节的教学,重视包括中国传统健身锻炼方法以及中医特色养生的保健手段在内的体质培养,保持人才发展的平衡性和可持续性。

4. 深化专业综合改革

(1) 以教育观念为引领,抓住关键课程,打造中西医整合式课程体系

以《中西医结合导论》等课程为导引,精编 40 余本专业教材,建立核心课程群。突出围绕营养与代谢、生化与临床、免疫与循证医学等中西医结合进展较成熟领域新建交叉课程群。形成以工作场所学习及临床实践为导向的阶梯递进式整合教学体系,建立"卒中""脊柱病""针刺麻醉"等疾病单元课程教学模块,强化危急重病救治等基础与综合保障能力提升为龙头的实践教学,引导促进学生现代医学理论与能力全面提升。

（2）夯实两个基础，建设中西医学互参互鉴的教学新模式

设立"快班制"加强以经典导读与关键条文学习＋在线课程个性化学习为核心的中医课程教学模式。围绕"读经典、做临床"整合组建跨学院学科"基础-临床双聘制"教学团队，形成"名医进课堂、名师进临床"的中医理论与临床能力培养相结合的临床教学模式，不断加强学生"中医悟性""中医习惯"的培养。突出"强临床"，重点针对西医临床课程进行强化，开展"小班化探究式"教学，扩大西医基础课程学生学习资源库激励学生自主学习。

（3）围绕岗位胜任，创新教学方法，探索中西医临床思维养成新路径

创建"二个基础、一个临床、协调提高"三段式教学模式，培养学生中西医诊疗思维的互鉴互用和中西医诊疗模式融会贯通。建立模块化、课程化临床技能实训体系，整合中西医结合特色优势病种开展床边教学，将中西医思维和技能训练贯穿始终。与复旦大学、交通大学医学院、海军军医大学开展战略合作教学协同，联动全国重点中西医结合医院和全国知名综合性医院建设优质临床教学基地资源。

（4）突出科研引领，创新中西医结合教材，建设新型中西医结合特色"金课"

发挥学科资源集聚效应，以科学问题为引导，组织编写《中西医结合导论》《科研思维与方法》及中西医结合临床系列创新教材；借力信息化资源平台，牵头建设贯穿基础和临床、融合传统中医药与现代医学的科研素养训练系统，完成 30 项虚拟实验仿真训练项目开发，为学生深度学习提供支持。建立科研基本素养培育-自主设计性实验-课外科创能力拓展训练三大训练模块，强化学生中西医知识建构及创新思维交互。

"十三五"期间国家级教学成果奖一等奖数、行业规划教材主编数居全国首位。学情调查本校学业挑战度、师生互动、学习主动性、收获满意度达到或超过 985 院校。2018 年执业医师通过率达 98％。在全国各类临床技能大赛和创新创业竞赛中屡获佳绩。

5. 毕业生培养质量的跟踪调查结果

学校重视毕业生的培养质量，依托第三方评估机构，从本科毕业升学率专业相关度、用人单位和学生满意度等四个主要维度进行毕业生持续跟踪机制，通过《本科生就业质量年报》向社会公开，反馈毕业生培养质量并持续改进和提高。

学校毕业生就业率保持稳定，就业率保持 90％以上；专业升学率接近 50％。毕业生就业岗位对口率持续保持 95％以上，职业发展整体符合学生自身的就业期望。

用人单位评价反馈中，毕业生对于本职工作的投入状态、对该校毕业生的总体满意度评价、学校专业人才培养目标与相关产业行业发展趋势的吻合程度、学校专业人才培养规格与质量的总体满意程度、对本单位招聘录用该校毕业生的推荐程度五大核心指标均获得较高的评分。学生科学创新能力显著，每年有多名毕业生住培期间中标国家自然科学基金等高级别研究项目。

第三节　师　承　教　育

自古以来师承教育是中医主要的教育模式。随着西医的传入,西医院校设立,培养了大批西医学生,对于中医小规模的师带徒教育带来了冲击。从培养学生的人数、综合素质及学生医学素养等方面都无法与西医院校教育抗衡。为改善这一局面,中医前辈们团结起来建立中医专门学校,中医院校教育随之起步。因此,至20世纪前后,中医教育主要以各地的中医高等院校为主,而师承教育仅在部分偏远地区零星地由私人开设。中医院校教育人才培养模式,极大地提高了中医学生的数量,其课程设置和考核标准的制定,保证了人才培养的质量。但中医作为经验医学十分注重师父传承下来的经验,院校教育的弊端是,教材内容及知识结构相对固定,缺乏灵活性,对于老中医传承下来的经验更是没有机会去传承总结。为此,国家号召名老中医师带徒。师承教育随着《关于继承老中医学术经验的紧急通知》《关于开展中医带徒弟工作的指示》等国家文件的颁布,再次活跃起来。

1990年由国家鼓励并实施的师承班——全国首届老中医药专家学术继承班开办,并分别于1996年、2002年和2011年启动了第2、3、4批老中医药专家学术经验继承工作。学期3年,以师传面授的跟诊模式进行学习,培养了一大批优秀的中医界中、青年临床骨干力量,及时继承了老中医专家的学术经验。

2008—2011年间,国家中医药管理局设立中医师承专业学位(主要以全国老中医药专家经验继承班的形式为主)并将其归属于院校教育中的临床医学专业学位。要求学员为已工作多年的临床医生,要在继承学习的同时有创新性研究,不同于普通中医院校人才的培养,是更高层次的人才培养。

虽然师承教育主要以中医为主,但在中西医结合初期的"西学中"运动中,跟随名老中医学习并取得学位,也是"西学中"教育中的一种模式,大批优秀的西医临床医生通过拜师跟诊学习中医,继承名老中医的学术经验,并发表相关论文或将名老中医的经验编撰成册,及时保留了很多名老中医的学术精华,亦通过感悟中医的思维,对中西医结合进行探索,成为中西医结合早期教育中不可或缺的一种模式。

2012年,教育部和卫生部推出"卓越医生培养计划",旨在遵循医学教育规律和医学人才成长规律,以提高人才培养水平为核心,改革人才培养模式,将大众化的医学教育回归到精英教育轨道,培养适应我国医药卫生事业发展的高水平医学人才。基于这样的背景,从2013年起,上海中医药大学承办了"上海市中医药领军人才建设项目——海上名医传承高级研修班",探索在现代文化土壤中高层次中医领军人才的培养新机制。30名活跃在中医、中西医临床工作岗位上的骨干精英成了"海上名医传承研修班"首届学员。研修班以"发皇古义、融汇新知、海纳百川、开拓创新"为办班宗旨。坚持"厚基础、博文化、会新知"的办班理念,采取"集中授课、名师指导、游学拜师、参观考察、自学自悟"等形式,以全新的模式全方位打造一批创新型上海中医药领军人才。30 名研修班的学员,已成为各自专业领域的骨干,大多在各学术团体中担任重要职务并取得丰硕的成果。如上海中医药大学附属上海市中医医院的李勇教授确立中西医结合治疗胃肠动力障碍性疾病和肝硬化疾病作为学科研究重点方向,获中国中西医结合学会科学技术奖一等奖。上海中医药大学附属曙光医院的刘成海教授既重视中医经典的温习与运用,也重视西医理论及其新进展的学习。据病分证,病因治疗与中医药抗肝纤维化、证候干预等相结合,在国内国际开展中西医结合治疗乙肝肝硬化、丙肝肝纤维化的临床研究,参与完成美国中药抗肝纤维化的 II 期临床试验。上海中医药大学附属曙光医院的张炜主任已获中国中西医结合学会科技成果奖三等奖,上海中医药大学附属岳阳医院的张宏教授已获上海市中西医结合学会科技进步奖二等奖。

师承教育也在研究生层次进行培养,如 2006 年在上海举办了全国首届师承教育博士班,对于改善研究生临床能力弱及师承教育在科研创新方面的欠缺都是一次大胆的尝试。

总之,中华人民共和国成立后中西医结合的院校教育主要从研究生层次,不断向七年制、本科层次延伸,同时主要以五年制中西医结合教育为基础,尝试并总结出“两个基础,一个临床”的中医、西医基础及临床结合教育教学模式。此外,还积极编写中西医结合相关教材,将中西医结合专业与中西医结合类型执业医师考试相接轨。处于稳定期的中西医结合院校教育,开始在教学中引入医学类教学先进模式,如 PBL 教学;尝试开设中西医结合类新领域课程,如中西医结合循证医学、中西医结合重症医学等科目。为中西医结合带来新时代的气息,并实现了科研与临床向教学的转化,培养了大批中西医结合人才。

第六章
上海中西医结合学会的发展

在上海市的中西医结合医学发展过程中,上海市中西医结合学会作为科技社团,在凝聚广大中西医结合工作者形成合力,推动中西医结合的学术发展,促进中西医结合医学体系的不断完善和提升,以及在培养青年中西医结合人才的成长,扩大中西医结合医学在国内外的影响等方面,发挥了十分重要的作用。学会工作坚持党的领导,坚持依靠科技工作者办会,坚持团结广大中医、西医和中西医结合工作者的开放姿态,取得了可喜的成绩。

上海市中西医结合学会于20世纪80年代初由邝安堃、沈自尹等人发起,成立于1981年9月23日,成立时的名称是中国中西医结合研究会上海分会。经40年的发展,上海市中西医结合学会至2021年已扩至个人会员13000余人,专业委员会77个,几乎覆盖了中西医结合医学领域的所有学科。目前中国中西医结合学会有9个专业委员会挂靠上海。

学会首届理事会由41名理事组成,理事长为邝安堃教授,下设组织秘书组和学术组。1982年起,学会陆续建立了虚证与老年病、皮肤科、妇产科、骨伤科、急腹症、肿瘤、活血化瘀7个专业委员会和儿科、气功、中西医结合管理研究、软组织疼痛、肝病、肾病、眼科、伤科、周围血管病、医学影像学等10个学组。

学会于1986年4月12日成立第二届理事会,沈自尹任理事长。1990年7月3日成立第三届理事会,沈自尹连任。1996年12月11日成立第四届理事会,赵伟康任理事长。2001年、2007年和2011年分别成立第五、第六、第七届理事会,均由王文健任理事长。2017年3月成立第八届理事会,凌昌全任理事长。上海市中西医结合学会历届理事会成员名单见附录二。

学会的工作得到了行业主管部门的支持和指导,时任上海市卫生局副局长(分管中医药工作)的施杞及张明岛曾作为第二、第三、第四届理事会的副会长,对学会工作的开展给予了大力的促进。学会也联系上海本地中医药制药企业作为会员单位,共同推进中医、中西医结合事业的发展。

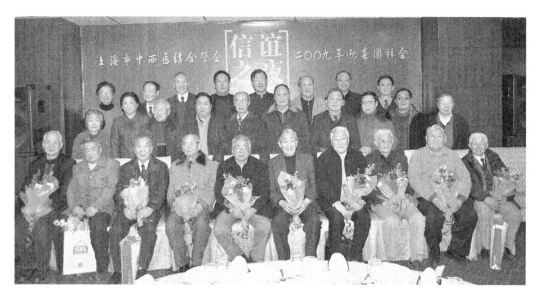

图 6-1   2009 年上海中西医结合学会第一届高级荣誉会员代表合影

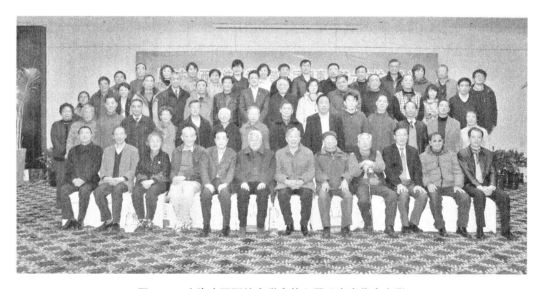

图 6-2   上海中西医结合学会第七届理事会代表合影

上海的多名专家曾担任中国中西医结合学会的管理职务,陈凯先曾任第六届中国中西医结合学会会长,沈自尹任第三、第四届中国中西医结合学会副会长,王文健任第五、第六、第七届中国中西医结合学会副会长,凌昌全任第六、第七届中国中西医结合学会副会长,施建蓉任第八届中国中西医结合学会副会长。王文健、施建蓉、张友根分别任中国中西医结合学会第六、第七、第八届理事会副秘书长。

1994 年学会获得上海市科协"一星级学会"荣誉;2003 年被评为上海市科学技术协会"二星级学会";2008 年被中国科协列入"全国省市级学会学术活动 50 强"先进行列,4 月获得中国中西医结合学会授予全国中西医结合先进学会;9 月被上海市科学技术协会评为"三星级学会";2014 年获得上海市科协"四星级学会";2016 年、2018 年、2020 年连续 3 次蝉联市科协"五星级学会"。上海市中西医结合学会荣获 2012—2017 年度上海市科协系统先进集体标兵。

一、搭建学术交流平台,扩大中西医结合医学的国际影响

学会是学术交流的平台,开展学术交流,促进学术发展,推动科技创新是学会工作的主要任务。40 年来,随着学会组织的扩大,会员人数的增多,学会每年举办的各类学术活动的数量不断增长,质量不断提高。

(一) 全国性学术活动

学会每年主办多次全国性的中西医结合学术会议,特别是挂靠在上海的专业委员会,如中西医结合心血管病专业委员会、皮肤与性病专业委员会、虚证与老年病专业委员会、妇产科专业委员会、肝病专业委员会等,都是历年全国性年会的主要组织者。会议注重学术水平,议题聚焦,讨论深入,会务服务良好,为上海市中西医结合学会在同行中赢得了很高的声誉。上海是我国重要的中西医结合的医、教、研基地,除了挂靠的专业委员会外,其他一些专业委员会也会选择上海学会作为年会的主办单位,如泌尿男科、影像医学、大肠肛门病、肾病、心身医学、神经外科、重症医学、消化内镜、整形与医学美容、儿科、风湿病专业委员会等,都曾成功举办了一系列全国性的学术会议,在服务各地专家的同时,也使上海的专家获得了向国内同行学习的良好机会。

(二) 区域性学术活动

除了全国性的学术活动外,上海市中西医结合学会十分重视区域性的学术交流和合作。2009 年 6 月,学会发起成立并主办了第一届江浙沪中西医结合高峰论坛。此后两省一市中西医结合学会按照既定《合作宣言》,每年轮流举办,论坛曾先后以社区的中西医结合、中西医结合优势病种、中西医结合青年人才的培养、肛肠病、重症医学、妇科、影像医学等为主题进行深入讨论。在论坛举行的同时还召开秘书长联席会议,建立制度化的工作联动和学术交流平台,不定期评选江浙沪中西医结合优秀青年人才和优秀工作者。十余年来论坛不断发展,议题从综合性向专科性、专题性深化;从每年举办一次到每年举办多次;形式从一般性的学术交流发展为交流和相互之间的项目合作相结合。2020 年在"江浙沪中西医结合高峰论坛"的基础上,由上海市中西医结合学会倡议,成立了"长三角中西医结合高峰论坛",推进以中西医结为特色的长三角健康一体化的建设。

(三) 上海地区的学术活动

学会每年举办的上海市内的各类学术活动有 100 余场,通过这些活动力求传播专业

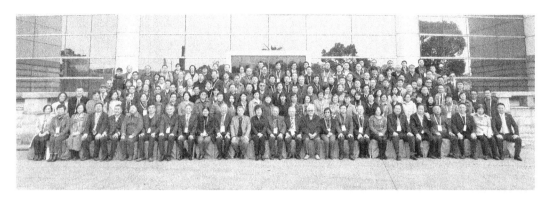

图 6-3　2017年结合医学·上海论坛参会代表集体照

领域最新、最前沿的信息,开拓思路,促进中西医结合专业领域整体学术水平的提高。这类活动的形式丰富,除了各种学术会议以外,还有综合论坛、分科交流、手术示范、名医传道、指南研讨、观点交锋、病例讨论、青年专题等内容,由于活动形式多样,每年能吸引1万多人次的会员的积极参与。

（四）国际学术会议

上海市中西医结合学会充分利用对外开放前沿城市的优势,积极开展中西医结合医学的国际交流。

近年来,学会每年都会举办综合性以及各类专科性的国际学术会议,如肝病、骨科、皮肤科、管理的专业都曾举办过国际学术会议,并经常聘请国外著名的专家学者来沪讲学。

2011年学会以"新医学、新生活"为主题,和上海市科协国际科技交流中心联合举办了上海中西医结合医学国际学术会议,来自国内外的1 000多名代表出席会议,百余名学者在主会场和8个专业分会场分别作了报告。大会发布了由国内外著名结合医学专家共同签署的《关于发展中西医结合医学的共识》。

2018年12月6日至8日,以上海市中西医结合学会为主,承办了"第六次世界中西医结合大会",会议汇聚了来自21个国家和地区的3 000余名代表,其中有两院院士7名和国外代表200名出席;会议共收到论文3 665篇。大会除医学和药学主会场外,还设立了结合医学、心血管病、肾病、神经外科、肝病、皮肤病、医学美容、传染病、重症医学、消化内镜医学等分会场,共有167个专题报告。会议发布了题为《中西医结合,构建人类健康共同体》的第六次世界中西医结合大会宣言。王文健教授综合了众多专家意见,在为第六次世界中西医结合大会起草的《中西医结合,为构建人类健康共同体而奋斗》的大会宣言中,对中西医结合内涵、特色、优势作了科学的阐释,认为中西医结合应该在临床应用、理论体系和科学思维三个层面开展研究工作,这是中西医结合学科发展的正确方向。在对中医和西医的科学思维比较研究中,阐明了中西医科学思维的差异:① 中医在方法论方面偏于系统论,以综合为主,西医偏于还原论,以分析见长。② 中医在构建理论框架时,强调

"天人相应"的自然观,多依赖类比推理,经实践验证后上升为理论;西医偏于归纳和演绎,重视实证研究基础之上总结规律。③ 中医在定义概念时重视形而上之道,强调事物抽象属性,如阴阳五行,六淫七情;西医重视形而下之器,强调其物质属性,如器官、细胞、细菌、病毒等。④ 在治疗的指导思想方面,中医以调节性手段为主,追求整体的平衡,以"和"为期;西医以环节性手段为主,注重在病变局部损盈增亏,以"齐"为期。开展中西医结合研究就要很好地发挥两种思维方式各自的优势,相互补充。

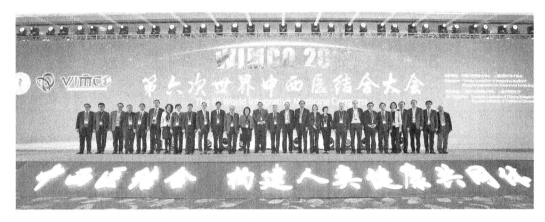

图 6 - 4　第六届世界中西医结合大会的集体照

(五) 与国外结合医学团体的友好关系

学会曾先后与日本统合医学会、日本韩方新药株式会社、美国加州大学洛杉矶分校(UCLA)东西方医学中心保持着融洽的合作关系,经常开展互访和信息合作。1993 年 10 月 29 日与纽约中西医结合学会在上海结成了姊妹学会;2013 年 1 月学会与 UCLA 东西医学中心举行了双方共同合作项目"上海市社区卫生服务中心非中医类别医师和乡村医生中医药知识与技能培训项目"的专家论证会及聘书颁发仪式。特聘两位专家在 2013 年 1 月至 2015 年 12 月期间担任"上海基层中医药服务能力提升工程项目"资深顾问,交流中美两国社区医学模式。

2018 年 12 月 6 日上海市中西医结合学会与日本统合医疗学会在美兰湖国际会议中心签订《结合医学领域学术合作协议书》,内容涉及双方学会在临床实践、教育、研究等领域的广泛交流,加深相互理解和合作。

(六) 国际合作,携手抗疫

2020 年 6 月 17 日习近平主席主持"中非团结抗疫特别峰会"并发表主旨讲话,强调中非要坚定不移携手抗击疫情、推进中非合作、共同打造中非卫生健康共同体。上海市中西医结合学会积极响应习近平主席号召,携手江浙中西医结合学会于 6 月 22 日应埃及方面邀请,联合举办"中埃中医药抗击新冠肺炎联合研讨会",围绕"携手抗疫、共克时艰"的主题,上海、江苏、浙江等相关专家、教授作了专题报告,内容包括新冠肺炎的早期诊断、预防病毒传播的有效方法、新冠肺炎的中医药诊治、预后康复等,并回答了埃方专家提出的许多问题,分享了抗疫的经验。

二、承接政府职能转移、服务社会、科技惠民

近十年来,学会围绕深化行政和科技体制改革,充分发挥科技社团独特优势,配合党和政府的中心工作,有序承接政府职能转移,圆满完成政府主管部门交代的各项工作。

(一)提升基层医生的中医药服务能力

提升基层医生的业务水平,特别是基层中医药的服务能力,是医疗卫生改革的重要任务之一。2013年学会受上海市卫生和计划生育委员会和中医药发展办公室的委托,承担了全市1万多名基层医生和部分乡医的中医药基本知识和基本技能的培训任务。学会组织40余位专家编写了50万字教材,摄制了120个学时的教学录像课件,并搭建了集报名、考勤、学习、考核、互动等多项功能一体化的多媒体网络学习平台,整个项目分四期完成。经过培训和严格的考核,学员合格率达93%以上,培训工作取得了显著成效。为了进一步提高社区常见病的中西医结合诊治水平,学会受上海市中医药管理局的委托,组织专家和社区卫生中心领导及基层医务人员一起,编写了《社区常见病诊断与中西医结合防治指南》一书,对慢性阻塞性肺疾病、高血压病、冠心病、脑卒中、胃食管反流病、慢性胆囊炎、2型糖尿病、复发性尿路感染、围绝经期综合征、原发性骨质疏松症在内的11种社区常见疾病的中西医诊断、治疗、预防保健等内容作了详细介绍,为社区临床医生常见病的诊治提供专业性、规范性和具有可操作性的优化方案。

(二)弘扬中医药文化

中医药是中华民族的文化瑰宝,向群众科学地宣传中医药文化、普及中医药知识是增强我们民族文化自信的重要举措。2012年,学会接受上海市卫生和计划生育委员会和上海市中医药发展办公室"三年行动计划"海派中药文化传承项目的任务,以中医药文化系列专题片的形式,制作了14集的大型纪录片《药里乾坤》,对中医药的基本理论、中医的治疗特色、中医食疗、家庭中药的煎熬、中药的炮制、中药的道地药材和贵细品种、著名的中药老字号、中药膏方、中医药科技发展的新进展等内容作了形象而生动的介绍,受到广大人民群众的欢迎。

(三)承担综合医院中西医结合专项的管理工作

为了推动综合性医院的中西医结合工作,吸引更多的西医参与中西医结合的临床和科研,上海市中医药管理局设立了"综合医院中西医结合建设"专项,自2015年起,上海市

中西医结合学会就组织专家承担了这一专项的大部分管理工作,从项目的招标、评审、开题,到过程管理和考核、验收。通过项目建设,将综合医院在学科建设方面的优势和中医药的理论特色有机结合,提升了综合医院中西医结合诊疗水平,并且培育和孵化了一批优秀的中西医结合重点项目。

(四)落实长三角一体化战略部署

2019年长三角一体化正式上升为国家战略,为实现健康中国的宏伟目标,2019年7月上海市中西医结合学会在总会领导下发起成立中西医结合长三角健康一体化工作委员会。在上海市中医药管理局的领导和长三角地区相关政府部门的支持下,工作委员会充分利用上海的区位优势、资源优势和人才优势,在浙江省宁波地区和江苏省昆山市举办了多期非中医类别医师和乡村医生中医药基本知识和技能培训班,提高基层医务人员的业务水平和中医药的服务能力;并以学会医生联盟工作站的形式,帮助长三角地区的基础医疗机构开展中西医结合的学科建设;此外,还发挥学会的资源优势,对长三角的一些中医药文化产业和中西医结合的康养事业开展科技资讯和科技服务。

(五)服务社会,科技惠民

学会响应中央号召,充分利用自身的医学科技资源和多学科的人才优势,服务经济建设,服务社会民生和服务老少边地区。学会除了平时在各种"健康日"深入社区、基层开展各种科学知识的普及和惠民服务外,自2017年起,学会组织专家服务团队,连续5年分别前往新疆、内蒙古、宁夏、贵州黔东南苗族侗族自治州和青海省西宁及果洛藏族自治州等边远地区开展中西医结合科技志愿服务公益活动。5年中上海有各个医学专科领域的著名专家131人次参与了志愿活动,共开设了包括学科前沿动态、指南解读、中西医结合进展、临床诊疗常规以及具有中西医结合特色的医院管理经验在内的学术讲座32场,进行了70余次教学查房,实施了包括先天性心脏病、介入医疗、妇科、肛肠科、眼科等40余台手术示范和手术带教,直接培训医务人员2 200人,线上培训6 000人,同时为各地患者提供了大量的医疗咨询服务。在科技惠民的同时,学会还动员了团体会员单位的上海大型医药企业向各地红十字会捐赠处方药品合计100多万元。

在开展科技志愿服务活动中,按中国科协的要求,创新了志愿服务的模式。

(1)精准服务:志愿服务要在有限的时间内取得最好的效果,就要在精准服务上下功夫。每次活动前,学会领导和相关专家都会提前与对方卫生行政部门、相关医疗机构和专业同行对接,了解当地哪些是需要强化的优势学科,哪些是要提升的培育学科,哪些是要扶持的薄弱学科。根据对方的学科现状和发展需求,确定重点要解决的问题,选派学科团队和相应专家对接,提供精准的服务。

(2)以提高当地医务人员学术水平和服务能力为重点:本着"授人以鱼不如授人以渔"的理念,在为部分疑难病患者直接提供医疗服务的同时,主要以提高当地医务人员的学术水平和服务能力为重点，开展大型的学术讲座、教学查房、手术示范、疑难病例讨论、操作演示和以中医为特色的管理经验的介绍为主，这样对提高当地医务人员的业务水平和管理能力有很好的帮助，受到卫生行政部门和医疗机构的欢迎。

（3）帮助建立长期的帮扶机制：在活动中，倡导志愿专家与对方同行建立热线联系，随时帮助解决一些业务上的问题；并积极动员上海的医疗机构以团队的形式参与学会的志愿活动，鼓励两地医疗机构之间建立协作关系，搭建了一个长期合作的平台。

三、服务科技工作者

学会是广大中西医结合工作者自己的学术团体，服务广大会员是学会的核心工作，学会努力为广大中西医结合工作者搭建平台，提供继续教育服务，建立网站、官方微博和微信公众号等信息交流平台，筹集经费设立科学研究基金，以及建立了科技奖励制度。

（一）继续教育与培训

学会成立以来，在不同阶段根据学科进展动态和学科建设的需要，举办了不同层次和不同类型的多种继续教育学习班，其中，《中西医结合临床新理论新技术内科高级学习班》《中成药的临床合理应用》是学会延续多年的两个继续教育品牌项目，其教育内容随着科学的发展，随时进行调整和补充，曾多次荣获市科协继续教育的优秀示范项目。近年来，应广大中西医结合工作者的要求，在保证质量的前提下，学会又相继开设了《中西医结合防治急慢性肾脏病》《动脉粥样硬化性疾病的中西医一体化诊疗》《中西医结合治疗心脑血管病的新进展》《微整形进展及并发症的防治》《慢性盆腔痛中西医结合防治》等继续教育学习班，这些学习班的举办，起到了很好的知识补充和知识更新的作用。

（二）科技奖励

为了激励会员的创新精神和表彰优秀的科技成果，上海市中西医结合学会经上海市科委批准，自 2008 年起设立了上海市中西医结合学会科技进步奖，授予在中西医结合基础研究、临床研究和开发研究中有突出成绩的集体和个人。2008—2020 年已开展十三届科技奖评审，共颁发一等奖 29 项、二等奖 59 项、三等奖 105 项、科普奖 27 项。其中很多经推荐后，还获得了中国中西医结合学会的科技进步奖。上海中西医结合科学技术奖的设立，激励了上海中西医结合科技人才的科研创新活力，对学科的整体发展起到了有力的推动作用。

四、办好科技期刊

中西医结合学科是我国独创的一门新兴学科。新中国成立后，在党和国家的大力支持下，中西医结合性质的专业期刊层出不穷。可以不受地域限制的进行学术经验交流，开展全国性甚至全球性的学术讨论,推动了中西医结合方向的理论研究和临床应用的创新发展,为中西医结合学科的建设奠定了基础。

学会主办两份公开发行的学术期刊。2003年起主办《中西医结合学报》,为国内重要的中西医结合的学术期刊,影响因子名列前茅。2013年起《中西医结合学报》改刊为英文期刊 *Journal of Integrative Medicine*,目前被评为中国精品科技期刊、国家新闻出版署重点科技学术期刊、全国中医药优秀期刊、华东地区优秀科技期刊、上海市科协系统优秀科技期刊,多次获上海市科技期刊编校质量优秀奖。自2020年起为SCI收录,影响因子为2.446。学会主办的另一份杂志为《神经病学与神经康复学杂志》。

（一）《中西医结合学报》创刊启航

2003年5月,经过前期认真筹备,上海市中西医结合学会和上海长海医院主办的《中西医结合学报》(英文刊名：*Journal of Chinese Integrative Medicine*)第一期出版了,标志着在上海这座东方大都市,在这中西医人才荟萃之地,有这样一本中西医结合期刊创刊了。由原上海市卫生局担任期刊主管单位。

主编：赵伟康。

执行主编：凌昌全。

编辑部主任：周庆辉。

历任编辑：殷惠霞、白玉金、黄文华、张晶、陈红云、李霄茜、张文静等。

CN：31 - 1906/R。

ISSN：1672 - 1977。

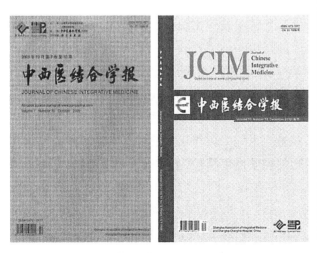

图6-5 《中西医结合学报》中文期刊封面

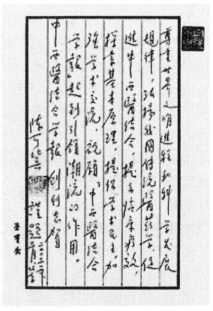

图6-6 陈可冀院士创刊贺词

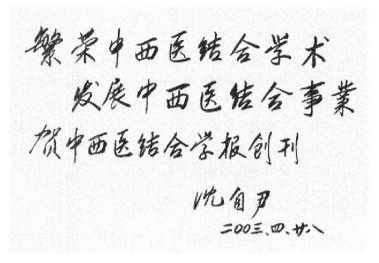

图6-7 沈自尹院士创刊贺词

创刊后,《中西医结合学报》始终以"坚持学术期刊的导向作用,履行学术期刊的社会责任,倡导科学、严谨、务实、创新的学术风尚"为办刊方针,以"编辑出版国际一流医学期刊,打造国际化精品期刊、品牌期刊"为办刊方向,逐渐成为我国结合医学领域的权威期刊,并具有较高的国际知名度。

《中西医结合学报》编辑部紧跟国际医学期刊出版的潮流,于2004年1月创建了期刊网站,并采取开放获取(open access,OA)出版模式,同时出版纸质印刷版和网络电子版。《中西医结合学报》是我国最早实现OA出版的期刊之一。

2004年6月,被美国国立医学图书馆的《医学索引》(MEDLINE/PubMed)收录,是我国创刊后以最快的速度进入《医学索引》的中文期刊。

中国科学技术信息研究所发布的《2005年版中国科技期刊引证报告》,《中西医结合学报》2004年影响因子为0.866,在1 608种中国科技论文统计源期刊中,排名第128位,在29种中医学与中药学类统计源期刊中,排名第1位。

《中西医结合学报》始终不忘创办国际化期刊的初心,朝着这个目标前进。在建立国际化的论文发布平台、组建国际化的编审团队、遵循国际化的编辑标准、采用国际化的稿件处理系统等方面持续努力,编辑出版《中西医结合学报》期间取得较好成绩。2004年,总分第一名获"上海市科协系统优秀科技期刊奖";2007年,第三届全国中医药优秀期刊奖(国家中医药管理局);上海市科技期刊编校质量优秀奖(上海市新闻出版局、上海市科学技术委员会、上海市科技期刊学会)。2009年,《中西医结合学报》被评为"权威期刊";第四届华东地区优秀期刊奖;上海市期刊编校质量优秀奖(上海市新闻出版局)。2010年,编辑部主任周庆辉被评为第三届上海市期刊优秀工作者(上海市期刊协会)。首届华东地区期刊优秀工作者(上海市新闻出版局)。2011年,上海市科技期刊审读优秀奖(上海市科技期刊学会);入选国家新闻出版署重点科技学术期刊。2012年,中国精品科技期刊(中国科学技术信息研究所);第五届华东地区优秀期刊奖;上海市卫生局优秀期刊等。

《中西医结合学报》从 2009 年开始尝试中英文双语出版,发表中文或英文全文。《中西医结合学报》已成为我国结合医学领域的权威期刊,并已具有较高的国际知名度,为变更后的全英文期刊《结合医学学报》的发展打下了坚实的基础。为顺应我国中医和中西医结合医学国际化和医学期刊出版国际化的要求,2012 年筹备英文期刊,经国家新闻出版署批准,《中西医结合学报》于 2013 年 1 月变更为英文期刊 *Journal of Integrative Medicine*[中文刊名《结合医学学报(英文)》]。

(二)《结合医学学报》(*Journal of Integrative Medicine*)扬帆远航

为了加快国际出版的步伐,《结合医学学报》考虑"借船出海"与国际出版商 Elsevier 合作,签订合作协议,全部文章在 Science Direct 平台上显示。

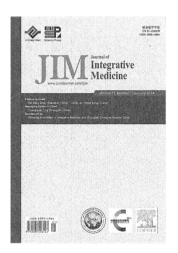

图 6-8　《结合医学学报》封面

1. 明确期刊定位

结合医学的任务是吸收现代主流医学以及传统医学和补充替代医学各自的优势,用现代科学的理论和方法来研究传统医学和补充替代医学。中国作为结合医学的发源地和结合医学使用与研究的大国,需要有高质量的、具有较高国际影响力的英文结合医学开放获取期刊。

为倾力打造一本中国自主品牌结合医学国际化精品期刊,《结合医学学报》以编辑出版国际一流的结合医学领域权威期刊为目标,使全球读者能及时获悉国际结合医学领域的最新研究成果。

作为一本同行评议期刊,旨在以最快的速度、最便捷的方式,报道全世界范围内结合医学领域的临床和实验研究成果、观点和争鸣,以及研究方法学,为全球读者提供一个开放型的学术交流平台。

2. 组建国际化的编审团队

编辑部重视人才培养,遴选了兼职编辑,针对兼职编辑能力特长,分别担任学科编辑、排版编辑、新媒体编辑和网络编辑等。实行责任编辑、编辑部主任、主编逐级负责制。聘请学术顾问、英语语言专家、方法学和统计学专家全方位把关稿件质量。聘请了国际结合医学领域的著名专家,国际针灸研究学会主席,美国马里兰大学医学院结合医学中心 Lixing Lao 教授担任共同主编,还在美国聘请了 2 名兼职英语文字编辑;重新组建了国际化的编委会,编委会由 84 名编委组成,其中国大陆 20 名,中国港澳台地区 7 名,外国籍编委 57 名(来自美国、英国、德国、澳大利亚、加拿大、印度、意大利、日本、韩国、法国、奥地利、荷兰、希腊、新加坡和巴西等),海外编委占编委总数的 76%。

3. 网络出版平台的维护与优化,提升期刊的国际影响力

变更为英文期刊后,编辑部采取一系列措施拓展期刊网络平台范围,全面推送期刊文献,提高期刊国际影响力。如与 Elsevier 合作,加大国际推广;与 TrendMD 深度合作,使用 TrendMD 专业版,每周主动推送期刊近两年发表文献到其他国际期刊相关文章页面,并配合重点文章推送;与 Publons 合作,为审稿人的学术成绩提供权威的认证;提高科睿唯安(Clarivate Analytics)推送服务频次和精准性;加入国际数据库微信公众号更新等。

4. 国际化程度不断提升

变更为英文期刊后《结合医学学报》一步一个台阶,提升国际化影响力水平。国际投稿稳步上升,发表稿件中国际稿件占比超过 50%。

2013—2015 年,《结合医学学报》连续 3 年入选"中国国际影响力优秀学术期刊"。2016 年更上一个台阶,入选"2016 中国最具国际影响力学术期刊",同年,入选 ESCI;以后连续 5 年入选"中国最具国际影响力学术期刊"。入选谷歌学术"最佳期刊名录(Top Publications)",是中国入选的两种期刊之一。根据 2019 年版《世界学术期刊影响力指数年报》,期刊影响力指数为 2.159,学科内世界排名为 16/75,排名领先。2019 年 10 月,被 Scopus 收录。Elsevier 发布的 Scopus Journal Metrics,2019 年的 CiteScore 为 3.2 分,位于 Top 10%。

5. 《结合医学学报》获得成绩

连续两次入选中国科协中国科技期刊国际影响力提升计划和上海市新闻出版专项扶持资金,并受上海市科协学术项目资助。

2014 年,被中国科学技术信息研究所收录为"中国科技核心期刊",并入选"第 3 届中国国际化精品科技期刊"。2015 年,获科学出版社"期刊出版质量优秀奖";在上海市新闻出版局开展的期刊编校质量检查中获"优秀"。2017 年,获第六届华东地区优秀期刊奖;被评为 2017 年度编校质量检查优秀期刊(上海市新闻出版局)。2015 年编辑部主任周庆辉当选上海市科技期刊学会副理事长。2019 年 12 月,《结合医学学报(英文)》被 SCIE(Science Citation Index Expanded)收录,是上海地区第一本且唯一一本结合医学领域 SCI 收录期刊。2020 年 6 月,第一个影响因子 2.446,2021 年 6 月影响因子为 3.034。在补充替代医学领域 Q2 第一名。

期刊的每一点进步都离不开各级主管部门、主办单位和出版单位、广大读者和作者、全体编委和顾问,以及期刊出版界同行的关心、支持和鼓励。

附　录

附录一　上海中西医结合科技成果部分获奖情况

注：此处主要介绍上海科技工作者获国家科学技术奖及上海市科学技术奖二等奖以上、中国中西医结合学会一等奖的中西医结合研究项目。

国家科学技术进步奖

年度	奖项	项目名称	主要完成人	完成单位
2003	二等奖	扶正化瘀法在抗肝纤维化治疗中的应用及相关基础研究	刘平、刘成、徐列明、胡义扬、刘成海、薛惠明、李凤华、顾宏图、周丽利、周仁兴	上海中医药大学、上海现代中医药技术发展有限公司
2007	二等奖	黄芪活性产物代谢调控的基因工程关键技术研究	胡之璧、王峥涛、杜旻、吴晓俊、周吉燕、刘涤、王子艳、赵淑娟、吴大正、黎万奎	上海中医药大学
2010	二等奖	中药质量控制综合评价技术创新及其应用	王峥涛、胡之璧、俞桂新、吴弢、周吉燕、张紫佳、谷丽华、杨莉、朱恩圆、王瑞	上海中医药大学、上海中药标准化研究中心
2011	二等奖	益气化瘀法治疗椎间盘退变性疾病的基础研究和临床应用	王拥军、施杞、石仰山、卞化石、周泉、崔学军、周重建、梁倩倩、卞琴、李晨光	上海中医药大学附属龙华医院、上海市黄浦区中心医院、上海现代中医药股份有限公司
2011	二等奖	人参皂苷新作用靶点及其临床应用	凌昌全、李敏、封颖璐、徐明娟、李柏、杜娟、李勇、朱晓燕、程彬彬、宋亮年	中国人民解放军第二军医大学

续　表

年度	奖项	项目名称	主要完成人	完成单位
2012	二等奖	病证结合动物模型的制备方法与应用	王伟、王庆国、郭淑贞、方肇勤、王硕仁、赵明镜、陈建新、赵慧辉、周亚伟、潘志强	北京中医药大学、上海中医药大学、北大世佳科技开发有限公司
2013	二等奖	灸法治疗肠腑病症的技术与临床应用	吴焕淦、刘慧荣、施茵、余曙光、赵百孝、姚礼庆、马晓芃、王晓梅、常小荣、赵琛	上海中医药大学、北京中医药大学、成都中医药大学、湖南中医药大学、复旦大学附属中山医院、上海市针灸经络研究所
2014	二等奖	多囊卵巢综合征病证结合研究的示范和应用	吴效科、尤昭玲、邹伟、俞超芹、连方、梁瑞宁、吴鸿裕、张跃辉、匡洪影	黑龙江中医药大学、湖南中医药大学、上海长海医院、山东中医药大学附属医院、江西中医药大学附属医院、香港大学
2015	二等奖	补肾益精法防治原发性骨质疏松症的疗效机制和推广应用	王拥军、谢雁鸣、王永炎、施杞、陈棣、唐德志、梁倩倩、王燕平、支英杰、卞琴	上海中医药大学附属龙华医院、中国中医科学院中医临床基础医学研究所
2016	一等奖	IgA 肾病中西医结合证治规律与诊疗关键技术的创研及应用	陈香美、蔡广研、王永钧、邓跃毅、司徒卓俊、唐海涛、彭佑铭、郑丰、冯哲、孙雪峰、陈洪宇、张雪光、谢院生、朱斌、陈万佳	中国人民解放军总医院、江苏苏中药业集团股份有限公司、杭州市中医院、上海中医药大学附属龙华医院、香港中文大学、中南大学湘雅二医院、大连医科大学附属第二医院
2016	二等奖	国际化导向的中药整体质量标准体系创建与应用	果德安、钱忠直、吴婉莹、郑璐、叶敏、宋宗华、石上梅、陈明、孙仁弟、谢天培	中国科学院上海药物研究所、国家药典委员会、北京大学、扬子江药业集团有限公司、广西梧州制药(集团)股份有限公司、上海绿谷制药有限公司、上海诗丹德生物技术有限公司
2017	二等奖	神经根型颈椎病中医综合方案与手法评价系统	朱立国、冯敏山、于杰、魏戌、王平、李金学、高景华、黄远灿、孙树椿、杨克新	中国中医科学院望京医院、天津中医药大学第一附属医院、中国康复研究中心、广东省中医院、国家电网公司北京电力医院、上海中医药大学附属岳阳中西医结合医院、北京理工大学
2018	二等奖	基于整体观的中药方剂现代研究关键技术的建立及其应用	张卫东、周俊杰、施海明、柳润辉、詹常森、李勇、姜鹏、罗心平、谢宁、林艳和	中国人民解放军第二军医大学、上海和黄药业有限公司、复旦大学附属华山医院、江西青峰药业有限公司、健民药业集团股份有限公司、通化白山药业股份有限公司、云南生物谷药业股份有限公司

注：以上数据来源于国家科学技术奖励工作办公室网站。

国家自然科学奖

年度	奖项	项目名称	主要完成人
2000	二等奖	全反式维甲酸与三氧化二砷治疗恶性血液疾病的分子机制研究	陈赛娟、张亭栋、陈竺、陈国强、王振义(上海血液学研究所)
2012	二等奖	中药复杂体系活性成分系统分析方法及其在质量标准中的应用研究	果德安(北京大学、中国科学院上海药物研究所)、叶敏(北京大学)、吴婉莹(中国科学院上海药物研究所)、关树宏(中国科学院上海药物研究所)、刘璇(中国科学院上海药物研究所)
2013	二等奖	若干重要中草药的化学与生物活性成分的研究	岳建民(中国科学院上海药物研究所)、丁健(中国科学院上海药物研究所)、杨升平(中国科学院上海药物研究所)、张华(中国科学院上海药物研究所)、樊成奇(中国科学院上海药物研究所)

注：以上数据来源于国家科学技术奖励工作办公室网站。

国家技术发明奖

年度	奖项	项目名称	主要完成人
2011	二等奖	丹参多酚酸盐及其粉针剂	宣利江(中国科学院上海药物研究所)、王逸平(中国科学院上海药物研究所)、徐亚明(中国科学院上海药物研究所)、丁愉(上海绿谷制药有限公司)、王唯(中国科学院上海药物研究所)、顾云龙(中国科学院上海药物研究所)

注：以上数据来源于国家科学技术奖励工作办公室网站。

中国中西医结合学会科学技术奖一等奖

年度	项目名称	主要完成人	主要完成单位
2005	肾本质理论研究和临床应用	沈自尹、王文健、俞瑾等	复旦大学附属华山医院、复旦大学附属妇产科医院、复旦大学附属儿科医院
2006	阴虚阳虚证与糖皮质激素受体关系研究	凌昌全、李敏、李柏	中国人民解放军第二军医大学等
2007	提高肺癌中位生存期治疗方案的研究	林洪生、朴炳奎、花宝金等	中国中医科学院广安门医院、上海中医药大学附属龙华医院、中国中医科学院西苑医院、广东省中医院、中日友好医院、北京胸部肿瘤结核病医院、北京肿瘤医院、北京中医药大学东直门医院、北京大学第一医院

续 表

年度	项目名称	主要完成人	主要完成单位
2007	IgA肾病气阴两虚证多中心临床研究及其分子机制	陈香美、魏日胞、李建军等	中国人民解放军总医院、上海中医药大学附属龙华医院、南京军区福州总医院、中日友好医院和第三军医大学第三附属医院
2010	黄芪牛蒡子系列方分期治疗糖尿病肾病的临床与实验研究	陈以平、王琳、张先闻等	上海中医药大学附属龙华医院
2010	脊柱退行性病变病理与病证结合动物模型的研究	王拥军、施杞、周泉等	上海中医药大学附属龙华医院、上海中医药大学脊柱病研究所
2010	补肾益气法与宣肺法治疗哮喘的研究	董竞成、倪健、宫兆华	复旦大学附属华山医院
2011	清热化湿法为主中西医结合治疗胰腺癌的临床及应用研究	刘鲁明、陈震、孟志强等	复旦大学附属肿瘤医院
2012	基于病证相关、方证相应理论解析不同功效古典方剂治疗肝硬化的方证效应基础	刘平、胡义扬、孙明瑜等	上海中医药大学附属曙光医院
2013	肾纤维化的发病机制及黄芪干预的转化应用	牟珊、倪兆慧、王琴等	上海交通大学医学院附属仁济医院
2013	补肾药淫羊藿组分延长健康寿命的基础研究	沈自尹、张新民、黄建华等	复旦大学附属华山医院
2013	"同病类证"理论指导下的代谢综合征组分疾病防治研究	王文健、张腾、傅晓东等	复旦大学附属华山医院、上海中医药大学附属岳阳中西医结合医院
2014	补肾益精法防治原发性骨质疏松症的疗效和机制	王拥军、谢雁鸣、王永炎等	上海中医药大学附属龙华医院、中国中医科学院中医临床基础医学研究所
2015	蜂毒素的提取,纯化和抗肿瘤作用机制研究	李柏、汪晨、顾伟等	中国人民解放军第二军医大学
2016	基于"痰瘀同治"治法治则早期干预动脉粥样硬化相关心血管疾病策略的基础与临床研究	吴宗贵、梁春、贺治青等	上海长征医院、吉林康乃尔药业有限公司、上海中医药大学附属曙光医院
2017	糖尿病肾病发病机制的新探索及中西医结合多靶点防治研究	汪年松、简桂花、魏连波等	上海交通大学附属第六人民医院、南方医科大学珠江医院

续 表

年度	项目名称	主要完成人	主要完成单位
2018	祛风通络及其演变方药治疗急性缺血性卒中的神经血管单元保护作用与机制研究	蔡定芳、俞晓飞、朱旭莹、杨云柯等	复旦大学附属中山医院、上海中医药大学附属曙光医院
2019	多囊卵巢综合征证治方案研究及应用	俞超芹、侯丽辉、李昕、蔡在龙、俞瑾、程雯、翟东霞、张丹英、刘益群、孙帅、白玲玲、姚睿嫔、周玲、宋琳奕	中国人民解放军海军军医大学第一附属医院、黑龙江中医药大学附属第一医院、复旦大学附属妇产科医院
2020	胰腺癌证候演进关键机制和临床应用	陈震	复旦大学附属肿瘤医院

注：以上数据来源于陈香梅主编，丛斌、吕文良、冯哲副主编，《中国中西医结合学会成立四十周年(1981—2021)》纪念画册，2021。

上海市科技进步奖

年度	奖项	项目名称	主要完成人	主要完成单位
1987	二等奖	中西气雾菊酯	李科、邵力尉、王鑫炜、季家骏	上海中西药厂
1988	二等奖	桃仁提取物合人工虫草菌丝的抗肝纤维化研究	王玉润、刘平、刘成、张礼邦、洪嘉禾、俞广声、薛惠明	上海市中医药研究院
1989	二等奖	大黄钙盐片制剂、临床、药理、毒理的综合研究	焦东海、徐瑞林、章启尧、奚永林、郑露露、钱耀贤、杜上鉴	上海中药制药一厂、上海市香山中医院
1990	二等奖	痹症的实验模型与现代病理基础	王绪辉、施杞、郑效文、朱显华、闵熙敬	上海市中医药研究院骨伤科研究所
1992	二等奖	调理心肾治疗老年期痴呆的临床及实验研究	林水森、赵伟康、杨柏灿、章连、宫斌、徐凤仙、马正立	上海市中医药研究院、上海中医学院
1992	二等奖	滋阴生津、益气温阳法治疗晚期原发性肺腺癌的临床和实验研究	刘嘉湘、施志明、徐振晔、韩明权、朱晏伟、高虹、陈善香	上海中医学院附属龙华医院
1992	二等奖	顾伯华老中医治疗乳腺增生病的经验研究	陆德铭、李道坊、唐汉钧、陈红风、吴建新、许能	上海中医学院附属龙华医院
1992	二等奖	《胆宁片》	王成荣、朱培庭、徐颖、张静哲、朱世敏、姚海生	上海中药制药一厂、上海中医学院附属龙华医院
1993	二等奖	参茜固经冲剂治疗月经过多病的临床和机理研究	俞瑾、曹玲仙、李超荆、夏惠琴、张云扬、周有为、蔡云瑾	上海医科大学妇产科医院、上海中药制药三厂

续　表

年度	奖项	项目名称	主要完成人	主要完成单位
1993	二等奖	针刺与针药结合治疗甲亢的临床疗效和免疫学机理研究	何金森、胡军、陈汉平、金舒白、马寄晓、杨文英、胡国胜	上海中医学院、上海市针灸经络研究所、上海市第六人民医院
1994	二等奖	扶正化瘀319方治疗肝硬化的临床与实验研究	刘成、刘平、胡义杨、徐列明、朱剑亮、薛惠明、张文生	上海市中医药研究院
1994	二等奖	中药丹参细胞培养技术及其活性产物的研究	胡之璧、胡月红、黄栋栋、章国瑛、吴耀平、张瑞	上海中医药大学
1994	二等奖	肾主生殖的研究	李超荆、俞瑾、魏美娟、李大金、归绥琪、杨淑萍、毛秋芝	上海医科大学妇产科医院
1996	二等奖	针麻新喉再造术（针刺复合麻醉和优选刺激方式提高针麻效果研究的专题）	黄鹤年	上海医科大学附属眼耳鼻喉科医院
1996	二等奖	肾衰91冲剂治疗慢性肾功能衰竭的临床及实验研究	郑平东、张天、陈以平、吴志英、朱燕俐、胡仲仪、何立群	上海中医药大学附属曙光医院、上海中医药大学附属岳阳中西医结合医院、上海中医药大学附属龙华医院
1998	二等奖	中药"更年春"治疗更年期综合征的临床和实验研究	俞瑾、曹玲仙、步世忠、王文君、张永莲、毛秋芝、魏美娟	上海医科大学附属妇产科医院、中国科学院上海生物化学研究所
1998	二等奖	复方319胶囊抗慢乙肝肝纤维化的临床与实验研究	刘平、胡义扬、刘成、徐列明、叶秀琴、刘成海、洪嘉禾	上海市中医药研究院
1998	二等奖	隔药饼灸治疗慢性非特异性溃疡性结肠炎临床和机理研究	吴焕淦、陈及灵、陈汉平、施征、华雪桂、赵粹英、王楠	上海中医药大学
1999	二等奖	针刺抑制紧张所致高血压、心肌缺血的中枢机制	李鹏、朱大年、沈霖霖、储祥平、彭应杰、曹银祥、李莉	上海医科大学
1999	二等奖	针刺镇痛的中枢阿片肽、多巴胺系统的受体及分子机理	吴根诚、朱崇斌、曹小定、王彦青、高秀、李晓艳、王红	上海医科大学
1999	二等奖	肝癌的健脾理气方治疗	于尔辛、宋明志、竺叶青、严慧芳、黄雯霞、徐益语、李国安	上海医科大学肿瘤医院、上海医科大学药学院、国家医药管理局、上海医药工业研究院
1999	二等奖	疼痛的等稳性调制及针刺的加强作用	何莲芳、王妙珍、杜俊辉、高丽竹、高明、黄晓平、董惟强	上海医科大学

年度	奖项	项目名称	主要完成人	主要完成单位
2000	二等奖	胆石病的基础与防治研究	张圣道、张延龄、蒋渝、王炳生、朱培庭、施维锦、蔡端	上海第二医科大学附属瑞金医院、复旦大学医学院附属华山医院、复旦大学医学院附属中山医院、上海中医药大学附属龙华医院、上海市第二医科大学附属仁济医院
2000	二等奖	复方葶苈注射液治疗肺动脉高压的临床和实验研究	王左、熊旭东、顾永年、徐德生、赵辉、宋秀明	上海中医药大学附属曙光医院
2000	二等奖	鹿角方治疗慢性心力衰竭疗效及机制研究	胡婉英、董耀荣、赵卫、周华、贺明珠、张建元、叶伟成	上海中医药大学附属曙光医院
2000	二等奖	高含量银杏叶提取物(银杏酮酯)及其制剂(杏灵颗粒、斯泰隆)的研制和应用	谢德隆、王宁、高崎、俞曼雷、张国安、邵宝平、金小吾	上海市中药研究所、上海杏灵科技药业股份有限公司
2001	二等奖	天葵方治疗多囊卵巢综合征高雄激素高胰岛素无排卵症的机理研究	俞瑾、魏美娟、侯景文、孙斐、王莉、杨淑萍、周丽蓉、张月萍、陆利民、王静	复旦大学附属妇产科医院
2001	二等奖	补肾中药调整性早熟儿童青春发育进程和改善骨骼发育的作用及机理研究	蔡德培、陈伯英、施达仁、季志英、俞彰	复旦大学附属儿科医院
2001	二等奖	动静力失衡性颈椎间盘退变模型的建立及芪麝颈康丸延缓其退变的机理研究	施杞、王拥军、沈培芝、彭宝淦、郝永强	上海中医药大学
2001	二等奖	温阳抗寒合剂对实验性哮喘豚鼠免疫调控机制的研究	吴银根、于素霞、张惠勇、王宏长、林琳、陈凤鸣、倪伟	上海中医药大学附属龙华医院
2002	二等奖	大黄对创伤后全身炎症反应防治的基础与临床研究	陈德昌、杨兴易、景炳文、李新宇、李红江、林兆奋、赵良、严鸣、乔林、杨建东	第二军医大学附属上海长征医院
2002	二等奖	清肝冲剂治疗慢性丙型肝炎的疗效与机理研究	王灵台、陈建杰、徐德生、张斌、任进余、高月求、刘力、陆志檬、雷成多	上海中医药大学附属曙光医院
2003	二等奖	绿茶多酚防龋涂膜开发的实验与临床研究	冯希平、徐大年、刘正、刘颖、李鸣宇、吴英娜、陈梅红、刘艳玲、曹慧珍、束陈斌	上海第二医科大学附属第九人民医院、上海二医张江生物材料有限公司

年度	奖项	项目名称	主要完成人	主要完成单位
2004	二等奖	益气活血化湿法治疗膜性肾病的临床研究	陈以平、邓跃毅、金亚明、王琳、朱戎、沈玲妹、胡仲仪、钟逸斐、张春崧	上海中医药大学附属龙华医院
2004	二等奖	阿尔茨海默型痴呆的中医辨证治疗及调心方研究	林水淼、赵伟康、侯团章、朱粹青、韩祖成、周文霞、赵健军、项颞、翁正、陈杏丽	上海市中医老年医学研究所、上海乐胜科技有限公司、复旦大学、陕西省中医医院、军事医学科学院药理毒理研究所、长春中医学院附属医院、吉林省中医中药研究院
2004	二等奖	数字化色谱指纹谱及其在中药质量研究中的应用	洪筱坤、王智华、王新宏、安睿、陈怡、何昱、修彦凤、张聪	上海中医药大学
2005	二等奖	丹酚酸B、刺芒柄花素等8种中药化学对照品的大规模制备技术研究	马双成、徐殿胜、殷明、陆兵、李云华、朱洪莉、于健东、刘燕	华东理工大学、中国药品生物制品鉴定所、上海诗丹德生物技术有限公司、中国人民解放军海军医学研究所、上海天甲生物医药有限公司
2005	二等奖	针刺治疗女性更年期综合征的现代科学机制	陈伯英、赵宏、田占庄、杨丹、马淑兰	复旦大学
2005	二等奖	刘嘉湘"扶正治癌"学术思想在肺癌中的应用研究	刘嘉湘、施志明、李和根、徐振晔、高虹、朱晏伟、朱惠蓉、赵丽红、刘苓霜、孙建立	上海中医药大学附属龙华医院
2005	二等奖	玄参的化学成分和药理作用研究	黄才国、蒋山好、李医明、朱大元、李闻捷、魏善建、焦炳华	中国人民解放军第二军医大学、中国科学院上海药物研究所
2006	一等奖	氧化砷单用或联合维甲酸治疗急性早幼粒细胞白血病的临床及机制研究	沈志祥、陈竺、王振义、陈赛娟、周励、胡炯、李军民、蔡循、吴文	上海交通大学医学院附属瑞金医院
2006	二等奖	阴虚、阳虚证的糖皮质激素受体变化特点及中药的调节作用	凌昌全、李敏、李柏、俞超芹、陈喆、黄雪强、张亚妮、李勇、王喜	中国人民解放军第二军医大学
2006	二等奖	颈椎间盘退变的病理机制及益气化瘀法的防治策略	施杞、王拥军、周重建、卞化石、张宁、刘梅、周泉、彭宝淦、姜宏、郝永强	上海中医药大学附属龙华医院、上海现代中医药技术发展有限公司
2006	二等奖	活血化瘀法对血瘀型早、中期慢性肾衰的疗效评价及作用途径	何立群、邵命海、侯卫国、李屹、李均、曹和欣、陈刚、王琛、沈沛成、郑平东	上海中医药大学附属曙光医院

年度	奖项	项目名称	主要完成人	主要完成单位
2007	一等奖	丹参多酚酸盐及其粉针剂	宣利江、王逸平、徐亚明、吕松涛、王唯、顾云龙、李小川、陆洁、孙伟康、查若鹏	中国科学院上海药物研究所、绿谷(集团)有限公司
2008	二等奖	疏肝饮治疗肝脾不和型IBS的机制与临床应用	谢建群、吴大正、刘慧荣、郑昱、费晓燕、陆雄、马贵同、李国霞、袁建业、张涛	上海中医药大学
2008	二等奖	中草药红根草化学成分的研究及应用	张金生、丁健、唐琴梅、赵铭、叶永茂	中国科学院上海药物研究所
2009	二等奖	2型糖尿病的双重缺陷及天然药物干预	宁光、陈名道、洪洁、周丽斌、张翼飞、杨颖、张志国、顾卫琼、李小英、王卫庆	上海交通大学医学院附属瑞金医院、上海市内分泌代谢病研究所
2010	二等奖	慢性乙型肝炎分期辨证治疗方案及其免疫调控机制的临床应用	高月求、陈建杰、王灵台、孙学华、李曼、朱晓骏、杨婉凤、乐敏、卓蕴慧、聂红明	上海中医药大学附属曙光医院
2011	一等奖	肝炎后肝硬化"虚损生积"的中医病机理论的建立与应用	刘平、徐列明、刘成海、马利庄、张华、邵凤珍、胡义扬、叶军、陈勇、周扬、平键、张明香、张琴、谭友文、孙明瑜	上海中医药大学附属曙光医院、上海交通大学、天津中医药大学附属第一医院、上海市普陀区中心医院、淮安市第四人民医院、沈阳市第六人民医院、上海市公共卫生临床中心、镇江市第三人民医院
2011	一等奖	麝香保心丸的研制、现代研究与临床应用	戴瑞鸿、张卫东、罗国安、周俊杰、施海明、柳润辉、王义明、詹常森、李勇、陈忠樑、姜鹏、梁琼麟、罗心平、范维城、丁建弥	上海和黄药业有限公司、中国人民解放军第二军医大学、复旦大学附属华山医院、清华大学
2011	二等奖	活血温阳抗纤灵及衍生复方多靶点改善肾纤维化延缓慢性肾衰进展作用新机制	何立群、黄迪、张昕贤、杨雪军、曹和欣、吴锋、侯卫国、沈沛成、王琛、陈刚	上海中医药大学附属曙光医院
2011	二等奖	清热化湿法治疗胰腺癌的临床及应用研究	刘鲁明、陈震、孟志强、王鹏、沈晔华、花永强、林钧华、周振华、陈颢、于尔辛	复旦大学附属肿瘤医院
2012	一等奖	基于有效性和安全性的中药质量控制方法的建立及其应用	张卫东、季申、苏娟、王柯、李慧梁、毛秀红、柳润辉、夏晶、沈云亨、郑荣、单磊、胡青、徐希科、李丽敏、陆继伟	中国人民解放军第二军医大学、上海市食品药品检验所

年度	奖项	项目名称	主要完成人	主要完成单位
2012	一等奖	艾灸温养脾胃治疗肠腑病症的技术与临床应用	吴焕淦、刘慧荣、施茵、姚礼庆、马晓芃、施征、王晓梅、陈巍峰、周恩华、朱毅、秦秀娣	上海中医药大学附属岳阳中西医结合医院、复旦大学附属中山医院、上海市针灸经络研究所
2013	一等奖	基于病证结合中医药治疗非酒精性脂肪肝的转化医学实践	季光、张莉、魏华凤、宋海燕、郑培永、刘建文、黄诚、杨丽丽、王淼、柳涛、杨莉、安红梅、吴涛、邢练军、王磊	上海中医药大学附属龙华医院、华东理工大学、上海中医药大学
2013	二等奖	慢性丙型肝炎的中医辨证分型规范及扶正解毒方联合标准治疗方案干预的临床研究	陈建杰、聂红明、凌琪华、王成宝、龚启明、陈逸云、叶青艳、卓蕴慧、乐敏、商斌仪	上海中医药大学附属曙光医院
2013	二等奖	阴虚动风证帕金森病异动症研究与应用	何建成、袁灿兴、孙永宁、浦斌红、庄燕鸿、龚其森、洪芳、滕龙、丁宏娟、冉秋	上海中医药大学
2013	二等奖	基于"同病类证"理论的代谢综合征组分疾病中西医结合防治策略	王文健、张腾、傅晓东、刘毅、何燕铭、陈瑜、薛红丽、杨宏杰、符德玉、王怡	复旦大学附属华山医院、上海中医药大学附属岳阳中西医结合医院
2014	一等奖	补肾益精法防治原发性骨质疏松症的疗效机制和推广应用	王拥军、谢雁鸣、王永炎、施杞、陈棣、唐德志、梁倩倩、王燕平、支英杰、卞琴、舒冰、宇文亚、廖星、崔学军、莫文	上海中医药大学附属龙华医院、中国中医科学院中医临床基础医学研究所
2014	一等奖	中医特色疗法诊疗体系构建与临床应用	房敏、王健、王文远、高树中、顾力栩、马玉侠、李瑞、王鹏琴、程英武、詹红生、沈国权、周鸿飞、许世雄、方磊、蒋诗超	上海中医药大学附属岳阳中西医结合医院、辽宁中医药大学附属医院、中国人民解放军北京军区总医院、山东中医药大学、北京中医药大学、上海交通大学、复旦大学、上海中医药大学、上海中医药大学附属曙光医院
2015	二等奖	肾虚衰老理论指导下的老年性痴呆防治研究	安红梅、顾超、谢燕、胡兵、许丽雯、史云峰、靳淼、张占鹏、陈久林、林晨	上海中医药大学附属龙华医院
2015	二等奖	葛根素治疗子宫内膜异位症机制研究	俞超芹、蔡在龙、刘玉环、程雯、翟东霞、张丹英、惠宁、白玲玲	上海长海医院

年度	奖项	项目名称	主要完成人	主要完成单位
2015	二等奖	丹参等中药活性成分的代谢调控关键技术与作用机理研究	开国银、肖建波、张彤、崔丽洁	上海师范大学、上海中医药大学
2016	一等奖	中医药治疗胰腺癌长期带瘤生存的作用及机制	刘鲁明、陈震、孟志强、陈颢、沈剑刚、花永强、林钧华、王鹏、王琨、朱晓燕	复旦大学附属肿瘤医院
2016	一等奖	蜂毒有效成分的提取及其抗肿瘤作用和机制研究	凌昌全、李柏、杨勇、顾伟、汪晨、黄雪强、方凡夫、王丽娜、黄枫、程彬彬、陈娇娇、杜娟、王勇姿、董惠娟、张慧卿	上海长海医院、中国药科大学
2016	二等奖	清肝活血方治疗酒精性肝病（肝纤维化）的方证病理学研究	邢练军、吴涛、陈珺明、张莉、季光、王淼、郑培永、宋海燕、杨丽丽、韩向晖	上海中医药大学附属龙华医院、上海交通大学附属第六人民医院
2017	一等奖	灸法作用的免疫机制与临床特色技术应用	吴焕淦、刘慧荣、马晓芃、李璟、胡玲、何金森、包春辉、赵百孝、余曙光、王玲玲、吴璐一、樊春海、施茵、常小荣、崔云华	上海中医药大学附属岳阳中西医结合医院、北京中医药大学、安徽中医药大学、成都中医药大学、湖南中医药大学、南京中医药大学、中国科学院上海应用物理研究所、上海中医药大学、上海市针灸经络研究所
2017	一等奖	"肾精亏虚型慢性病"共性防治规律和推广应用	王拥军、沈自尹、施杞、张玉莲、郑洪新、吴志奎、陈川、孟静岩、张岩、唐德志、黄建华、卞琴、舒冰、梁倩倩、王晶	上海中医药大学附属龙华医院、复旦大学附属华山医院、天津中医药大学第二附属医院、辽宁中医药大学、中国中医科学院广安门医院、上海市中医老年医学研究所、天津中医药大学
2017	一等奖	基于复杂科学理论的充血性心力衰竭中医辨治系列研究与应用	何建成、曹雪滨、胡元会、李小茜、黄品贤、沈琳、符德玉、洪芳、张洋、胡聃	上海中医药大学、中国人民解放军第252医院、中国中医科学院广安门医院
2018	一等奖	"扶正治癌"病证结合防治肺癌技术创新和推广应用	刘嘉湘、李和根、许玲、刘苓霜、田建辉、孙建立、陈智伟、陆舜、徐蔚杰、周蕾、郭慧茹、杨铭、姜怡、朱丽华、董昌盛	上海中医药大学附属龙华医院、上海市胸科医院
2018	二等奖	补肾益气异病同治干预气道炎症性疾病的研究	董竞成、魏颖、孙婧、张红英、刘宝君、曹玉雪、吕玉宝、李璐璐、杜懿杰、孔令雯	复旦大学附属华山医院

续 表

年度	奖项	项目名称	主要完成人	主要完成单位
2018	二等奖	海派中医徐氏儿科治疗哮喘的临床及基础研究	虞坚尔、薛征、朱慧华、白莉、李利清、吴杰、张新光、刘斐、赵毅涛、明溪	上海市中医医院
2018	二等奖	皮肤溃疡"慢性难愈"形成机制及中医"清-化-补"干预策略	李斌、李福伦、李欣、邓禹、韩钢文、韩昌鹏、连侃、刘欣、王一飞、范斌	上海中医药大学附属岳阳中西医结合医院、成都大学、北京大学国际医院、上海大学
2018	二等奖	复杂性肛瘘诊疗技术创新与应用	杨巍、郑德、詹松华、汪庆明、杨烁慧、陆宏、瞿胤、仇菲、芦亚峰、何峥	上海中医药大学附属曙光医院、上海康德莱医疗器械股份有限公司
2018	二等奖	含黄酮类活性成分中药新型给药系统研究与推广应用	谢燕、季光、李国文、玄振玉、袁秀荣、沈红艺、杨骏、史秀峰、孟倩超	上海中医药大学、上海市中西医结合医院、苏州玉森新药开发有限公司、上海市黄浦区香山中医医院、上海玉森新药开发有限公司、上海中医药大学附属龙华医院
2019	一等奖	清化祛瘀法防治慢性肾脏病的理论构建和临床实践	何立群、沈沛成、李屹、张昕贤、陈刚、唐英、曹和欣、杨雪军、王杰、张新志、邹赟、侯卫国、蒋宇峰	上海中医药大学附属曙光医院
2019	一等奖	中西医结合治疗肝癌系列临床方案的建立应用及关键支撑技术	凌昌全、李柏、翟笑枫、岳小强、顾伟、辛海量、杨云柯、高波、黄念、殷惠霞、张展、陆检英、赵河通、夏勇、陈建国	中国人民解放军海军军医大学第一附属医院、中国人民解放军海军军医大学第三附属医院、复旦大学附属中山医院、安徽华润金蟾药业股份有限公司、安徽静安中西医结合医院、启东市人民医院(启东肝癌防治研究所)
2019	二等奖	基于扶正祛邪法多维肺癌中医防治模式的建立与推广应用	李雁、吴建春、方志红、潘秋辉、朱诗国、骆莹滨、罗素霞、杨庆源、朱为康、殷晓聆	上海市中医医院、上海市第十人民医院、上海中医药大学、河南省肿瘤医院
2019	二等奖	基于"复元醒脑"中医传承创新理论防治急性脑梗死系列研究与应用	方邦江、周爽、陈森、王长德、陈振翼、郭全、孙丽华、耿赟、凌丽	上海中医药大学附属龙华医院
2019	二等奖	耐药肺结核中西医联合治疗方案的技术创新及推广应用	张惠勇、鹿振辉、肖和平、张彤、姜昕、郭晓燕、张少言、马子风、郑月娟、王兆龙	上海中医药大学附属龙华医院、上海市肺科医院、上海中医药大学、精华制药集团股份有限公司

续 表

年度	奖项	项目名称	主要完成人	主要完成单位
2020	一等奖	精准证候医学关键技术建立及应用	季光、吕爱平、张莉、吕诚、葛广波、玄振玉、张磊、杨凌、周文君、吕涛、党延启、徐汉辰、朱明哲、李萌、戴亮	上海中医药大学附属龙华医院、中国中医科学院中医临床基础医学研究所
2020	二等奖	骨髓增生异常综合征"虚毒并治"临床策略及推广应用	陆嘉惠、周永明、朱文伟、刘建文、王冬琴、许鸣、曾庆、任建业	上海市中医医院、上海中医药大学附属岳阳中西医结合医院、华东理工大学
2020	二等奖	动脉粥样硬化"虚致痰瘀"的演变机制及其相关心血管疾病的防治研究	刘萍、章怡祎、李铭源、王佑华、杜文婷、邓兵、张娜、曹敏、毛美娇	上海中医药大学附属龙华医院、澳门大学
2020	二等奖	基于体内代谢和生物转化技术的中药活性成分发现、制备及推广应用	张彤、丁越、韩涵、杨轶舜、王冰、兰金帅、浦益琼、路璐、陶建生、蔡贞贞	上海中医药大学
2020	二等奖	顾氏外科精准治疗高位复杂性肠瘘	曹永清、王琛、梁宏涛、姚一博、董青军、潘一滨、沈晓、张强、王佳雯、蒋伟冬	上海中医药大学附属龙华医院

注：以上数据来源于上海市科学技术奖励管理办公室。

上海市技术发明奖

年度	奖项	项目名称	主要完成人	主要完成单位
2020	二等奖	中药固体制剂技术研究与应用	冯怡、杜若飞、昊飞、洪燕龙、赵立杰、王优杰、鲜洁晨、张宁、林晓、张继全	上海中医药大学

注：以上数据来源于上海市科学技术奖励管理办公室。

中华医学科技奖

年度	奖项	项目名称	主要完成人	主要完成单位
2004	一等奖	三氧化二砷单用或联合全反式维甲酸治疗急性早幼粒细胞白血病临床及作用	沈志祥、陈国强、陈赛娟、陈竺、王振义、牛超、沈扬、胡炯、唐玮	上海交通大学医学院附属瑞金医院

注：以上数据来源于上海市科学技术奖励管理办公室。

附录二 上海市中西医结合学会历届理事会成员名单

第一届理事会(1981 年 9 月 23 日)

理事长：邝安堃。

副理事长：沈自尹、赵伟康。

秘书长：沈自尹。

顾问：姜春华、张镜人、黄器周。

常务理事：邝安堃、沈自尹、赵伟康、钱永益、陈梅芳、张家庆、王翘楚、陈泽霖、王大增、林宗广、薛之祥、曹小定、裘德懋、王永珍、奚九一。

理事：邝安堃、陈梅芳、沈自尹、李国维、王大增、赵伟康、王翘楚、朱介瑾、柴本甫、王筠默、于尔辛、刘德傅、陈泽霖、裘德懋、林宗广、吴翰香、秦万章、钱永益、李超荆、张家庆、邵长荣、任家滩、邱佳信、曹小定、黄宗仁、孙琛、王永珍、梁子钧、张树一、黄桦、陈舜儒、顾天爵、殷德燧、张良栋、薛之祥、张湘云、郑秀春、郑凤胡、奚九一、江文德、成柏华。

第二届理事会(1986 年 4 月 12 日)

理事长：沈自尹。

副理事长：施杞、赵伟康、陈梅芳。

秘书长：蒋槐。

常务理事：丁钰熊、王大增、王翘楚、沈自尹、余永敏、陈泽霖、陈梅芳、张家庆、林宗广、施杞、赵伟康、柴本甫、钱永益、曹小定、蒋槐。

理事：于尔辛、江文德、沈自尹、李超荆、陈泽霖、秦万章、曹小定、梁子钧、丁钰熊、卞宗沛、成柏华、陈梅芳、罗家伦、张庆怡、张树一、柴本甫、王大增、王灵台、任家滩、邱家信、邵长荣、赵伟康、徐莲英、钱永益、薛之祥、王翘楚、张良栋、周冶萍、郑秀春、施杞、裘德懋、蒋槐、余永敏、陈祖卿、陈舜儒、林宗广、顾祖敏、奚九一、焦东海、张家庆、殷德燧。

第三届理事会(1990 年 7 月 3 日)

理事长：沈自尹。

副理事长：施杞、赵伟康、陈梅芳。

秘书长：高蕴玉。

常务理事：丁钰熊、王翘楚、沈自尹、成柏华、邱佳信、余永敏、陈泽霖、陈梅芬、张家庆、林宗广、施杞、赵伟康、钱永益、高蕴玉、曹小定。

理事：于尔辛、王文健、沈自尹、李超荆、陈泽霖、张清波、秦万章、曹小定、梁子钧、丁钰熊、卞宗沛、成柏华、陈梅芳、陈名道、张庆怡、张树一、祝波、王灵台、朱培庭、邱佳信、李如奎、赵伟康、徐莲英、徐正福、张丽英、钱永益、王翘楚、张良栋、蔡胜国、郑秀春、施杞、童稳圃、高蕴玉、余永敏、陈祖卿、胡德长、林宗广、陆安康、焦东海、张家庆、殷德燧、顾祖敏、储亚庚。

第四届理事会（1996 年 12 月 11 日）

会长：赵伟康。

副会长：王文健、张明岛、施杞。

秘书长：高蕴玉。

副秘书长：程祖龙。

常务理事：丁钰熊、王文健、王翘楚、成柏华、邱佳信、杜宁、张明岛、施杞、施志经、胡穗长、赵伟康、秦万章、钱永益、高蕴玉、凌昌全、曹小定、储峰。

理事：于尔辛、王文健、俞瑾、秦万章、张清波、曹小定、梁子钧、吴根诚、张重华、时毓民、戴豪良、丁钰熊、成柏华、夏宗勤、卞宗沛、周曾同、杜宁、张庆怡、陆涛、赵伟康、徐莲英、钱永益、王灵台、施杞、张丽英、朱培庭、徐正福、邱佳信、李如奎、刘平、魏品康、凌昌全、王翘楚、张明岛、施志经、杨虎天、童稳圃、焦东海、程祖龙、徐敏华、倪立清、高蕴玉、陆安康、胡穗长、林宗广、顾祖敏、储亚庚、储峰、奚永林。

第五届理事会（2001 年 10 月 12 日）

理事长：王文健。

副理事长：刘平、凌昌全、施杞。

秘书长：陈可君。

副秘书长：程祖龙。

常务理事：丁钰熊、卫洪昌、王文健、刘平、吴根诚、杜宁、陈可君、陈名道、季伟苹、房敏、范忠泽、施杞、凌昌全、秦万章、黄雯霞、储峰、程祖龙、蒋健、魏品康。

理事：丁钰熊、卫洪昌、方亮、王文健、王灵台、刘平、朱培庭、吴星伟、吴根诚、张世昌、张庆怡、张重华、张新春、时毓民、李昊、杜宁、杨虎天、沈惠风、陆涛、陈可君、陈生弟、陈名道、周端、周永明、周曾同、季伟苹、尚云、巫善明、房敏、范忠泽、范维琥、俞瑾、施杞、倪立清、凌昌全、夏韵、徐莲英、徐德生、秦万章、曹烨民、黄雯霞、储峰、储亚庚、温海、焦东海、程怀瑾、程祖龙、童稳圃、舒志军、董竞成、蒋健、蔡映云、魏品康。

第六届理事会（2007 年 1 月 12 日）

会长：王文健。

副会长：刘平、张秋娟、陆金根、陈保华、凌昌全、虞坚尔。

秘书长：张友根。

常务理事：王文健、刘平、刘鲁明、吴根诚、张友根、张秋娟、杜宁、陆金根、陈军力、陈名道、陈保华、周曾同、季伟苹、房敏、范忠泽、凌昌全、施建蓉、徐丛剑、储峰、舒志军、蔡定芳、魏品康、虞坚尔。

理事：卫洪昌、王文健、王兴娟、王灵台、刘平、刘鲁明、肖连波、苏励、吴敏、吴星伟、吴根诚、张友根、张亚声、张泽安、张秋娟、张静喆、张锦生、李昊、李明、杜宁、陆金根、陈永强、陈军力、陈名道、陈保华、周永明、周庆辉、周阿高、周曾同、季伟苹、尚云、巫善明、房敏、范忠泽、范维琥、俞建、俞超芹、倪兆慧、凌昌全、施建蓉、夏韵、徐丛剑、徐列明、徐德生、贾伟、顾炳歧、曹烨民、章如新、储峰、温海、詹青、程怀瑾、舒志军、董竞成、蒋锦琪、蔡定芳、魏品康、虞坚尔、霍清萍。

第七届理事会（2011 年 12 月 3 日）

理事长：王文健。

副理事长：房敏、吴佩颖、虞坚尔、刘平、陆金根、周华、凌昌全、郑锦、李永忠、朱玉陵。

常务理事兼秘书长：张友根。

常务理事：温海、魏品康、徐丛剑、吴根诚、彭文、范忠泽、邓廉夫、施建蓉、周曾同、贾杨、舒志军、徐列明、詹青、张腾、蔡定芳、刘鲁明、吴芳。

理事兼副秘书长：李文伟、向延卫。

理事：岳小强、李柏、陈喆、俞超芹、吴宗贵、俞建、张锦生、肖涟波、章如新、董竞成、刘毅、范维琥、王兴娟、苏励、曹永清、王拥军、张静喆、陈伟、刘萍、王厹东、孙珏、倪兆慧、杨颖、杜宁、吕嵘、王忆勤、周阿高、朱金水、夏韵、王松坡、吴星伟、曹烨民、周嘉、胡义杨、詹红生、熊旭东、刘成海、徐德生、李昊、吴敏、蒋锦琪、尚云、刘华、李斌、钱义明、薛晓红、陆嘉惠、李明、王国民、李勇、任建琳、陈震、周庆辉、朱惠蓉、金利国、霍清萍。

第八届理事会（2017 年 3 月 5 日）

会长：凌昌全。

荣誉会长：王文健。

副会长：王杰宁、朱玉陵、李永忠、肖涟波、肖臻、吴佩颖、陈震、周华、房敏、施建蓉、彭文、蔡定芳。

秘书长：张友根。

副秘书长：李文伟、向延卫。

常务理事：丁任、王杰宁、朱玉陵、向延卫、刘成海、刘萍、刘鲁明、李文伟、李永忠、肖涟波、肖臻、吴佩颖、吴宗贵、张卫东、张友根、张登海、张腾、陈震、季光、周华、周庆辉、周曾同、房敏、俞建、俞超芹、施建蓉、施海明、贾杨、倪兆慧、徐丛剑、徐建、凌昌全、彭文、董健、傅晓东、温海、谢春毅、詹青、蔡定芳、霍清萍。

理事：鲍勇、蔡定芳、曹烨民、曹永清、陈伟（龙华医院）、陈伟（中山医院）、陈旭、陈喆、陈震、程英升、邓廉夫、邓跃毅、丁任、董健、董竞成、樊民、范理宏、房敏、傅德良、傅晓东、顾伟、管红叶、管阳太、韩明权、何东仪、胡义杨、黄荷凤、黄建华、黄建平、霍清萍、季光、贾杨、蒋锦琪、蒋霆辉、柯尊记、李柏、李斌、李昊、李剑、李文伟、李亚明、李益明、李永忠、凌昌全、刘成海、刘华、刘力、刘鲁明、刘萍、刘毅、刘振国、陆嘉惠、罗梅宏、吕嵘、马文欢、孟志强、牟姗、倪兆慧、潘曙明、彭文、钱义明、任建琳、尚云、沈小珩、施海明、施建蓉、宋宝明、宋振举、苏励、孙斐、滕晓明、汪永红、王杰宁、王乐民、王公东、王松坡、王炜、王文君、王祥瑞、王肖龙、王兴娟、王亚平、王彦青、王忆勤、王拥军、王忠、王忠敏、温海、吴敏、吴佩颖、吴宗贵、武大圣、夏韵、向延卫、肖涟波、肖臻、谢春毅、辛海亮、熊旭东、徐丛剑、徐建、薛鸾、薛晓红、杨宏杰、杨巍、杨颖、殷佩浩、于德华、俞超芹、俞建、禹宝庆、岳小强、詹青、张春燕、张登海、张静喆、张书富、张腾、张卫东、张友根、章如新、赵爱光、赵江民、郑青山、周曾同、周华、周嘉、周里钢、周庆辉、周一心、朱惠蓉、朱金水、朱玉陵。

主要参考文献

（按出版年份排序）

［1］秦伯未.中医科学化中对于中医学说应有之整理［J］.中国科学,1936,(1)：23.

［2］谭次仲.痛陈国医不科学化之六弊拟呈粤民政厅书［J］.明日医药,1936,2(2)：175.

［3］章巨膺.今年国医节之感想［J］.新华医药,1950,1(1)：7.

［4］第三届全国卫生行政会议决议［J］.中医杂志,1954,(9)：1-5.

［5］社论.目前中医工作的主要任务［N］.健康报,1955-01-07(1).

［6］徐运北.多快好省地发展医疗卫生事业,更好地为社会主义建设服务.在"家庭病床"经验交流现场会议上的讲话［J］.医学史与保健组织,1958,2(3)：161-164.

［7］郑曼青,林品石.中华医药学史［M］.台北：台湾商务印书馆股份有限公司,1982.

［8］《中国卫生年鉴》编辑委员会.中国卫生年鉴(1983)［Z］.北京：人民卫生出版社,1984.

［9］李经纬.中国革命战争时期中医工作史略［J］.中医杂志,1986,(8)：52-56.

［10］朱潮.中外医学教育史［M］.上海：上海医科大学出版社,1988.

［11］李经纬,鄢良.西学东渐与中国近代医学思潮［M］.武汉：湖北科学技术出版社,1990.

［12］孟庆云.40年中医内科理论研究进展(中)——基础理论研究与学说［J］.中级医刊,1990,25(12)：51-54.

［13］燕山高,陈士奎.中国中西医结合医院管理［M］.昆明：云南科学技术出版社,1991.

［14］彭光华.中国科学化运动协会的创建、活动及其历史地位［J］.中国科技史,1992,13(1)：64.

［15］谢益宽,李惠清,肖文华.经络和循经感传的神经生物学性质研究［J］.中国科学C辑,1995,25(7)：721-731.

［16］中共中央文献研究室.毛泽东选集：第3卷［M］.北京：人民出版社,1996.

［17］上海中医药大学校志编纂委员会.上海中医药大学志(1956—1996)［M］.上海：上海中医药大学出版社,1996.

［18］王翘楚.医林春秋——上海中医中西医结合发展史［M］.上海：文汇出版社,1998.

［19］曹小定.针刺研究大有作为［J］.生命科学,1998,10(2)：87.

［20］赵琪,崔乃强,李继坤,等.下法及其药物对 MODS 大鼠肝细胞 DNA 及蛋白质合成的作用［J］.河北中西医结合杂志,1998,7(10)：1529.

［21］王阶,许志仁.中西医结合人才教育探讨［J］.中国中西医结合杂志,1998,18(4)：245-246.

［22］方群.中西医结合(七年制)教育模式的思考［J］.福建中医学院学报,1998,8(3)：47-48.

［23］李益.阴阳五行学说的现代科学基础研究［J］.广州医药,1999,(9)：20.

［24］刘里远.经络的现代科学概念［J］.中国针灸,1999,19(10)：603-607.

［25］陈海龙,吴咸中,关凤林,等.中医通里攻下法对多器官功能不全综合征时肠道屏障功能保护作用的实验研究［J］.中国中西医结合杂志,2000,20(2)：120.

［26］张跃清,郭立柱,张婧.针刺对短暂脑缺血发作患者的经颅多普勒超声研究［J］.北京中医,2000,18(4)：43.

［27］赵伟康.发扬中医特色,促进现代医药学的发展［J］.中国中西医结合杂志,2000,10(20)：723.

［28］沈自尹,王文健.中西医结合科研、教学、医疗的重要基地——记上海医科大学中西医结合研究所［J］.中国中西医结合杂志,2000,(3)：20.

［29］沈自尹.我的科研历程和思考［J］.中医杂志,2000,41(11)：690-692.

［30］上海市卫生局中医处.学贯中西的妇科专家王大增［J］.上海中医药杂志,2001,6：37.

［31］吕维柏.中西医结合学会的发起经过［J］.中国中西医结合杂志.2001,21(8)：563-564.

［32］陈可冀,李连达,胡瑾,等.关于高等医学院校设置中西医结合系并列入本科专业目录的再次建议［J］.中国中西医结合杂志,2001,21(7)：491.

［33］卢传坚.中西医结合教育的历史回顾和现状分析［J］.中国高等医学教育,2001,(6)：18-19.

［34］张立华,高学功.中医“证”与“辨证”之浅见［J］.时珍国医国药,2002,13(7)：412-413.

［35］许冬青,王明艳,狄洌,等.表皮生长因子影响肿瘤患者舌苔变化的分子机制研究［J］.细胞与分子免疫学杂志,2002,18(6)：598-600.

［36］陈锦黎.王大增教授治疗妇科疾病经验［J］.湖南中医杂志,2004,3(20)：27.

［37］陈士奎.中西医结合医学导论［M］.北京：中国中医药出版社,2005.

[38] 赵含森,游捷,张红.中西医结合发展历程[M].北京:中国中医药出版社,2005.

[39] 张效霞,王振国.从中医进修到西医学习中医[J].中医研究,2005,18(1):2-7.

[40] 何清湖,刘朝圣,雷晓明.中西医结合高等本科教育的思考[J].中国中医药现代远程教育,2005,3(12):43-45.

[41] 苏全有,陈建国.中国社会史专题研究[M].呼和浩特:内蒙古人民出版社,2006.

[42] 王永炎,张启明,张志斌.证候要素及其靶位的提取[J].山东中医药大学学报,2006,30(1):627.

[43] 张大萍,甄橙.中外医学史纲要[M].北京:中国协和医科大学出版社,2007.

[44] 熊曼琪.伤寒学[M].北京:中国中医药出版社,2007.

[45] 罗和古,陈家旭.代谢组学技术与中医证候的研究[J].中国中医药信息杂志,2007,14(5):3-5.

[46]《神经解剖学杂志》编辑部.张香桐先生生平简介[J].神经解剖学杂志,2007,(6):560-561,559.

[47] 陈家旭.中医诊断学[M].北京:中国中医药出版社,2008.

[48] 李家邦.中医学[M].北京:人民卫生出版社,2008.

[49] 吴鸿洲,方松春.海派中医学术流派精粹[M].上海:上海交通大学出版社,2008.

[50] 洪净,石鹏建.中国中医药教育发展战略研究[M].北京:中国中医药出版社,2008.

[51] 何清湖,雷晓明.中西医结合高等教育及其教材建设[C].2008.

[52] 李利清,虞坚尔,张新光,等.中医"五行学说"的研究进展[J].浙江中医杂志,2008,43(7):426-429.

[53] 李平.中西医结合发展的战略思考[J].科技潮,2008,(2):5.

[54] 车念聪,章红英,李文刚,等.中西医结合临床医学专业课程体系的构建[J].中医教育,2008,27(1):1-4.

[55] 中国科学技术协会.2008—2009中西医结合医学学科发展报告[M].北京:中国科学技术出版社,2009.

[56] 孙涛,樊新荣.澄清至致远:中西医并存下的中医学思索[M].北京:中国中医药出版社,2009.

[57] 吕玉波,卢传坚,舒彤."知识、能力、素质"一体化中西医结合人才培养体系的构建与实践[J].中国中西医结合杂志,2009,29(5):454-456.

[58] 任壮.沪上中医旗帜[N].中国中医药报,2009-9-10(004).

[59] 耿挺.以身试针探镇痛[N].上海科技报,2009-11-18(B01).

[60] 湖南中医药大学.湖南中医药大学五十年(1960—2010)[M].北京:中国中医药出版社,2010.

[61] 上海中医药大学校志编纂委员会.上海中医药大学志(1997—2006)[M].上海:

上海中医药大学出版社,2010.

[62] 李恩.中西医结合教育体系模式与实践[J].现代中西医结合杂志,2010,19(15).

[63] 程裕祯.中国文化要略[M].3 版.北京：外语教学与研究出版社,2011.

[64] 肖林榕.中西医结合发展史研究[M].北京：北京科学技术出版社,2011.

[65] 佘之祥.江苏历代名人录科技卷[M].南京：江苏人民出版社,2011.

[66] 杨敏,施红.中西医结合人才培养研究[M].北京：北京科学技术出版社,2011.

[67] 聂红明,高月求,陈建杰."慢性丙型病毒性肝炎证候规律及中西医结合治疗方案的研究"研究方案[J].中西医结合学报,2011,9(4)：365－373.

[68] 陈铭,王志刚,彭战英,等.浅谈中西医结合临床型研究生培养模式[J].中国中医药现代远程教育,2011,9(8)：16－50.

[69] 张镜源.中华中医昆仑(第 1 集)[M].北京：中国中医药出版社,2012.

[70] 李致重.医医：告别中医西化[M].太原：山西科学技术出版社,2012.

[71]《中国中医药年鉴》编委会.中国中医药年鉴 2012：行政卷[Z].北京：中国中医药出版社,2012.

[72] 廖锐,李德辉,马民,等.中西医结合的探讨与思考[J].时珍国医国药,2012,(6)：20.

[73] 李娌,王学美,谢囡,等.从 2005—2011 年度中国中西医结合学会科学技术奖情况看中西医结合学科发展状况[J].中国中西医结合杂志,2012,(3)：20.

[74] 殷玉婷,李晓婉,董杨,等.中医药寒热本质的生物学基础研究进展[J].中西医结合学报,2012,10(12)：1325－1328.

[75] 王颖.西学东渐与中西文化交融[J].兰台世界,2012,(18)：14－15.

[76] 张慰丰.中西医文化的撞击[M].南京：南京出版社,2013.

[77] 上海中医药大学附属岳阳中西医结合医院.上海中医药大学附属岳阳中西医结合医院[J].药学服务与研究,2006,(5)：3－4.

[78] 上海中医药大学附属上海市中西医结合医院.上海中医药大学附属上海市中西医结合医院[J].药学服务与研究,2016,16(2)：165－166.

[79] 刘志学,董孟华,宫健伟,等.中西医结合临床专业学位研究生科研能力培养要素调查研究[J].中医药导报,2013,19(6)：126－128.

[80] 李岳峰,张恒鸿.台湾近 50 年中西医结合之发展[J].中华医史杂志,2013,43(5)：289－293.

[81] 黄汉超,陆晓雁.中西医结合教育方向的思考[J].中国中西医结合杂志,2013,33(10)：1420－1421.

[82] 俞瑾.俞瑾妇科学术与临床经验精粹[M].上海：上海科学技术出版社,2014.

[83] 王诗惠,龙杞,刘清国.穴位诊断法的研究概况与展望[J].上海针灸杂志,2014,(1)：25.

[84] 蔡定芳.论上海中西医结合学派[G].全国名医学术思想研究分会年会资料汇编,2014.

[85] 季伟苹.近代中西医汇通及其对当代中医学发展的影响[J].上海中医药杂志,2014,48(11):3-7.

[86] 李剑."团结中西医"方针的演变和确立[J].中华医史杂志,2014,44(6):341-347.

[87] 李致重.中医西化违背哲学公理[J].中华中医药杂志,2014,29(2):339-343.

[88] 罗玉敏,许长敏.中西医结合神经病学研究生培养现状及思考[J].中国医刊,2015,50(9):108-110.

[89] 姜如娇,吴英杰,孙杰.中西医结合人才培养模式的思考[J].医学与哲学,2015,36(2A):95-97.

[90] 吴星伟.从陆南山学术思想的传承论中西医结合诊疗眼底血证[C].中国中西医结合学会眼科专业委员会第十四届学术年会暨海峡两岸眼科学术交流会论文汇编,2015,117-118.

[91] 张伯礼,朱建平,王振瑞,等.百年中医史:全2册(上册)[M].上海:上海科学技术出版社,2016.

[92] 张伯礼,朱建平,王振瑞,等.百年中医史:全2册(下册)[M].上海:上海科学技术出版社,2016.

[93] 季伟苹.上海中医药发展史略[M].上海:上海科学技术出版社,2017.

[94] 杨伟国,瞿介明.回眸广慈[M].上海:上海交通大学出版社,2017.

[95] 上海市光华中西医结合医院简介[J].中国医院管理,2017,3(37):1.

[96] 杨婷.建国后中医院校中西医结合教育发展研究[D].上海:上海中医药大学,2017.

[97] 张萍.建国后上海中西医结合发展研究[D].上海:上海中医药大学,2017.

[98] 施建蓉.沪上中西医结合名家访谈录[M].上海:上海科学技术出版社,2018.

[99] 贾杨,毕丽娟.馆员风采录[M].上海:上海文化出版社,2018.

[100] 郭云良,赵峻,李琴.中西医结合医学导论[M].2版.北京:科学技术文献出版社,2018.

[101] 黄涛.针麻兴衰的启示与展望[J].医学与哲学,2018,39(3):15-19.

[102] 吴咸中,李恩,陈士奎.中国中西医结合开拓者[M].北京:中国中医药出版社,2018.

[103] 宋海贝,温川飙,程小恩.基于知识图谱的我国中医四诊研究热点与前沿分析[J].世界科学技术-中医药现代化,2020,22(5):1587-1594.

[104] 陈建俞,施建蓉.我国中西医结合学位授权点建设的发展历程和改革创新[J].中华医学教育杂志,2021,41(1):10-14.

[105] 王晨.全面贯彻实施中医药法　推进中医药事业发展和健康中国建设[N].人民日报,2021-09-24.